S. Horsch, G. Torsello (Hrsg.) ■ **Gefäßchirurgie kontrovers**

S. Horsch · G. Torsello
Herausgeber

Gefäßchirurgie kontrovers

Empfehlenswertes
und Nichtbewährtes

STEINKOPFF
DARMSTADT

Prof. Dr. med. Svante Horsch
Klinik für Allgemein- und Gefäßchirurgie
Krankenhaus Porz am Rhein
Urbacher Weg 19
51149 Köln

Prof. Dr. med. Giovanni Torsello
Abt. für Gefäßchirurgie
St. Franziskus Hospital
Hohenzollernring 72
48145 Münster

ISBN 978-3-7985-1238-2 ISBN 978-3-642-53826-1 (eBook)
DOI 10.1007/978-3-642-53826-1

Die Deutsche Bibliothek – CIP-Einheitsaufnahme
Ein Titeldatensatz für diese Publikation
ist bei der Deutschen Bibliothek erhältlich

Originally published by Steinkopff-Verlag Darmstadt in 2000

Verlagsredaktion: Dr. Annette Gasser – Herstellung: Heinz J. Schäfer
Umschlaggestaltung: Erich Kirchner, Heidelberg
Satz: Typoservice, Griesheim

Gedruckt auf säurefreiem Papier

Vorwort

Das 13. Titisee-Symposium setzt zweifelsohne die Tradition der vorangegangenen zwölf Symposien fort. Dies bedeutet zum einen hochaktuelle, interessante Kongreßthematik und zum anderen herausragende Referenten.

Der Titel des 13. Titisee-Symposiums lautet „Gefäßchirurgie kontrovers – Empfehlenswertes und Nichtbewährtes“. Zu keinem Zeitpunkt wurde die Gefäßchirurgie so kontrovers diskutiert wie heute. Noch nie war es so schwer, einen Konsens über Empfehlenswertes und Nichtbewährtes zu finden.

Die Kongreßthematik umfaßt neben dem Eröffnungsreferat von Prof. Dr. Müller-Wiefel den klinischen Aspekt dieser Kontroversität sowie administrative Fragen bzw. Fragen des Managements in der Gefäßchirurgie. Hierbei wird die schwierige Situation eines Arztes in der Position des Leiters einer Abteilung für Gefäßchirurgie analysiert. Außerdem wird über die Organisation und Optimierung der Abläufe in der Klinik, die Harmonisierung des Verhältnisses mit der Krankenhaus-Administrative, den Umgang mit den Kostenträgern und die richtigen Budgetierung gesprochen. Es folgen Referate über Mitarbeiterorganisation, Motivationsstrategie, Geräteinvestitionen und schließlich über die Eigenschaften eines leitenden Arztes.

Der wissenschaftliche Teil behandelt Themen der zukünftigen, aber nicht weniger kontrovers diskutierten Innovationen in der Gefäßchirurgie wie endovaskuläre Aneurysmabehandlung, laparoskopische Aortenchirurgie und endovaskuläre Therapie der Carotisstenose. Das Symposium wird mit dem *Forum aktuell* abgerundet. Darin kommen Fragen zu medizinisch-rechtlichen und medizinisch-ethischen Aspekten zur Sprache.

Das Titisee-Symposium hat sich zu einer institutionellen, wissenschaftlichen und gleichzeitig praxisnahen Veranstaltung entwickelt. Wir hoffen, daß die gewählte Thematik des 13. Symposiums zu interessanten, kontroversen und lehrreichen Diskussionen beiträgt und uns durch die Praxisnähe der Thematik hier und dort in unserem klinischen Alltag helfen wird.

Der Firma Boston Scientific ist zu danken, daß sie dieses sowohl für den Arzt als auch für seinen Patienten sehr wertvolle Symposium ermöglicht.

Köln im Mai 2000

Prof. Dr. med. S. Horsch
Prof. Dr. med. G. Torscllo

Inhaltsverzeichnis

Zukunftsträchtige Innovationen in der Gefäßchirurgie

Forum aktuell

Carotischirurgie

Gefäßchirurgie: Gestern, Heute und in Zukunft

H. Müller-Wiefel

Gefäßchirurgische Klinik, St. Johannes-Hospital Duisburg-Hamborn

Dekadische Ereignisse haben es so an sich, und das gilt natürlich vermehrt, wenn man an der Schwelle des neuen Jahrhunderts steht und erst recht beim Schritt in ein neues Jahrtausend, daß man in der Monotonie des alltäglichen Arbeitens, in der Routine der täglichen Hektik innehält, versucht, sich zu besinnen, einmal Rückschau zu halten, zu überlegen, was ist gewesen, was wird die Zukunft bringen. Ob man nun eine „Bilanz zur Jahrtausendwende" ankündigt oder die Fragestellung „Gestern – Heute – und in Zukunft" heißt, es soll irgendwie ein Überblick gegeben werden.

Nun soll aber nicht ganz mit der frühen Historie der Gefäßchirurgie und ihrer weiteren Entwicklung begonnen werden, weil – einfach unterstellt – jeder Interessierte sich mit der geschichtlichen Entwicklung vertraut gemacht hat – nicht zuletzt hat Cicero gesagt: „Wer die Geschichte nicht kennt, bleibt ein Kind".

Daher wird mit den 60er Jahren begonnen. Das ist eine Zeit, die insbesondere die Älteren bestens überblicken, sozusagen als Zeitzeugen die Entwicklung mit verfolgen durften. Die Sympathikus-Chirurgie stand zu dieser Zeit im Mittelpunkt. Die intraarterielle Pharmakotherapie – in der Patientensprache die sog. „Feuerspritze" – mit Ronicol oder Priscol, in die Femoralis communis injiziert, sollte die große Heilung bringen. Aber es waren auch schon arterielle Rekonstruktionen bekannt und wurden auch durchgeführt. Zur Erinnerung sei auf die Titel von zwei Standardwerken verwiesen: Zum einen das führende Buch von Heberer, Rau und Löhr aus der Kölner Klinik, welches Standards setzte, und in dem Operationstechniken schon in einer recht verfeinerten Form dargestellt wurden. Auch sehr viel Pathophysiologie ist dort dokumentiert. Und dann der Beitrag des damals noch jungen Privatdozenten Jörg Vollmar aus Heidelberg, der in seiner ihm eigenen, exzellenten didaktischen Fähigkeit doch einen großen Bogen über die Gefäßchirurgie spannen konnte.

Wie sah es nun mit der arteriellen Chirurgie im einzelnen aus? Es gab operative Techniken, die ausgebaut werden mußten. Es ging um Fragen des Gefäßersatzes, die klinische Erfahrung reicherte sich an und natürlich wurden auch in der Dagnostik schrittweise Fortschritte gemacht. Alles beeinflußte sich im Rahmen eines Synergieeffektes gegenseitig.

Wenn man sich nun heute fragend zurückwendet, dann erinnert man sich beispielsweise an den ersten Carotiseingriff in Kiel. Dort wurde der Patient zur Protektion des Gehirns noch in tiefer Hypothermie operiert. Und heute ist ja die Diskussion „mit oder ohne Shunt" im Grunde genommen schon eine müßige geworden.

In der Diagnostik war die Angiographie mit Direktpunktion des Gefäßes Standard. Es kam dann auch das Seldinger Verfahren auf, eleganter und mit Verwendung der Katheter-Techniken, aber auch die Carotisdiagnostik wurde mit einer Direktpunktion der Carotis communis am Hals gemacht. Bei den Katheter-Techniken lieferte die Darstellung des Aortenbogens und der supraaortischen Region lange Jahre oft unbefriedigende Bilder. Es kam dann die Idee der Subtraktionstechnik. Die ersten Anwendungen bestanden darin, daß man zunächst ein natives Bild fertigte, dann wurde die Kontrastmittel-tragende Bildpartie aufgenommen, und schließlich wurden dann beide Bilder im Photolabor miteinander verarbeitet. Es späteres Verfahren war die Xerographie, und am Ende stand dann die Entwicklung der digitalen Subtraktions-Angiographie, anfänglich auch noch mit Mängeln behaftet.

Van Dongen sagte in Hamburg auf dem Kongreß von Herbert Imig: „Die DSA ist irgendwo der Totengräber der differenzierten, feinen peripheren Gefäßchirurgie". Wollte man heute diesen Vergleich so bringen, würde man von einem Radiologen berechtigten Widerspruch hören. Aber das war damals der diagnostische Standard. Die Direktpunktion der Aorta in Bauchlage des Patienten und Allgemeinnarkose, die sog. translumbale Aortographie, war routinemäßiges Vorgehen für die Becken-Beingefäße. Glücklich war man, wenn man ein bidirektional arbeitendes Dopplergerät zur Verfügung hatte. Was heute der farbkodierte Duplex ist, das waren damals die bescheidenen Apparate der Firma Parks.

Der Weg von invasiver zu weniger invasiver und schließlich zu nichtinvasiver Diagnostik, kennzeichnet den Lauf der Entwicklung. Es wurden nicht nur bei der Angiographie und Subtraktionsangiographie, sondern auch beim Kontrastmittel Fortschritte gemacht. Die ersten Kontrastmittel waren doch relativ unangenehm, bereiteten einen stechenden, heißen Schmerz. Die Situation heute ist ungleich erträglicher. Die Computertomographie ergänzt die diagnostischen Möglichkeiten. Spiral-CT ist etwas, über das heute mit derselben Selbstverständlichkeit gesprochen wird wie über das MRT, die MR-Angiographie und die nuklearmedizinischen Verfahren.

Wie sah es mit der operativen Technik aus? Im aorto-iliakalen Bereich wetteiferten Thrombendarteriektomie und Prothesen-Bypass um die Gunst des Chirurgen und um die besseren Resultate. Früher wurde sehr viel offen oder halbgeschlossen endarteriektomiert, gerade auch im aorto-iliakalen Bereich. Dieses Vorgehen ist leider durch die Begeisterung, daß eine Bifurkationsprothese so elegant und so schnell eingesetzt werden kann, etwas in Vergessenheit geraten. Man erinnert sich seiner aber immer wieder einmal bei problematischen Fällen, sei es unter dem Aspekt der Infektbehandlung oder der Infektprophylaxe.

Im femeropoplitealen Bereich gab es die klassische Konkurrenzsituation: Thrombendarteriektomie oder Bypass-Verfahren. Die Thrombendarteriektomie von Jörg Vollmar zu einer Perfektion entwickelt, mit den flexiblen Ringstrippern und der etwas schräggestellten Ebene des Ringstripper-Kreises, mit der spiraligen, intramuralen Fortbewegung war über Jahre das Handwerkszeug schlechthin. Es wurde auch stellenweise langstreckig offen endarteriektomiert. Viele, viele Stunden wurden im OP verbracht, um nachher die langen arteriellen Inzisionen mit schwarzer Gefäßseide, noch gezwirntes Material, das nach vier Stichen durch Adventitiafetzen und Fibrin verklebte und von der Schwester dann immer wieder mit einem Tropfen sterilem Paraffinöl zwischen Zeigefinger und Daumen geglättet wurde, wieder zu verschließen.

Bald aber gewann auch in diesem Abschnitt die Bypasslösung mehr und mehr an Raum. Der Venenbypass war die konkurrierende Alternative geworden. Und auch da gab es dann wieder zwei Lager: auf der einen Seite die Endarterektomie-Verfechter und auf der anderen Seite die Bypass-Anhänger. Van Dongen war einer der letzteren, und es gab sehr umfangreiche Diskussionen, welches Verfahren denn nun das bessere sei. Es wurden alle Argumente ausgetauscht, und van Dongen beendete die Diskussion dann meistens damit, daß er sagte: „Gehen wir zurück zum praktischen Leben. Sie haben die Wahl zwischen zwei Frauen. Heiraten Sie erst die schlechtere, in der Hoffnung, später noch das Bessere gewinnen zu können oder entscheiden Sie sich nicht gleich sinnvollerweise für die beste und schönste."

Der Kunststoff-Bypass, ebenfalls entwickelt, hat für die Routine im femoropoplitealen Abschnitt nicht den Stellenwert des Venen-Bypass erreichen können. Und im femorodistalen Bereich ist eigentlich für den Saphena-Bypass das Terrain frei geblieben. Gefäßersatz ist etwas, was den Gefäßchirurgen überhaupt in die Lage versetzt hat, eine leistungsfähige Arbeit zu erbringen. Und hier hat sich natürlich eine rapide, aber auch eine sehr breit gestreute Entwicklung vollzogen. So stehen einmal die textilen Konstruktionen und zum anderen die nicht-textilen zur Verfügung: Dacron gewebt, gestrickt, mit wechselnder Porosität, mit und ohne Velours, außen oder innen, Collagen-Beschichtung, Albumin, Gelatine sowie im nichttextilen Bereich das PTFE, Standard, dünnwandig, extern verstärkt, mit Wickel, ohne Spirale, Ring karbonisiert und daneben gibt es inzwischen die Kombination Dacron und PTFE. Polyurethan hingegen hat sich nicht durchsetzen können.

Neben dem textilen und nicht-textilen entstand dann auch noch der biologische Gefäßersatz. Dort hat eigentlich nur die autologe Vene das Terrain behalten können. Umbilical-Vene, homologe Vene, all dies waren Schritte, die natürlich auch gegangen wurden, aber durchweg zur Enttäuschung führten. Die bovine Carotis „Artegraft“ oder der „Solcograft“ waren zunächst sehr schöne, aber im Verlaufe enttäuschende Produkte. Die Durchgängigkeitsraten waren eigentlich befriedigend, enttäuschend aber die Aneurysmabildung und die mangelnde Infektresistenz. So mag man gedanklich an das anknüpfen, was Brey gesagt hat: „Man kann die Entwicklung nicht immer vorhersehen. Letztlich haben sich also nur die Dacron-Prothese oder die PTFE-Prothese am Markt und in den Operationssälen durchsetzen können.“

Die operative Technik hat einen massiven Wandel erfahren und eine stürmische Entwicklung genommen. Wurde beispielsweise das Aneurysma der Bauchaorta in den 60er und frühen 70er Jahren – ähnlich wie die Behandlung des Malignoms – in subtiler präparatorischer Arbeit von den gefährlichen begleitenden Venen getrennt und dann en-bloc exstirpiert. Mit der Inlay-Technik kam der Durchbruch zur ungleich eleganteren Versorgung, die sich spontan und mit großer Geschwindigkeit weltweit durchsetzte und heutiger Standard ist.

Die Gefäßchirurgie ist in allen Bereichen über die Jahre ganz enorm entwickelt worden, und alles, was heute als Selbstverständlichkeit angesehen wird, ist vor nicht so langer Zeit nicht so selbstverständlich gewesen, denkt man beispielsweise an die abdomino-thorakalen Aneurysmen: Schlägt man alte Bücher auf, auch eines der früheren Ausgaben von Vollmar, so steht dort noch verzeichnet, daß die gemeinsame Operation einer Bifurkationsprothesenimplantation und Korrektur einer Nierenarterie die Letalität signifikant erhöhen würde. All dies ist überwunden. Und dank guter Kooperation mit Anästhesisten und einem exzellenten Management der Problemfälle haben auch rupturierte Aortenaneurysmen eine verbesserte Chance zum Überleben.

Im Gefolge des allgemeinen Trends zur minimalinvasiven Vorgehensweise verzeichnen auch die Gefäßchirurgen einen Wandel. Endovaskuläre Techniken zur Strombahnwiederherstellung sind, ähnlich wie die Einführung von Gefäß-Ersatzmaterial überhaupt, ein Meilenstein in der Entwicklung des Faches geworden. Leute wie Rutherford beispielsweise haben schon vor längerer Zeit ganz klar erkannt, daß hier eine neue Herausforderung durch diese Techniken erwachsen ist, mit der sich Gefäßchirurgen auch beschäftigen müssen!

Wie alles Evolutionäre aus einer Kette von kleinen Schritten besteht, so erfolgte auch die Entwicklung der endovaskularen Techniken. 1963 kam Fogarty mit seinem Ballonkatheter zur Desobliteration der embolisch verlegten arteriellen Strombahn heraus. Dotter, ein Zeitgenosse, kam auf die Idee der koaxialen Bougiertechnik. Grüntzig dann, als internistischer Kardiologe, baute die Angioplastie mit dem Doppellumenballonkatheter aus. Daß die Beschäftigung nicht nur mit der eröffneten Arterie, sondern auch in einer endovaskularen Technik dem Chirurgen nicht fremd ist, mag man daran erkennen, daß es schon in den 50er Jahren die scharfe Ringküvette von Cannon gab, mit der längerstreckige Arterienverschlüsse angegangen wurden. Le Veen brachte zehn Jahre später seine Dissektor-Spirale. Dann kam der Halbkreisdissektor, und später, 1996, Vollmar mit seinem flexiblen Ringstripper. Heute ist man ein ganzes Stück weiter. Das Bauchaortenaneursyma läßt sich mit einer Stentprothese ausschalten.

Derzeit gibt es eine Bedrohung durch Aktivitäten aus der Radiologie und aus der Kardiologie/Angiologie; dieser Herausforderung muß man irgendwie begegnen. Dies ist eine Erfahrung, die jeder in seinem alltäglichen Arbeitsbereich gemacht hat, und hierzu ließen sich zahllose Beispiele aufführen. In der Radiologie hat sich ein im Grunde genommen fachfremder Wandel von einer primär diagnostischen zu einer therapeutischen Handlungsweise vollzogen. Und auch bei den Kardiologen, die primär Diagnostiker oder konservativ Behandelnde sind, ist der Schritt zum instrumentellen Vorgehen gemacht worden, während die Behandlung von Krankheitszuständen mit Hilfe eines Instrumentes primär das Anliegen der operativen Fächer gewesen ist. Wenn heute von Radiologen der Anspruch erhoben wird, selbst die Indikation zu einer instrumentellen Behandlung eines Gefäßverschlusses zu stellen, dann zeigt das ein nicht mehr hinnehmbares starkes Verwischen der Grenzen. Zeitweillig hat man heute in der Medizin fast das Gefühl, als wenn jeder am besten immer auf dem Gebiet tätig sein möchte, wo er primär nicht hingehört, aber das ist in der Politik oft auch so.

Was ist also die Gefäßchirurgie an der Schwelle zum nächsten Jahrtausend? Ein Fach in seiner Endzeit? Muß man von einer „dying discipline" sprechen?

Man wird es nie mit letzter Sicherheit wissen. Molekularbiologische Therapie mag in der Zukunft die Gefäßchirurgie überflüssig werden lassen, wenn es gelingt, die Arteriosklerose fundamental in den Griff zu bekommen. Ob dies tatsächlich erreicht werden wird, bleibt abzuwarten. Vorstellbar ist es sicher. Aber zumindest wird es bis dahin noch eine ganze Reihe von Jahren dauern. Was man aber sicher sagen kann, daß sich ständig verschärfende ökonomische Bedingungen in allen Ländern der Welt auf Grund der Finanzierungsprobleme des Gesundheitswesens ergeben, mit denen man ebenfalls zu kämpfen hat. Und was man mit Sicherheit sagen kann, ist, daß es eine Auseinandersetzung mit Nachbarfächern geben wird. Es wird zu einer Neuordnung und zu einer Neustrukturierung kommen müssen. Wichtig dabei ist, festzuhalten, daß transluminale Rekonstruktionsverfahren keineswegs aus den Händen der Gefäßchirurgen gegeben werden sollen, können und dürfen. Die Regelung im Facharztwesen hat 1977 dieses Teilgebiet gebracht, hat 1992 dann den Schwerpunkt geschaffen. Damals ist es gelungen, in den Pflichtenkatalog des Gefäßchirurgen, und damit in die juristisch entscheidende Beschreibung des Fachgebietes, auch die endovaskularen Operationen mit aufzunehmen.

Der Gefäßchirurg muß sich fragen, was er denn nach der Jahrtausendwende sein möchte. Will er der Organingenieur sein? Dieses symbiontisch abhängige Verhältnis zwischen dem internistischen Kardiologen und dem Herzchirurgen, der seine Fälle schon vordiagnostiziert und mit weitgehend festgelegter Indikationsstellung bekommt, und dann in einer subtilen, hochentwickelten Technik arbeitet, das Ergebnis abliefert und den Patienten zu Nachkontrollieren beim Kardiologen beläßt? Kann das ein Vorbild sein? Oder will der Gefäßchirurg nicht vielleicht doch der Spezialist der Gefäßtherapie mit den breitesten Möglichkeiten bleiben.

Es wird heute viel über Kooperation gesprochen. Man muß sich dabei aber immer wieder die Frage vorlegen, was mit dem Wort gesagt werden soll. Was bedeutet wirklich Kooperation? Kooperation versteht der Autor als eine sinnvolle, sich gegenseitig bereichernde, konstruktive Zusammenarbeit. Das heißt, die optimale Kooperation mit dem Internisten oder Kardiologen bei der Abklärung bestehender Parallelerkrankungen zur Abschätzung der OP-Indikation, des Operationsrisikos. Die gute Zusammenarbeit mit dem Anästhesisten, sei es auf der Intensivstation, sei es bei der Durchführung des Eingriffs. Die gute Kooperation mit dem Radiologen, der die Fragestellung des Klinikers kennt und ihm den diagnostischen Wunsch mit exzellenten Bilderserien erfüllt. Aber sicherlich kann Kooperation nicht heißen, Zwei tun dasselbe. Schon aus finanziellen Gründen kann man sich das gar nicht leisten, daß nun bei einem Eingriff zwei Leute – Chirurg plus Radiologe – am OP-Tisch stehen und ein

Bauchaortenaneurysma mit einer Stentprothese ausschalten wollen, obgleich es der Gefäßchirurg alleine auch könnte.

„Gefäß-Zentrum" ist ein Begriff, der heute mehr und mehr auftaucht, von Harburg bis zum Süden Deutschlands. Der Autor versteht Zentrum zunächst einmal und in allererster Linie als einen Begriff der regionalen Ordnung, im Sinne der Schwerpunktbildung von leistungsfähigen größeren klinischen Einheiten und einer Absage an das Kioskwesen, wie man es leider immer noch findet: so die 7-Betten-Abteilung, oder „wir machen auch ein bißchen Gefäßchirurgie". Das, was der Rechtsprechung mit Amtsgericht, Landgericht und Oberlandesgericht recht ist, sollte in übertragener Weise auch für die Gefäßchirurgie dienen.

Der Autor plädiert für eine Kooperation, aber von klar definierten Kompetenzbereichen. Und dort, wo es Überschneidungen gibt, muß man in einen logischen Wettbewerb eintreten. Der *Gefäßchirurg* sieht sich, wenn man es mit dem Arbeitsfeld des Radiologen oder des kardiologischen Angiologen vergleicht, hier immer bestimmten Schnittmengen gegenüber. Es sollte folgendermaßen strukturiert werden: Gefäßchirurgen brauchen die fallbezogene Diagnostik in ihren eigenen Händen. Sie werden selbstverständlich die klassische operative Therapie fortführen müssen, aber selbstverständlich auch endovaskular arbeiten. Um es noch einmal hervorzuheben, das endovaskulare Arbeiten ist eine instrumentelle Vorgehensweise, die mit Hilfe von mechanischen Geräten die Integrität des Körpers durchbricht, die eben eine „Operation" schlechthin darstellt! Der *Radiologe* wird dagegen seine Hauptdomäne in einer ganz speziellen, hochwertigen Diagnostik haben. Es gibt daneben ganze spezielle Therapieformen, die in Absprache der drei Bereiche durchaus in der Hand des Radiologen liegen sollen. Der *internistische Angiologe* mit dem Schwerpunkt in der Diagnostik und konzentriert auf konservative Therapie, wenngleich auch dort natürlich sehr viele Überschneidungen mit den gefäßchirurgischen Interessen bestehen, wird Kathetertechniken in großem Stil einsetzen.

Der Gefäßchirurg muß die zentrale Figur bei der Behandlung des Gefäßpatienten bleiben. Er ist es, der die breiteste Vertrautheit mit den erkrankten Gefäßen hat. Durch den täglichen Kontakt mit dem Gefäß im Situs, der eröffneten Arterie, ist er mit der Morphologie so vertraut wie kein anderer. Der Radiologe sieht Schwarz-Weiß oder konstruiert sich in digitaler Technik ein räumliches Bild. Der Internist hat die gleiche Problematik. Die manuellen Qualifikationen sind dem Chirurgen sicherlich nicht abzusprechen. Wäre das so, dann würde er sicher in ein anderes Fach abgewandert sein. Und er ist es auf Grund seines großen operativen Spektrums, der eben wirklich einen breiten Fächer von therapeutischen Möglichkeiten anbieten kann. Er kann dem Patienten die für ihn idealste Vorgehensweise am besten anbieten und auch bei technischen Schwierigkeiten problemlos von der einen zur anderen Technik umschalten.

Wie ist also die Zukunft? Nur darauf zu hoffen, es wird sich alles irgendwo in Freude und gegenseitigem Wohlgefallen lösen, ist sicher ein Irrglaube. Wie sieht der zukünftige Weg aus? Man weiß es nicht. Man kann sich vorstellen, daß die Entwicklung hingeht zu einer Konstruktion, die sich als „vascular therapist" skizzieren läßt.

Es gibt eine Society for Endovascular Surgery. Diese Gesellschaft hat in der vergangenen Woche an die Mitglieder per Rundschreiben kundgetan, daß durch die Hineinnahme von vielen anderen Fachrichtungen der Name der Gesellschaft unter Belassung des Logos geändert worden ist, in „Society for Endovascular Specialists". Ist das nicht auch schon ein Schritt auf dem Weg zu dieser neuen Form des „vascular therapist"? Es würde dann auch ein modifzierter Weiterbildungsweg und ein etwas geändertes Berufsbild gebraucht werden.

Man mag spekulieren, wie denn der Weg dorthin wohl sein mag. Woraus wird dieser vascular therapist erwachsen? Soll es der Radiologe sein, der unbestritten große Verdienste mit der Entwicklung der endovaskularen Techniken besitzt? Er braucht aber eine ganze

Menge an speziellen chirurgischen Kenntnissen dazu, denn der Radiologe heute hat keine breite klinische Ausbildung und intensiven Umgang mit Gefäßpatienten. Er hat also nur eine begrenzte Kompetenz bezüglich der Kreislauforganerkrankungen. Wie sieht es mit dem Gefäßchirurgen aus? Er braucht eine technische Ergänzung im OP. Endovaskulare Techniken sind ihm aber nicht fremd. Vom Ballonkatheter angefangen bis zum Dilatationskatheter. Das Einsetzen von endovaskularen Stentprothesen beim Aneurysma beispielsweise, all dies ist für den Chirurgen gar nicht fremd. Es ist vertraut und gehört irgendwo mit zu seinem Berufsbild. Es ist am sinnvollsten, diesen Weg zu beschreiten. Für ihn sollte man sich einsetzen!

Anschrift des Verfassers:
Prof. Dr. med. H. Müller-Wiefel
Chefarzt der Gefäßchirurgischen Klinik
St. Johannes-Hospital Duisburg-Hamborn
An der Abtei 7–11
47166 Duisburg

Sind die präoperative Angiographie und Computertomographie verzichtbar?

E.-D. Schwilden

Städtische Kliniken Esslingen, Klinik für Gefäßchirurgie

Einleitung

Seit der ersten Carotisendarteriektomie Mitte der 50er Jahre ist die Angiographie der sog. „Gold-Standard" in der präoperativen Diagnostik extrakranieller Verschlußprozesse der Hirnarterien. Andere, nichtinvasive Untersuchungsmethoden wie die bidirektionalen Dopplerverfahren und später die Duplexsonographie dienten lediglich dazu, die Patienten zu selektionieren, die unter dem Aspekt eines möglichen rekonstruktiven Eingriffs einer angiographischen Abklärung zugeführt werden sollten. Seit im Jahre 1979 erstmals ausschließlich auf der Basis einer duplexsonographischen Untersuchung eine Carotisendarteriektomie durchgeführt wurde (42), wird die Notwendigkeit einer präoperativen Angiographie immer wieder in Frage gestellt und zunehmend die Diskussion verstärkt, ob nicht andere, nichtinvasive bildgebende Verfahren für die Diagnose einer extrakraniellen Hirnarterienpathologie und insbesondere für die Operationsindikation ausreichend sind (10, 12, 17, 19, 20, 26, 31, 37, 43).

Angiographie

Um die Rolle anderer nichtinvasiver Untersuchungsmethoden in der Diagnostik von Carotisstenosen zu beurteilen, sind zunächst die Vor- und Nachteile der bisher etablierten angiographischen Darstellung der Hirnarterien zu definieren. Diese ist eine seit Jahrzehnten praktizierte Untersuchungsmethode, mit der sowohl der Radiologe als auch der Gefäßchirurg langjährige Erfahrungen sowohl in der Durchführung der Untersuchung als auch in der Interpretation der dargestellten Befunde haben. Sie ist der Referenzstandard in den bekannten großen Multizenterstudien (3, 9, 30), die auf der Basis des angiographisch ermittelten Stenosegrades die Indikationen für die Rekonstruktion einer Carotisstenose in den unterschiedlichen klinischen Stadien der zerebrovaskulären Insuffizienz definiert haben. Schließlich ermöglicht die Angiographie mit der Darstellung des Aortenbogens, seiner Äste, der Carotisbifurkationen sowie der intrazerebralen Gefäße eine komplette Darstellung des arteriellen zerebralen Blutkreislaufs. Was die Nachteile angeht, so ist, wie bei allen bildgebenden Verfahren, auch die Angiographie insbesondere in Bezug auf die Ermittlung des Stenosegrades und der Interpretation der Plaquemorphologie in gewisser Weise von der angewandten Technik und der Erfahrung des Untersuchers abhängig. So wird die Aussagekraft der Angiographiebilder wesentlich dadurch bestimmt, ob die Untersuchung konventionell oder in intravenöser oder intraarterieller DSA-Technik durchgeführt, ob das Kontrastmittel in den Aortenbogen oder selektiv in die einzelnen Gefäße injiziert und in wievielen Ebenen die Untersuchung durchgeführt wurde. Da die Untersuchung wegen der mit ihr verbundenen Risiken häufig stationär durchgeführt wird, ist sie relativ kostenintensiv. Die wesentlichsten untersuchungsinhärenten Risiken bestehen bei der Angiographie in der Notwendigkeit einer Kontrastmittelgabe und im invasiven Charakter der Untersuchung. Neben den allgemeinen Kontrastmittelkomplikationen (0,5–9,4 %; 1, 18) wie Allergien, Niereninsuffizienz, Hyperthyreose u.ä. und den lokalen Komplikationen am Punktionsort (0,6–20,8 %; 1, 18) wie Hämatom, Nervenläsionen, Gefäßverschluß, Aneurysmabildung, arterio-venöser Fistel u.ä. ist es insbesondere die inzwischen zwar relativ niedrige, aber nicht wegzudiskutierende Komplikation des potentiellen neurologischen Defizits von bis zu 4 % (11, 18), die den Ruf nach weniger Invasivität und damit weniger Komplikationen bei der Diagnostik von Carostisstenosen initiiert hat. Wenn man bezüglich dieser angiographisch bedingten neurologischen Defizite z.B. die Zahlen aus den ACAS-Studie (3) von 1,2 % nimmt und bei der operativen Behandlung asymptomatischer Carotisstenosen die postoperative neurologische Defizitrate mit ca. 3 % ansetzt, so bedeuten diese Zahlen, daß das Gesamtrisiko der Carotisoperation durch eine präoperative angiographische Diagnostik um mehr als 30 % erhöht wird.

Duplexsonographie

Die wesentlichste unter den heute zur Diskussion stehenden nichtinvasiven Untersuchungsmethoden, die den „Gold-Standard" der klassischen Katheter-Angiographie in Frage stellen, ist die Duplexsonographie. Als nicht wegzudiskutierende Vorteile sind ihre niedrigen Kosten und die fehlende Invasivität zu nennen, was wiederum für den Patienten angenehm ist und die Untersuchung risikolos und jederzeit wiederholbar macht. Des weiteren scheint sie eine bessere Beurteilung der Plaquemorphologie zu ermöglichen, die u.U. unabhängig vom Stenosegrad Einfluß auf die Indikation zur Operation haben kann (13, 31, 34). Ein wesentlicher diagnostischer Unsicherheitsfaktor der duplexsonographischen Untersuchung besteht darin, daß die Aussagekraft der Untersuchung in erheblichem Maße von der Erfahrung des Untersuchers abhängt, daß die Untersuchungstechnik bisher nicht eindeutig standardisiert ist und in erster Linie zentrumsabhängig durchgeführt wird und daß schließlich auch der Gerätestandard noch sehr unterschiedlich sein kann.

Was die diagnostische Aussagekraft der Untersuchung im Bereich der Carotisbifurkation angeht, so bestehen keinerlei Zweifel, daß die Duplexsonographie imstande ist, Stenosen der A. carotis interna von 70 % und mehr mit einer sehr hohen Sensitivität und Spezifität, die zwischen 93 % und 100 % liegen, zu diagnostizieren (13, 22, 40, 43). Schwierig dagegen ist die korrekte Einschätzung des Stenosegrades vor allem in Grenzzonenbereichen (43). So erfolgt in unteren für die Operationsindikation relevanten Stenosebereichen häufig eine Unterschätzung des Stenosegrades. Erschwert ist ebenfalls die Differenzierung zwischen einer Pseudooklusion und einem Verschluß mit der Konsequenz, daß u.U. einem Patienten mit einer als Verschluß interpretierten Pseudooklusion die Beseitigung dieser Veränderung vorenthalten wird. Schwierig kann ebenfalls die Stenosediagnostik bei anatomischen Anomalien, wie z.B. einer hohen Carotisbifurkation oder den unterschiedlichen Formen der Gefäßelongationen sein. Ein weiterer limitierender Faktor ist die Begrenzung der Untersuchungsmöglichkeit nach kranial, wobei es insbesondere bei längerstreckigen Veränderungen schwierig sein kann, das distale Plaqueende bzw. eine distal wieder normale A. carotis interna zu identifizieren. Ein Nachteil ist ebenfalls die fehlende direkte Darstellungsmöglichkeit der intrathorakalen Aortenbogenäste mit der Konsequenz, daß u.U. vorgeschaltete Stenosen übersehen werden. Aus der Literatur geht hervor, daß pathologische Veränderungen im Bereich der Aortenbogenäste bei Carotis-Angiographien in etwa 1,5–2 % nachgewiesen werden (4, 26, 27). Hiervon können wiederum zwei Drittel allein durch die klinische Untersuchung mit Pulstastbefund, Auskultation und vergleichender Blutdruckmessung festgestellt werden. Des weiteren kann man noch davon ausgehen, daß bei einer sorgfältigen Duplexuntersuchung der außerhalb des Thorax zugänglichen proximalen Carotisabschnitte über pathologische Strömungsprofile oder direkten Plaquenachweis zusätzlich proximale Veränderungen im Carotisbereich identifiziert werden können (12).

Die gleiche Problematik trifft auf die fehlende Darstellungsmöglichkeit intrakranieller Veränderungen zu. Hier sind insbesondere Stenosen im Syphonbereich und intrakranielle Aneurysmen angesprochen. Die Zahlen bezüglich der Häufigkeit gleichzeitiger intrakranieller Stenosen divergieren in der Literatur erheblich (23, 25, 26), während das Vorkommen intrakranieller Aneurysmen in Kombination mit Carotisstenosen mit bis zu 5 % (21, 25, 26) angenommen wird. Unabhängig von diesen Zahlen ist jedoch entscheidend, daß sowohl intrakranielle Stenosen als auch intrazerebrale Aneurysmen die Morbidität und Mortalität von Carotisendarteriektomien sowohl im perioperativen als auch im Langzeitverlauf nicht zu beeinflussen scheinen und insbesondere beim Aneurysma keine erhöhte operationsbedingte Rupturgefahr besteht (12, 17, 21, 23, 25, 26, 29, 36). Zudem wird das extrem seltene Risiko, einen wichtigen intrakraniellen Prozeß zu übersehen, der das operative Prozedere verändern würde, um ein Vielfaches durch das Angiographierisiko übertroffen. Das mögliche Übersehen signifikanter Veränderungen außerhalb des der Duplexuntersuchung zugänglichen Bifurkationsbereichs dürfte somit kein Hinderungsgrund sein, auf die Angiographie zu verzichten.

MR-Angiographie

Im Zuge der Bemühungen um einen Verzicht auf die Angiographie im Rahmen der Diagnostik von Carotisstenosen wird als weiteres nichtinvasives bildgebendes Verfahren die sog. MR-Angiographie in die Diskussion gebracht. Das Mitte der 80er Jahre erstmals beschriebene Nativverfahren bietet gegenüber der konventionellen Angiographie den Vorteil, daß die Untersuchung nichtinvasiv ist, kein Kontrastmittel benötigt wird, keine Strahlenbelastung erfolgt und die Untersuchung kostengünstiger ist, zumal, wenn sie ambulant durchgeführt wird.

Das Prinzip dieser sog. konventionellen MR-Angiographie ohne Kontrastmittel besteht in einer Identifizierung von Flußsignalen, die dann eine selektive Darstellung der fließenden Blutsäule und damit des Gefäßinnenraumes ermöglichen (7). Voraussetzung für die korrekte Identifizierung dieser Flußsignale ist eine möglichst unbewegte Gefäßumgebung, die zusammen mit der erforderlichen langen Aufnahmezeit der Flußsignale zu einer extrem hohen Artefaktanfälligkeit durch Bewegungen führt. Diese Störanfälligkeit ist insbesondere im Thorax-Halsbereich durch Schlucken, Atemexkursionen und Herzpulsationen ausgeprägt. Hinzu kommt die Störanfälligkeit durch metallische Implantate wie Clips, Stents, Herzschrittmacher u.ä. und schließlich kommt bei einer bestimmten Patientengruppe wegen einer Klaustrophobie diese Untersuchung ebenfalls nicht in Betracht (40, 43).

Bei der Flußregistrierung kommt es neben diesen Bewegungsartefakten insbesondere bei niedrigem Fluß und Turbulenzen leicht zu Signalverlusten, die dann zu erheblichen Fehlinterpretationen wie die Überschätzung von Stenosegrad und Länge oder die Interpretation einer Pseudookklusion als Verschluß führen können. Die konventionelle MR-Angiographie ist somit imstande, im Carotisgebiet zwar pathologische Veränderungen aufzuzeigen, kann sie aber nicht korrekt klassifizieren. Die Untersuchung kann somit als risikolose Screening-Methode fungieren und duplexsonographische Befunde bestätigen. Sie liefert allerdings keine zusätzlichen Informationen im Hinblick auf spezifische Therapieentscheidungen und ist somit auch nicht imstande, duplexsonographische Unzulänglichkeiten zu kompensieren bzw. die intraarterielle Angiographie zu ersetzen. Ein neuer Schub in der MR-Diagnostik der Hirngefäße ist durch die 1994 erstmals von Prince (32) praktizierte dreidimensionale kontrastmittelgestützte MR-Angiographie erfolgt, die innerhalb kurzer Zeit einen zuvor nicht für möglich gehaltenen Standard erreicht hat (5, 6, 7, 38). Durch die Gabe eines paramagnetischen Kontrastmittels wird die Aufnahmezeit extrem verkürzt und die Untersuchung flußunabhängig. Die bisherigen Ergebnisse bei für die operative Therapieplanung relevanten Carotisstenosen und in der Diagnostik von Tandem-Stenosen sowohl im Aortenbogen als auch im Syphonbereich sind sehr vielversprechend und könnten bei einer ähnlich rasanten Weiterentwicklung relativ bald dazu führen, daß die MR-Angiographie nicht mehr ihre limitierte Screening-Funktion beibehält, sondern sich als eine Methode etabliert, mit der ähnlich der konventionellen Angiographie klare therapeutische Entscheidungen getroffen werden können. Ein zusätzlicher Vorteil dieser MR-Angiographie ist die Möglichkeit, in einem Untersuchungsgang gleichzeitig das Gehirnparenchym und die intrakranielle Zirkulation darzustellen und damit eine u.U. erforderliche Computertomographie entbehrlich zu machen.

Computertomographie

Die Computertomographie des Schädels, in der präoperativen Diagnostik der Carotisstenose unabhängig vom Stadium der zerebrovaskulären Insuffizienz lange Zeit als wesentlich bis unverzichtbar angesehen, hat zum Ziel, ein pathologisches intrazerebrales Substrat nachzuweisen. Hieraus resultieren die Intentionen, einen intrakraniellen Zusatzbefund auszuschließen, stumme Infarkte nachzuweisen, davon abhängig den Operationszeitpunkt zu terminieren und schließlich über den Infarkttyp eine Aussage über seine Ätiologie zu erhalten (14, 15, 17, 28, 35, 41).

Bezüglich der Erhebung eines zusätzlichen intrakraniellen Befundes ist die Kombination einer klinisch relevanten Carotisstenose mit einem Tumor, Aneurysma, arteriovenösen Malformation oder Blutung möglich, jedoch eine extreme Rarität, die den routinemäßigen präoperativen Einsatz der Computertomographie nicht rechtfertigt (2, 24, 39). Eine Lösung dieses Problems könnte evtl. in einem MR-Imaging des Gehirns im Rahmen einer MR-Angiographie bestehen (40).

Bezüglich des Nachweises stummer Infarkte steht außer Zweifel, daß die Häufigkeit solcher Infarkte mit dem Stenosegrad und dem neurologischen Stadium der zerebrovaskulären Insuffizienz korreliert (1, 2, 8, 24). Ob solche stummen Infarkte ein Marker für ein höheres perioperatives neurologisches Defizitrisiko sind, ist nicht entschieden, an der Operationsindikation ändern sie jedoch im allgemeinen nichts (8, 16, 24, 41).

Bezüglich des Operationstimings wurde lange Zeit eine erhöhte Einblutungsgefahr in derartige Herde, insbesondere, wenn sie frischer Natur waren, befürchtet, was sich jedoch nicht bestätigt hat.

Die Differenzierung in lakunäre und kortikale Infarkte läßt u.U. Rückschlüsse auf die Ätiologie der zerebralen Ausfälle zu, ist aber nur einem kleinen Prozentsatz von Patienten mit unklarer Befundkonstellation vorbehalten.

Schlußfolgerungen

Wenn man zur Vermeidung der Angiographie-Komplikationen den Umstieg auf andere risikolose bildgebende Verfahren propagiert, ist die entscheidende Frage, ob nicht durch erhöhte Fehlbeurteilungsmöglichkeiten und Mängel dieser nichtinvasiven Untersuchungsmethoden dem Patienten auf andere Art und Weise ein ähnlich hohes oder vielleicht sogar höheres Komplikationsrisiko, insbesondere in Form eines neurologischen Defizits, aufgebürdet wird. So könnte z.B. Patienten aufgrund unklarer Befunde oder durch Fehlinterpretation von Befunden eine indizierte Operation vorenthalten werden oder z.B. eine nach den modernen Kriterien nicht operationsbedürftige Stenose einer Rekonstruktion mit dem entsprechenden peri- und postoperativen Risiko zugeführt werden.

Wenn man unter diesem Aspekt zusammenfassend die unterschiedlichen diagnostischen Verfahren auf der Basis des heutigen klinischen Standards in Bezug auf ihre Risiken bzw. Vor- und Nachteile für den Patienten analysiert, so läßt sich die folgende diagnostische Strategie festlegen:

Die modernen nichtinvasiven Untersuchungsmethoden in Form der farbkodierten Duplexsonographie und der kontrastmittelgestützten MR-Angiographie sind insbesondere in Kombination imstande, mit einer Genauigkeit, die der der konventionellen Angiographie entspricht, klinisch relevante Stenosen von 70 % und mehr im Bereich der Carotisbifurkation zu diagnostizieren. Da sich die rekonstruktive Chirurgie der extrakraniellen Hirnarterien zum allergrößten Teil ausschließlich im Bereich der Carotisbifurkation abspielt, dürfte für etwa 90 % aller für eine operative Therapie in Frage kommenden Stenosen, d.h. asymptomatischen Stenosen mit eindeutigen, den indikatorischen Kriterien entsprechendem Stenosegrad und eindeutigen symptomatischen Carotisstenosen mit korrespondierenden fokalen Symptomen, eine nichtinvasive Diagnostik mit Verzicht auf die Angiographie gerechtfertigt sein. Voraussetzung hierfür ist allerdings, daß die nichtinvasive Diagnostik von erfahrenen Untersuchern durchgeführt wird und seine Untersuchungsergebnisse im Sinne einer internen Qualitätskontrolle durch Vergleich mit der Angiographie über einen bestimmten Zeitraum validiert werden. Die nichtinvasiven Untersuchungsmethoden sind jedoch keine perfekten Untersuchungen mit der Konsequenz, daß bei den in Tabelle 1 aufgeführten Veränderungen und Unklarheiten weiterhin eine invasive Untersuchungsstrategie in Form der konventionellen Angiographie den Vorzug erhalten sollte.

Tabelle 1. Indikationen zur Angiographie in der präoperativen Diagnostik von Carotisstenosen

- divergierende nichtinvasive Befunde
- Stenosebefund im grenzwertigen Indikationsbereich
- technisch schwierige nichtinvasive Untersuchung (Überlagerungen, hohe Bifurkation, Elongationen u.ä.)
- nichthemisphärische Symptome
- unvollständiger Befund (Plaqueende? distal offene ACI?)
- fragliche Verschlußdiagnose (Pseudooklusion? persistierende Symptome?)
- Verdacht auf Tandemstenosen bzw. Mehrgefäßerkrankung

In Bezug auf die Computertomographie kann zusammenfassend festgestellt werden, daß ihr routinemäßiger Einsatz in der präoperativen Diagnostik von Carotisstenosen nur extrem selten zur Diagnose intrakranieller Zusatzbefunde führt. Diese und die zufällige Entdeckung stummer Infarkte verändern die Indikation zur Operation in der Regel nicht, lassen nur eine begrenzte diagnostische Aussage bezüglich des perioperativen Schlaganfallrisikos zu und haben schließlich auch auf den Zeitpunkt der Operation keinen Einfluß mehr. Aufgrund dieser fehlenden klinischen Konsequenzen muß man sich die Frage stellen, ob die aus dem routinemäßigen Einsatz der Computertomographie in der präoperativen Diagnostik von Carotisstenosen resultierende Kostenrisikoeffizienz noch vertretbar ist und ob nicht unter den heutigen Kostenzwängen zumindest im Stadium I der zerebrovaskulären Insuffizienz auf die präoperative Computertomographie verzichtet werden kann.

Literatur

1. Abu Rhama AF, Robinson PA, Boland JP (1993) Complications of arteriography in a recent series of 707 cases: factors affecting outcome. Ann Vasc Surg 7: 122–129
2. Abu Rhama AF, Robinson PA, Killmer SC, Kioschos JM, Roberts MD (1996) A critical analysis of cerebral computed tomography scanning before elective carotid endarterectomy and its correlation to carotid stenosis. Surgery 119: 248–251
3. ACAS (1995) Endarterectomy for asymptomatic carotid artery stenosis. Executive committee for the Asymptomatic Carotid Atherosclerosis Study. JAMA 273: 1421–1428
4. Akers C, Markowitz J, Kerstien M (1987) The value of aortic arch study in the evaluation of cerebro-vascular disease. Am J Surg 154: 230–232
5. Bongartz G (1997) Kontrastmittel-MRA: Eine Revolution für die vaskuläre Diagnostik? Radiologe 37: 491–492
6. Bongartz G, Boos M, Winter K, Brändli M, Scheffler K (1997) MR-Angiographie der Thorakalgefäße. Radiologe 37: 529–538
7. Boos M, Scheffler K, Ott HW, Radü EW, Bongartz G (1997) Konventionelle MRA und CE-MRA der extracraniellen Gefäßabschnitte. Radiologe 37: 515–528
8. Cao P, Giordano G, De Rango P, Carlini G, Verzini F, Parente B (1996) Computerised tomography findings as risk factor in carotid endarterectomy: early and late results: Eur J Vasc Endovasc Surg 12: 37–45
9. CASANOVA Study Group (1991) Carotid surgery versus medical therapy in asymptomatic carotid stenosis. Stroke 22: 1229–1235
10. Collier PE (1998) Changing trends in the use of preoperative carotid arteriography: the community experience. Cardiovasc Surg 6: 485–489
11. Davies KN, Humphrey PR (1993) Complications of cerebral angiography in patients with symptomatic carotid territory ischaemia screened by carotid ultrasound. J Neurol Neurosurg Psychiatry 56: 967–972
12. Dawson D, Zierler RE, Strandness DE (1993) The role of duplex scanning and arteriography before carotid endarterectomy: a prospective study. J Vasc Surg 18: 673–683
13. De Marco JK, Schonfeld S, Wesbey G (1996) Can noninvasive studies replace conventional angiography in the preoperative evaluation of carotid stenosis? Neuroimaging Clinics of North America 6: 911–929
14. Dosisk S, Whalen RC, Gale SS (1985) Carotid endarterectomy in the stroke patient; computerized axial tomography to determine timing. J Vasc Surg 2: 214–219
15. Giordano JM, Trout HH, Kozloff L, De Palma RG (1985) Timing of carotid endarterectomy after stroke. J Vasc Surg 2: 250–254
16. Graber JN, Vollman RW, Johnson WC (1984) Stroke after carotid endarterectomy: risk as predicted by preoperative computerized tomography. Am J Surg 147: 492–497
17. Guzman RP (1998) Symposium: Controversies in cerebrovascular disease. 4. Appropriate imaging before carotid endarterectomy. JCC 41: 218–223
18. Hankey GJ, Warlow CP, Sellar RJ (1990) Cerebral angiographic risk in mild cerebrovascular disease. Stroke 21: 209–222
19. Kent KC, Kuntz KM, Patel MR, Kim D, Klufas RA, Whittemore AD (1995) Preoperative imaging strategies for carotid endarterectomy: an analysis of morbidity and cost-effectiveness in symptomatic patients. JAMA 274: 888–893
20. Kuntz KM, Skillman JJ, Whittemore AD, Kent KC (1995) Carotid endarterectomy in asymptomatic patients – Is contrast angiography necessary? A morbidity analysis. J Vasc Surg 22: 706–716
21. Ladowski JS, Webster MW, Yonas HO, Steed DL (1984) Carotid endarterectomy in patients with asymptomatic intracranial aneurysm. Ann Surg 200: 70–73

22. Loftus IM, McCarthy MJ, Pau H, Hartshorne T, Bell PR, London NJ, Naylor AR (1998) Carotid endarterectomy without angiography does not compromise operative outcome. Eur J Vasc Endovasc Surg 16: 489–493
23. Mackey WC, O'Donnell TF, Callow AD (1989) Carotid endarterectomy in patients with intracranial vascular disease: short-term risk and long-term outcome. J Vasc Surg 10: 432–438
24. Martin JD, Valentine RJ, Myers SI, Ross MB, Patterson CB, Clagett GP (1991) Is routine CT scanning necessary in the preoperative evaluation of patients undergoing carotid endarterectomy? J Vasc Surg 14: 267–270
25. Mattos MA, van Bemmelen PS, Hodgson KJ, Barkmeier LD, Ramsey DE, Sumner DS (1993) The influence of carotid syphon stenosis on short- and long-term outcome after carotid endarterectomy. J Vasc Surg 17: 902–911
26. Mattos MA, Hodgson KJ, Faught WE, Mansour A, Barkmeier LD, Ramsey DE, Sumner DS (1994) Carotid endarterectomy without angiography: Is colour-flow duplex scanning sufficient? Surgery 116: 776–783
27. McLaren JT, Donaghue CC, Drezner AD (1996) Accuracy of carotid duplex examination to predict proximal and intrathoracic lesions. Am J Surg 172: 149–150
28. Millikan C, Futrell N (1990) The fallacy of the lacune hypothesis. Stroke 21: 1251–1258
29. Muto PM, Welch HJ, Mackey WC, O'Donnell TF (1996) Evaluation of carotid artery stenosis: Is duplex ultrasonography sufficient? J Vasc Surg 24: 17–24
30. NASCET (1991) Beneficial effect of carotid endarterectomy in symptomatic patients with high-grade carotid stenosis. North American Symptomatic Carotid Endarterectomy Trial (NASCET) Group. N Engl J Med 325: 445–453
31. Patel MR, Kuntz KM, Klufas RA, Kim D, Kramer J, Polak JF, Skillmann JJ, Whittemore AD, Edelmann RR, Kent KC (1995) Preoperative Assessment of the Carotid Bifurcation. Can Magnetic Resonance Angiography and Duplex Ultrasonography replace Contrast Arteriography? Stroke 26: 1753–1758
32. Prince MR (1994) Gadolinium-enhanced MR aortography. Radiology 191: 155–164
33. Prince MR, Grist TM, Debatin JF (1999) 3 D Contrast MR Angiography. Springer, Berlin Heidelberg New York, S 151–162
34. Ranger WR, Glover JL, Bendick PJ (1995) Carotid endarterectomy based on preoperative duplex ultrasound. Am Surg 61: 548–555
35. Ringelstein EB, Zeumer H, Schneider R (1985) Der Beitrag der cerebralen Computertomographie zur Differentialtypologie und Differentialtherapie des ischämischen Großhirninfarktes. Fortschr Neurol Psychiat 53: 315–336
36. Roederer G, Langlois Y, Chan A (1983) Is syphon disease important in predicting outcome of carotid endarterectomy? Arch Surg 118: 1177–1181
37. Schroeder TV, Gronholdt ML, Sillesen HH (1998) Carotid endarterectomy without angiography. J Vasc Invest 4: 5–9
38. Stehling MK, Niedermeyer M, Laub G (1997) Kontrastmittelverstärkte Magnetresonanzangiographie. Theorie, Technik und praktische Durchführung. Radiologe 37: 501–507
39. Street DL, O'Brien MS, Ricotta JJ (1988) Observations on cerebral computed tomography in patients having carotid endarterectomy. J Vasc Surg 7: 798–801
40. Turnipseed WD, Kennell TW, Turski PA, Acher CW, Hoch JR (1993) Magnetic resonance angiography and duplex imaging: Noninvasive tests for selecting symptomatic carotid endarterectomy candidates. Surg 114: 643–649
41. Vollman RW, Eldrup-Jorgenson J, Hoffmann MA (1986) The role of cranial computed tomography in carotid surgery. Surg Clin North Am 66: 255–268
42. Von Reutern GM, Ortega-Suhrkamp E, Spillner S (1979) Is noninvasive Doppler sonography alone sufficient to indicate carotid surgery? In: Meyer JS, Lechner M, Reivich M (eds) Cerebral vascular disease 2: proceedings of the 9th International Salzburg Conference, September 27–30, 1978. International Congress. series New York, Elsevier, pp 46–49
43. Young GR, Humphrey PR, Shaw MD, Nixon TE, Smith ET (1994) Comparison of magnetic resonance angiography, duplex ultrasound and digital subtraction angiography in assessment of extracranial internal carotid artery stenosis. J Neurol Neurosurg Psychiatry 57: 1466–1478

Anschrift des Verfassers:
Dr. med. E.-D. Schwilden
Städtische Kliniken Esslingen
Akademisches Lehrkrankenhaus der Universität Tübingen
Klinik für Gefäßchirurgie
Hirschlandstraße 97
73730 Esslingen

Diskussion

Vorsitz: Balzer, Rühland

Balzer: Vielen Dank, Erich Schwilden. Wir müssen die Diskussion etwas straffen, weil wir sonst mit der Zeit nicht klarkommen. Es sind sicherlich eine ganze Reihe von Fragen angeschnitten worden. Zum einen einige von den technischen Argumenten hinsichtlich der NMR-Angiographie. Da ist es meiner Meinung nach so, daß zwischen Vorbereitung des Vortrages und heutigem Status wahrscheinlich die Entwicklung schon wieder so weit fortgeschritten ist, und ich denke mal, daß wir in zwei, drei Jahren all die Argumente, die gegen die NMR-Angiographie gesprochen haben, oder die Du heute erwähnt hast, gar nicht mehr gelten werden. Das war die eine Sache, die andere betrifft das Computertomogramm. Ich glaube doch, daß das nach wie vor eine sehr wichtige Untersuchung ist. Dieser generelle Verzicht, der da zum Schluß anklang, hört sich doch etwas sehr mutig an. Ich meine, für die asymptomatische Stenose, okay. Aber bei der symptomatischen Stenose – würdest Du das wirklich so radikal sehen, wie Du das gerade eben gesagt hast? Für das Computertomogramm?

Schwilden: Ich denke ja, es gibt auch neuere Theorien. Nun, wovor hat man Angst? Vor der Einblutung in einen frischen Herd. Und es gibt diese neue Hyperperfusionstheorie, die besagt, daß, wenn es blutet, es nicht in diese frischen Herde einblutet, sondern in das hyperperfundierte Gewebe um diesen Herd herum. Ich meine, daß dann auch dieser Erweichungsherd aufgrund neuerer Erkenntnisse noch mehr diese Nicht-Notwendigkeit des CTs relativiert.

Balzer: Die Neurologen würden natürlich erheblich widersprechen.

Scheffler: Mit dem Computertomogramm kann ich auch aus angiologischer Sicht mit dieser pauschalen Ablehnung nicht so ganz einverstanden sein. Denn es ist doch so, daß gerade bei asymptomatischen Carotisstenosen in 30 % der Fälle eben eine Läsion bei den Patienten vorliegt. Und wenn Sie dann eine Läsion ipsilateral haben, wie auch die Stenose, dann müßte doch direkt der Schluß daraus entstehen, daß man hier eine klassische, symptomatische Stenose trotz des stummen Infarktes vorliegen hat, und damit hat man eine eindeutige Unterstützung der Operationsindikation. Während ich, wenn auf der ipsilateralen Seite keine Läsion dort vorliegt, bei einer 60 %igen asymptomatischen Stenose eher noch zurückhaltend mit der Operation wäre. Können Sie dem zustimmen?

Schwilden: Das ist natürlich völlig richtig. Ich denke, wo Unklarheit besteht, sollte man ein CT machen. Vielleicht besser noch über die MR-Angiographie. Aber wenn Sie einen Herd in einem asymptomatischen Stadium finden, ändert der nichts an der Indikation und er ändert nichts am Operationszeitpunkt.

Scheffler: Entschuldigung, das ist doch genau der Punkt. Das ändert doch etwas. Wenn jemand eine 60 %ige Stenose hat, wird er nach den bisherigen Stenosestudien asymptomatisch nicht operiert. Aber wenn er symptomatisch ist, wird er operiert. Also brauche ich ein CT, um diese Entscheidung zu treffen.

Schwilden: Die Frage ist ja nicht ganz entschieden, ob im asymptomatischen Stadium ein positives CT auch bei einer niedrigen Stenose die Indikation zur Operation sein sollte. Die Frage ist nicht eindeutig geklärt. Also brauche ich es dann auch nicht.

Scheffler: Entschuldigung noch mal. Also, es ist umgekehrt: Wenn einer eine 60 %ige sicher asymptomatische Stenose hat, wird man ihn nicht operieren. Hat er aber eine 60 %ige symptomatische Stenose im CT mit ipsilateralem Befund, dann wird das die Operation eindeutig klar machen.

Schwilden: Ja, brauche ich das CT, um das als symptomatisch anzusehen ...

Scheffler: ... natürlich ...

Schwilden: ...oder die Klinik? Reicht doch. Wenn einer symptomatisch ...

Scheffler: ... nein ...

Balzer: Das wird jetzt zu einer privaten Auseinandersetzung. Ich darf vielleicht folgendes sagen. Die Neurologen würden natürlich heftigst widersprechen, denn die alte Nomenklatur, asymptomatisch und die Stadieneinteilung, lehnen die Neurologen vollkommen ab, und ich meine, mit guten Argumenten und zu Recht. Wir haben uns zu Beginn dieses Jahres getroffen, und auch einem Chirurgen steht es gut an, sich darüber Gedanken zu machen, was am Gehirn eigentlich vorgeht, bevor er das Messer in die Hand nimmt. Insofern bin ich da also durchaus auch anderer Meinung. Herr Müller-Wiefel, Sie hatten sich gemeldet.

Müller-Wiefel: Nur ganz kurz: Es wird sofort eine Klärung geben, wenn wir uns sprachlich zu eigen machen, von symptomatisch zu sprechen, wenn wir klinische Dinge im Auge haben, aber einen CT-positiven Befund meinen. Wie eben geschildert, Stenose ist vorhanden, keine Klinik, aber im Computertomogramm sieht man etwas. Und hier ist es in der Tat so, daß man einen CT-positiven aber ansonsten asymptomatischen Patienten auch mit einer niedrigeren Stenosegrad-Einschätzung operieren würde, weil wir ja durch das CT wissen, daß hier wohl ein Embolieproblem besteht.

Schwilden: Ja, und das sagte ich eben. Diese Frage ist nicht eindeutig geklärt, ob ich den operieren soll.

Müller-Wiefel: Und wie halten Sie es denn? Ich meine, Sie müssen ja zu Hause für sich auch eine Linie haben?

Schwilden: Ich neige auch dazu, ihn zu operieren, aber die Literatur gibt darüber keine klare Auskunft. Ich würde ihn auch operieren, das ist völlig richtig. Aber unentschieden ist, ob ich den Patienten mit der niedrigen Stenose, symptomlos und mit einem kleinen Erweichungsherd, opieren muß. Und wenn ich das so sehe, dann brauche ich es nicht.

Rühland: Ich kann natürlich nicht einsehen, wieso jetzt eine 70 %ige Stenose die einen kleinen Infarkt hinterlassen hat, operationswürdig ist und eine 60 %ige nicht. Also, den Unterschied vermag ich jetzt wirklich nicht zu erkennen. Das bringt ja unsere gesamte Glaubenslehre durcheinander.

Schwilden: Die Stenosegrade sind in diesen großen Multi-center Studien erarbeitet worden. Und die Frage ist doch, wo gehört der CT-Positive hin, der keine Symptome hat. Ist das noch ein klinisches Einer- oder ein Zweierstadium? Und das bringt die ganze klassische Einteilung durcheinander. Ich denke, da liegt das Problem, ob der CT-Positive symptomatisch ist oder nicht.

Rühland: Ja, aber diese Stenose hat Komplikationen bereitet und wir müssen damit rechnen, daß diese Komplikationen sich wiederholen und darum muß man operieren. Das ist doch das, wovon wir ausgehen bei der gesamten operativen Tätigkeit, die wir durchführen.

Balzer: Ich denke, was wir festhalten sollten, ist, daß man sehr wohl mit Duplex und nicht-invasiven Untersuchungsmethoden in den allermeisten Fällen an der Carotis arbeiten kann. Das wird ja immer noch von vielen Radiologen und auch von manchen Chirurgen bestritten. Ich denke, daß die Diskussion eigentlich zumindest jetzt mit der MR-Angiographie, wo sie in weiterer Form eingeführt ist, beendet sein sollte. Wir kommen jetzt zum nächsten Vortrag und ich darf an Dieter Rühland abgeben.

Eversion oder klassische TEA – Welche Operationstechnik ist zu bevorzugen?

C. Schunn, D. Raithel

Klinik für Vasculäre und Endovasculäre Chirurgie, Klinikum Nürnberg Süd

Die Carotisdesobliteration hat einen festen Platz in der Primär- und Sekundärprävention des ischaemischen Insultes auf dem Boden extrakranieller Carotisläsionen. Seit den NASCET-, ECST- und ACAS-Studien ist auch der eindeutige Wirksamkeitsnachweis für klar umrissene Indikationsstellungen und ausgewählte Patientenpopulationen erbracht (9, 12, 17). Die erste Carotis-TEA in konventioneller Technik wurde von DeBakey 1953 (7) erstmalig mit Erfolg durchgeführt. Nur wenig später, 1958 führten wiederum DeBakey et al. (8) die erste Carotisoperation im Eversionsverfahren durch. Die Autoren durchtrennten die Arteria Carotis Communis unterhalb des Bulbus, um dann eine Eversionsendarteriektomie in die Carotis Interna und Externa durchzuführen. Während sich die konventionelle TEA mit Längsincision und Ausschälplastik rasch als Standard verbreitete, wurde die Eversionstechnik erst in den 70er Jahren von Etheredge und Jones erneut aufgenommen (11, 13). Etheredge berichtete über 72 Patienten, die er ohne Letalität mit einer Apoplexrate von 2,7 % mit der beschriebenen Transsektion und Eversionstechnik operierte (11). Dennoch

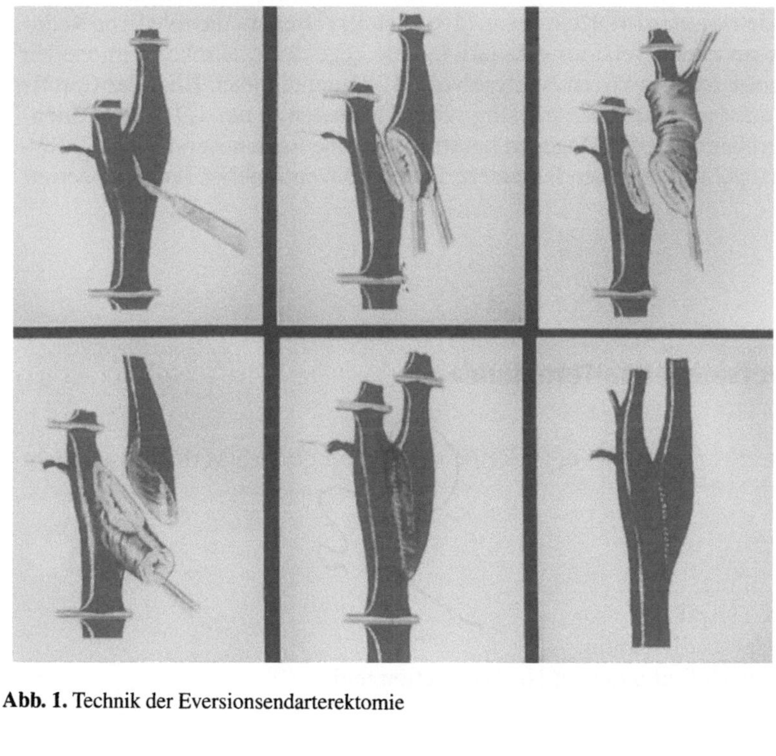

Abb. 1. Technik der Eversionsendarterektomie

setzte sich diese Technik nicht auf breiter Ebene durch. Erst die von Kieny (16) beschriebene EEA der Arteria carotis interna unter Absetzung der Carotis interna ermöglichte es dem Operateur, auch längere Interna Plaques unter genauer visueller Kontrolle des Endpunktes zu entfernen. Diese Technik wurde von Raithel und Kasprzak (14, 18) im weiteren technisch abgewandelt und fand dann breiten Anklang im mitteleuropäischen Raum (Abb. 1). Das breite Absetzen der ACI mit einem großen Bulbuspatch erleichtert hierbei die Reinsertion nach Eversionsendarteriektomie unter Vermeidung einer Einengung am proximalen Bulbusrand. Daneben ist auch die Endarteriektomie des Bulbus sowie der Externa über diese breite Eröffnung des Bulbus erleichtert. Beim elongierten Gefäß kann die Korrektur durch eine Verschiebeplastik mit proximaler Erweiterung der Arterietomie auf die A. carotis communis oder durch Verkürzungsplastik der abgesetzten ACI zwanglos erfolgen. Diese Technik hat sich in Europa in vielen Abteilungen durchgesetzt und wird auch in einigen Zentren der USA bevorzugt (1, 2, 5, 6, 10, 20).

Vorteile der Endarteriektomie

Die Eversionsendarteriektomie unter Absetzen der Carotis interna vereinfacht die physiologische Wiederherstellung der Bulbusanatomie nach Endarteriektomie.

Sie ermöglicht die problemlose Beseitigung von Elongationen der Interna, die häufig nach Endarteriektomie in konventioneller Technik noch deutlicher wird und besonders bei der Patchplastik zu problematischen Einengungen am distalen Endpunkt führen können (Abb. 2).

Daneben können unter Eversionsbedingungen in der Regel kürzere Abklemmzeiten und Operationszeiten erzielt werden (4). Kieny et al. (16) wies als erster auf die mögliche Reduzierung von Restenosen nach Eversionsendarteriektomie gegenüber dem konventionellen Vorgehen hin. Bei einer retrospektiven Analyse von 212 Patienten nach EEA der Carotis fand sich bei einer mittleren Nachuntersuchung von 27 Monaten in nur 1,9 % der Patienten eine Restenose größer als 50 %. Dagegen kontrastierte eine Restenoserate von 11; 8 % bei 156 prospektiven nachuntersuchten Patienten, die mit konventioneller Technik operiert worden waren (15).

Nachteile der Eversionsendarterektomie

Die Eversionsendarterektomie ist bei einer Reihe von pathologischen Verhältnissen nicht anwendbar. Hierunter fällt:

- die Rezidivstenose,
- das ausgeprägte Coiling,
- die fibromuskuläre Dysplasie,
- die Stenose nach Carotisdissektion,
- die Narbenstenose nach Radiatio oder Neckdissection und
- das Carotisaneurysma.

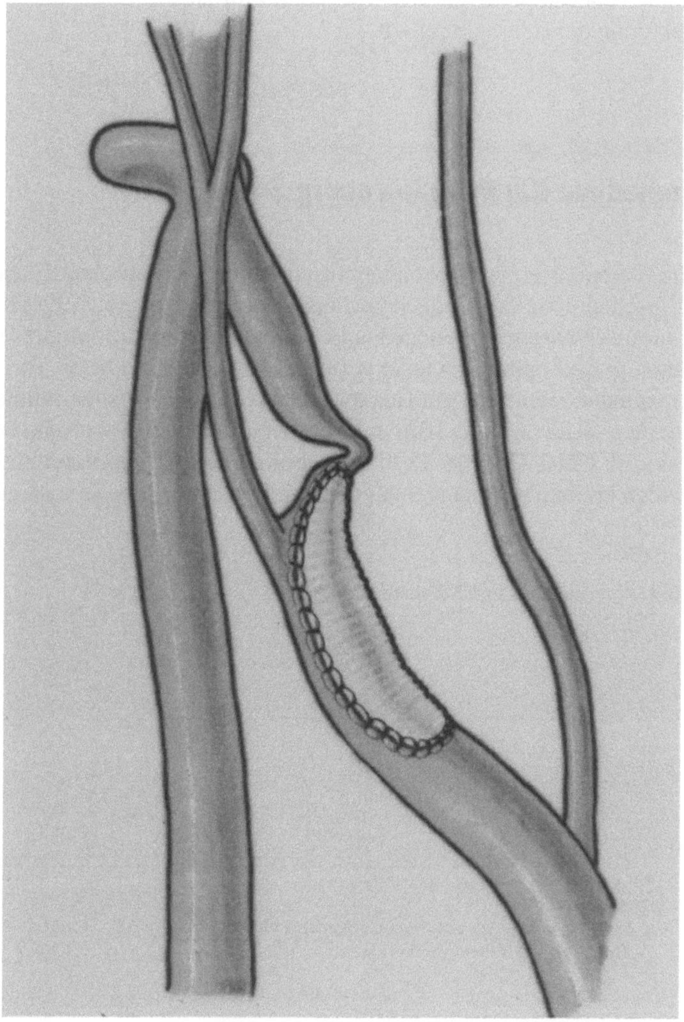

Abb. 2. Knickstenose nach Endarteriektomie und Patchplastik bei elongierter Carotis Interna

Technisch problematisch ist auch die Anwendung der Eversionstechnik an der hypoplastischen schlanken ACI. Hier können schon kleinste Imperfektionen zum Frühverschluß führen und eine Patchplastik ist daher vorzuziehen. Bei hochliegender Bifurkation oder langstreckigen Plaques kann die Eversionstechnik problematisch werden, da unter diesen Bedingungen ein adäquater Endpunkt nicht immer sicher erzielt werden kann. Die konventionelle Technik hingegen erlaubt in derartigen Fällen zumindest das adäquate Fixieren einer evtl. zurückgelassenen Intimastufe. Auf jeden Fall muß bei fraglichem Endpunkt eine intraoperative Qualitätskontrolle, am besten mittels Angioskopie durchgeführt werden. Bei insuffizientem Resultat ermöglicht die primäre Interposition eines 6 mm PTFE- oder Venensegments auch bei problematischem Eversionsergebnis eine sichere Rekonstruktion. Dies ist unserer Erfahrung nach bei 3–4 % der Patienten notwendig. Letztlich sei noch die Beobachtung angeführt, daß eine Shuntinsertion bei dieser Technik zwar möglich, aber insgesamt eher unpraktisch ist. Auf jeden Fall ist die Insertion erst nach Eversionsendarterektomie der Interna möglich.

Vorgehen am Klinikum Nürnberg Süd

Da die Eversionstechnik neben technisch manueller Fähigkeiten auch eine hohes Maß an chirurgischem Urteilsvermögen vorraussetzt, wird diese seit 1996 in unserer Abteilung nur noch durch erfahrenere Kollegen angewandt. Daneben kommt die konventionelle Technik bei den o. g. Bedingungen wieder vermehrt zum Einsatz. Dieses Vorgehen verdeutlicht sich in der Zunahme der TEA am Gesamtkollektiv der Carotisoperationen: Während 1996 nur 3 Patienten (0,28 %) von 1071 mit TEA/Patch versorgt wurden, waren es im Jahr 1998 bereits 271 (23,2 %) von 1170. Das bei diesem differenzierten Vorgehen mit beiden Methoden erzielte nahezu gleich gute Ergebnis ist in Tabelle 1 dargestellt.

Tabelle 1. Resultate Klinikum Nürnberg Süd 1998*

	EEA n = 899 %	TEA n = 271 %
Apoplex	1,1	1,5
PRIND	2,2	2,2
TIA	0,8	0,4
Okklusion	0,6	0,7
Tod	0,4	0,4

*) Perioperative Resultate.
PRIND: Prolongiertes reversibles neurologisches Defizit
TIA: Transitorisch ischaemisches Defizit

Vergleichende Untersuchungen: Eversion gegenüber konventioneller TEA

Neben einer Vielzahl retrospektiver und prospektiver Berichte zur Eversionstechnik (4–6, 10, 15) gibt es nur 3 prospektiv randomisierte Studien zur Evaluation der beiden Methoden (3, 19, 21).

Vanmaele et al. (19) randomisierten 200 Patienten zur Eversionstechnik oder TEA mit Venenpatch. Morphologisch fand sich bei der in 192 Fällen durchgeführten postoperativen Angiographie kein signifikanter Unterschied bezüglich Frühverschluß oder Rest-Stenosenbildung. Die gepatchten Arterien hatten eine deutliche Tendenz zur Frühdilatation. Daneben fand sich eine höhere Abknicktendenz in der gepatchten Gruppe (5 % gegenüber 0 %). Die perioperative kombinierte Morbidität und Letalität lag in der Eversionsgruppe bei 4 % und bei der gepatchten Gruppe bei 8 % (nicht signifikant).

Tabelle 2. Postoperative 30-Tages-Morbidität und -Letalität

	EEA n = 86 %	TEA n = 91 %	*p*
Frühverschluß	2,3	2,2	n.s.
Hirnnervenparese	1,2	2,2	n.s.
Apoplex	6,9	3,3	n.s.
PRIND	1,1	1,1	n.s.
TIA	3,5	6,6	n.s.
Letalität	2,3	3,3	n.s.
Morbidität/Letalität	8,1	4,4	n.s.

PRIND: Prolongiertes reversibles neurologisches Defizit
TIA: Transitorisch ischaemisches Defizit

Daneben beobachteten die Autoren eine erhöhte Inzidenz von permanenten und transitorischen Hirnnervenstörungen nach konventioneller Operationstechnik, wobei hier der Nervus Hypoglossus und der Ramus mandibularis des Nervus facialis im Vordergrund standen. Bei einem mittleren Nachsorgeintervall von 12 Monaten fand sich eine ≥ 60 % Restenose in 1 % der evertierten und 2 % der gepatchten Patienten (nicht signifikant).

Auch bei den Gesamtüberlebensraten bzw. beim apoplexfreiem Überleben fanden sich keine wesentlichen Unterschiede zwischen den Gruppen.

Cao et al. randomisierten 1353 Patienten in einer Multizenterstudie, wobei 678 Patienten evertiert und 675 konventionell operiert wurden (3). Von letzteren wurden 419 primär verschlossen und 256 mit Patchplastik versorgt. Die Ergebnisse dieser Studie waren identisch in den beiden Gruppen mit einer kombinierten Major-Apoplex/Todesrate von nur 1,3 % in beiden Gruppen. Nach knapp 15monatiger mittlerer Beobachtung fanden die Autoren eine Restenoserate von 2,4 % in der Eversionsgruppe gegenüber 4,1 % in der konventionellen Gruppe (nicht signifikant). Auch bei den ipsilateralen Apoplexen und Spättodesfällen fanden sich keine signifikanten Unterschiede.

Die von uns erstmals im Oktober 1998 vorgestellte prospektiv randomisierte Studie (21) betraf 177 Patienten, von denen 86 evertiert und 91 konventionell operiert wurden. Zwanzig Patienten aus der letzteren Gruppe wurden mittels Patchplastik, der Rest mittels Primärverschluß versorgt. Bezüglich klinisch-neurologischem Stadium und Geschlechtsverteilung sowie klinischer Risikofaktoren fanden sich keine signifikanten Unterschiede zwischen den Vergleichsgruppen. Das mittlere Nachsorgeintervall betrug knapp 72 Monate. Zwei Drittel konnten mittels Duplexsonographie, CW-Doppler oder Angiogramm nachuntersucht werden. Postoperativ beobachteten wir eine Frühokklusionsrate von 2,3 % bei den Eversionen und 2,2 % bei den konventionellen TEAs. Signifikante Unterschiede bei den Hirnnervenparesen ergaben sich nicht (1,2 % vs. 2,2 %).

Dagegen waren die neurologischen Resultate nach Eversionstechnik deutlich – wenn auch statistisch nicht signifikant – schlechter (Tabelle 2). Hierbei lag die Apoplexrate bei Eversionen, die nicht mittels Angioskopie kontrolliert wurden, doppelt so hoch wie nach Eversionen, die angioskopisch kontrolliert worden waren (10,6 % vs. 5,0 %).

Im Langzeitverlauf fanden sich keine signifikanten Unterschiede bezüglich ipsilateraler Apoplexrate, Letalität oder apoplexfreiem Überleben (Abb. 3). Bei den morphologisch nachuntersuchten Patienten (n = 110) fand sich eine Restenose von ≥ 60 % Durchmessereinengung in 7,2 % nach Eversion gegenüber 12,7 % nach konventioneller TEA (nicht signifikant). Hierbei waren nach konventioneller TEA vornehmlich die primär verschlossenen Gefäße gegenüber den gepatchten Rekonstruktionen am Restenosegeschehen beteiligt (13,3 % gegenüber 10,0 % – nicht signifikant).

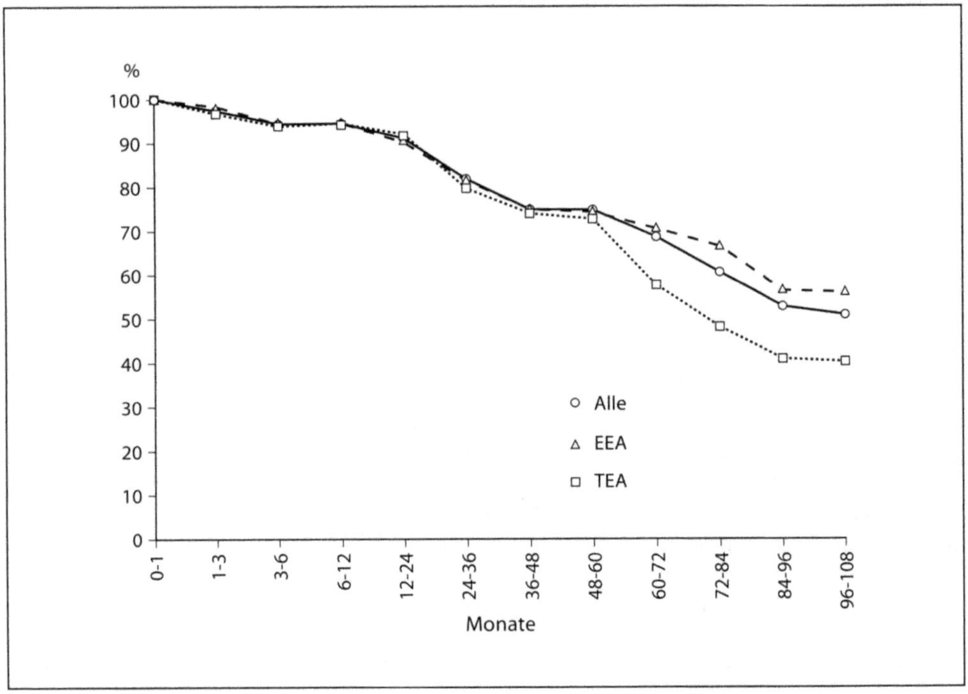

Abb. 3. Apoplexfreies Überleben, EEA vs TEA (nach Kaplan-Meier)

Allerdings relativiert sich diese Beobachtung einer erhöhten, wenn auch nicht statistisch signifikanten Restenoserate nach konventioneller Operation und Primärverschluß durch eine größere Anzahl von Patienten mit sehr schlanker A. carotis interna (Durchmesser ≤ 4 mm) in der konventionell operierten Gruppe.

Bei Gefäßen mit einem Innendurchmesser von nur 4 mm entwickelte sich eine Früh- oder Spätokklusion oder eine Restenose von ≥ 60 % in 30 % gegenüber 5,3 % bei Gefäßen mit einem Durchmesser von 5 mm.

Zusammenfassung

Nach unseren Erfahrungen und der derzeitigen Datenlage ist die Eversionstechnik der konventionellen Carotisendarteriektomie mit Patchplastik in Händen erfahrener Gefäßchirurgen weder überlegen noch eindeutig mit Nachteilen behaftet. Vielmehr ist sie eine gleichwertige Alternativmethode, die bei geeigneter anatomisch-pathologischer Konstellation differenziert eingesetzt werden sollte und mit der hervorragende Früh- und Spätergebnisse erzielt werden können. Bei kurzstreckigem Verlauf des ACI-Plaques oder deutlicher Elongation ist die Eversionsendarterektomie eine sichere Alternativmethode zum konventionellen Vorgehen unter Beachtung wesentlicher Vorsichtsmaßnahmen.

Literatur

1. Balzer K (1993) Operationsprinzipien bei der Rekonstruktion der A. carotis. Vortrag gehalten auf dem 6. Gefäßchirurischen Symposium an der Charité, März 1993, Berlin
2. Berguer R (1993) Eversion endarterectomy of the carotid bifurcation. In: Veith FJ (ed) Current critical problems in vascular surgery. Vol 5. St. Louis, Quality Medical Publishing, pp 441–447
3. Cao P, Giordano G, De Rango P, Zannetti S, Chiesa R, Coppi G, Palombo D, Spartera C, Stancanelli V, Vecchiati E (1998) A randomized study on eversion versus standard carotid endarterectomy: Study design and preliminary results: The Everest Trial. J Vasc Surg 27: 595–605
4. Cao P, Giordano G, De Rango P, Caporali S, Lenti M, Ricci S, Moggi L (1997) Eversion versus conventional carotid endarterectomy: a prospective study. Eur J Vasc Endovasc Surg 14: 96–104
5. Coppi G, Vecchiati E, Nora A, Tusini N, Moratto R (1997) Endoarteriectomia carotidea con tecnica classica e per eversione. Ann Ital Chir, LXVIII, 4: 463–471
6. Darling RC, Paty PSK, Shah DM, Chang BB, Leather RP (1996) Eversion endarterectomy of the internal carotid artery: Technique and results in 449 procedures. Surgery 12 (4): 635–640
7. DeBakey ME (1975) Successful carotid endarterectomy for cerebrovascular insufficiency. Nineteen-year follow-up. JAMA 233: 1083–1085
8. DeBakey ME, Crawford ES, Cooley DA, Morris GC (1958) Surgical consideration of occlusive disease of the innominate, carotid, subclavian and vertebral arteries. Ann Surg 149: 690–710
9. Endarterectomy for Asymptomatic Carotid Artery Stenosis (1995) Executive Committee for the Asymptomatic Carotid Atherosclerosis Study. JAMA 273: 1421–1428
10. Entz L, Járányi Zs, Nemes A (1996) Eversion endarterectomy in surgery of the internal carotid artery. Cardiovasc Surg (England) 4 (2): 190–194
11. Etheredge (1970) A simple technique of carotid endarterectomy. Am J Surg 120: 275–278
12. European Carotid Surgery Trialist's Collaborative Group (1991) MRC European Carotid Surgery Trial: interim results for symptomatic patients with severe (70–99 %) or mild (0–29 %) carotid stenosis. Lancet 337: 1235–43
13. Jones CE (1989) Carotid eversion endarterectomy revisited. Am J Surg 157: 323–328
14. Kasprzak P, Raithel D (1989) Eversion carotid endarterectomy. Technique and early results. J Cardiovasc Surg (Torino) 30: 495
15. Kieny R, Hirsch D, Seiller C, Thiranos JC, Petit H (1993) Does carotid eversion endarterectomy and reimplantation reduce the risk of restenosis? Ann Vasc Surg 7: 407–413
16. Kieny R, Mantz F, Kurtz Th (1988) Les resténoses carotidiennes après endarteriéctomie. In: Kieffer E, Bousser MG (eds) Indications et résultats de la chirurgie carotidienne. AERCV, Paris, pp 77–100
17. North American Symptomatic Carotid Endarterectomy Trial Collaborators (1991) Beneficial effects of carotid endarterectomy in symptomatic patients with high grade carotid stenosis. N Engl J Med 325: 445–453
18. Raithel D, Kasprzak P (1993) The eversion endarterectomy. A new technique. In: Greenhalgh RM, Hollier LH (eds) Surgery for stroke. London, WB Saunders, pp 183–93
19. Vanmaele RG, VanSchil PE, DeMaeseneer MG, Meese G, Lehert Ph, VanLook RF (1994) Division-endarterectomy-anastomosis of the internal carotid artery: a prospective randomized comparative study. Cardiovasc Surg 2 (5): 573–580
20. Vanmaele RG, VanSchil PE, DeMaeseneer MG, Meese G, Lammens GP, Schoofs EL (1990) Division and reanastomosis of the internal carotid artery for endarterectomy. Acta Chir Belg 90: 255–261
21. Schunn C, Maisch P, Kasprzak P, Raithel D (1998) Eversion endarterectomy vs. conventional thrombendarterectomy of the internal carotid artery. Does technique influence rate of restenosis and clinical outcome? Vortrag gehalten auf dem XIIth Annual Meeting of the European Society for Vascular Surgery in Paris

Anschrift des Verfassers:
Christian D. Schunn, M.D.
Assistant Professor
Section of Vascular Surgery
Department of Surgery
Robert C. Byrd Health Sciences Center
West Virginia University
Morgantown, WV 26506-9238

Diskussion

Vorsitz: Balzer, Rühland

Rühland: Vielen Dank, Herr Schunn, für diese umfassende Darstellung. Sie haben ja viele Probleme angesprochen. Ich denke auch, daß es wahrscheinlich vor allem in kleineren Serien sinnvoll ist, sich an eine Methode zu halten und diese sorgfältig zu überwachen. Wird das Wort gewünscht? Bitte, Jörg Gruß.

Gruß: Mich hat etwas erstaunt, daß da offenbar jedem die Wahl zusteht. Zu wählen, welches Verfahren er nimmt. Bei uns ist es so, daß die Assistenten und die Oberärzte so zu operieren haben wie der Chef. Also die gleichen Indikationen für die gleichen Verfahren gelten.

Schunn: Wir halten uns an die Anweisungen unseres Chefs, wenn Sie das meinen. Wir sind angehalten, primär die konventionelle Technik durchzuführen, und nur bei eindeutiger Elongation des Gefäßes oder einer sich abzeichnenden Elongation, wenn man das Gefäß freigelegt hat, zu evertieren.

Steckmeier: Sie haben ja sehr schön den Vergleich beider Methoden dargestellt und insbesondere auch die erhöhte Stroke-Rate bei der EAA Methode. Und Sie haben das teilweise darauf zurückgeführt, daß eben Patienten operiert wurden, mit der Eversions-Endarteriektomie, die hätten gar nicht operiert werden dürfen oder sollen. Da schließen sich natürlich zwei Fragen an. Erstens, kann man dann beide Operationsmethoden überhaupt vergleichen? Alles, was dann folgt, ist in irgendeiner Weise sozusagen auf einer falschen Basis begründet. Und welche Patienten müßten also selektioniert werden? Oder welche Methoden kann man bildgebend oder klinisch oder hämodynamisch für eine bessere Indikationsentscheidung anführen?

Schunn: Also, zur ersten Frage. Ich glaube, Herr Cao hat das Problem ganz elegant gelöst, indem er die Randomisierung nach dem „uncertainty principle“ gemacht hat, wenn der Chirurg das Gefühl hatte, daß technisch sowohl die eine als auch die andere Methode gleichwertig eingesetzt werden kann. Und nur dann kann man sie wirklich vergleichen. Zur differenzierten Verwendung der Methodik kann die Aussage des Sonographeurs, der dem Operateur sagt, paß' auf, da ist schon mal eine sehr hohe Bifurkation, das ist aber nicht wesentlich, das finde ich ja intraoperativ. Für den Chirurgen ist wesentlich, sich ein Bild zu machen, palpatorisch, wie hoch geht das Plaque „rauf“? Werde ich da voraussichtlich schon auf Grund der Palpation Schwierigkeiten haben, einen vernünftigen Endpunkt zu kriegen? Das sind ja Entscheidungen, die intraoperativ zu treffen sind, noch bevor ich klemme. Auch mit der Vorstellung, muß ich zum Beispiel einen Shunt a priori schon mal mit ins Kalkül nehmen oder nicht. Das wäre auch eine Überlegung, die einen zur konventionellen Technik zurückrufen sollte.

Balzer: Herr Schunn, das war ja nun eine Serie von, wenn ich das richtig gezählt habe, weniger als 200 Patienten.

Schunn: Ja.

Balzer: Wir haben vor sieben Jahren eine Studie gemacht, jeweils 300 Patienten, Eversion gegen Thrombendarteriektomie. Um es kurz zu machen: die Verfahren sind in der Tat gleichwertig. Aber was sich wirklich durch die ganze Literatur zieht und was wir jetzt auch wirklich beweisen konnten, ist, daß die EAA wirklich eine niedrigere Restenoserate hat, das ist bei einer größeren Zahl ganz eindeutig. Und was mir auch aufgefallen ist, die höhere Stroke-Rate, die gibt es in der Literatur auch sonst nicht und war auch bei uns nicht festzustellen. Ganz im Gegenteil, das ist ein leichter Vorteil für die EAA. Dann noch eine Sache. Diese sehr, sehr hohe Absterbequote von fast 50 %. Das ist ja doch, wenn man das mit der Literatur vergleicht, selbst für ein so schlecht selektiertes Krankengut auch sehr, sehr viel. Kann es sein, daß das ein Krankengut war, was sich vielleicht doch nicht so ganz gut vergleichen läßt?

Schunn: Nürnberg ist ja in einem Einzugsgebiet, wo die cardio-vaskulären Risikofaktoren deutlich höher ausgeprägt sind als im Rest Deutschlands, so viel ich weiß. Aber ich denke nicht, daß das hier als Erklärung herangezogen werden kann. Die Absterbequote nach 7 Jahren ist doch auch nicht so ungewöhnlich, glaube ich. Ich glaube, die 5-Jahres Überlebensrate war etwa bei 75 % anzusetzen. Also, das ist nicht so aus dem Rahmen.

Brandl: Eine Anmerkung zur Restenoserate. Du hast in Deinem sehr schönen Vortrag herausgestellt, 7 % vs. 12 %. Ein eindeutiger Vorteil für die Eversion bei einer Irrtumswahrscheinlichkeit von 40 %. Ein Statistiker würde diese Aussage nicht ganz akzeptieren können. Und wir müssen auch noch einmal ganz differenziert die Literatur in Augenschein nehmen. Denn der Interna-Durchmesser ist ein ganz wesentlicher Risikofaktor für die Restenoserate. Und man darf hier das Krankengut nicht unstratifiziert einfach nach der numerischen Restenoserate beurteilen. Aber eine andere Frage. Mir ist aufgefallen, Ihr hattet bei der Eversions-Endarteriektomie mehr Schlaganfälle, permanente neurologische Defizite. Bei der Eversion aber bei den transienten ischämischen Attacken verhielt sich das umgekehrt. Daran knüpft sich die Frage, wurden denn die offenen TEA's mit oder ohne Shunt operiert?

Schunn: Ich würde sagen, 99,5 % werden bei uns ohne Shunt operiert.

Rühland: Vielen Dank, Herr Schunn. Wir müssen weitermachen. Ich denke, es ist für mich beruhigend, daß man die herkömmliche Desobliteration durchaus weiter fortführen kann. Die Restenoserate wurde auch auf dem Chirurgen-Kongreß behandelt, ist bisher evidenz-basiert nicht auszumachen als Vorteil für das eine oder andere Verfahren. Darüber wurde auch ein Vortrag gehalten. Wir kommen zum Vortrag von Herrn Eckstein: „Soll die Operation am neurologisch instabilen Carotispatienten Routine werden?"

Soll die OP beim neurologisch instabilen Carotispatienten Routine werden ?

H.-H. Eckstein[1], J.-R. Allenberg[2]

[1]Gefäßchirurgische Klinik, Klinikum Ludwigsburg, [2]Sektion Gefäßchirurgie, Universität Heidelberg

Hintergrund

Der Begriff des „neurologisch instabilen Patienten" beinhaltet nicht nur den Patienten mit einer akuten zerebralen Ischaemie i. S. eines akuten schweren und/oder progredienten Schlaganfalls oder in kurzer Folge wiederkehrender transitorisch-ischaemischer Attacken (crescendo-TIA), sondern auch den Patienten, der sich in der Frühphase nach einem ischämischen Apoplex befindet und möglicherweise einem hohen Re-Apoplexrisiko ausgesetzt ist.

Aufgrund enttäuschender Erfahrungen in den 60er und 70er Jahren mit hohen Mortalitäts- und zerebralen Einblutungsraten wird von vielen Gefäßchirurgen und Neurologen für den Schlaganfallpatienten ein Intervall zur Operation von 4–6 Wochen gefordert (2, 22, 25, 27, 33). Aus heutiger Sicht sind diese Ergebnisse jedoch kritisch zu werten, da bei fehlender CCT-Diagnostik in einer unbekannten Anzahl von Patienten bereits primär ein hämorrhagischer Infarkt vorlag. Einige kleinere Serien aus den 80er Jahren und eigene Erfahrungen zeigen jedoch, daß eine notfallmäßige oder früh-elektive bzw. dringliche Carotis-TEA bei optimaler Patientenselektion ein der konservativen Therapie überlegenes Behandlungskonzept sein kann (4, 6, 9, 10, 12, 15, 20, 30).

Rationale einer notfallmäßigen oder frühelektiven Carotis-TEA

Das Ziel einer notfallmäßig oder dringlichen durchgeführten Carotis-TEA besteht in der Rekanalisation eines akuten extrakraniellen Carotisverschlusses, der Ausschaltung einer embolisierenden Streuquelle und in der Reperfusion (noch) nicht irreversibel geschädigten Hirngewebes (ischämische Penumbra).

Zur besseren Vergleichbarkeit und Verlaufsbeurteilung im individuellen Fall wird empfohlen, das neurologische Defizit z.B. nach der modifizierten Rankin-Skala zu quantifizieren:

- Rankin 0 = kein Defizit
- Rankin 1 = minimales, funktionell nicht beeinträchtigendes Defizit
- Rankin 2 = leichtes Defizit mit weitgehend erhaltener Selbständigkeit im täglichen Leben

- Rankin 3 = moderates Defizit, Gehfähigkeit erhalten
- Rankin 4 = schweres Defizit, Gehen nur mit Hilfe möglich
- Rankin 5 = schwerstes neurologisches Defizit: bettlägeriger Patient oder Rollstuhlpflichtigkeit
- Rankin 6 = Tod.

Risiko der zerebralen Blutung

Das Risiko einer zerebralen Blutung muß vor dem Hintergrund des natürlichen Verlaufs des ischämischen Hirninfarktes gesehen werden. In 15–45 % läßt sich im CCT/MRT eine asymptomatische petechiale hämorrhagische Transformation eines ischämischen Hirninfarktes nachweisen, in etwa 5 % kommt es sekundär zu raumfordernden parenchymatösen Einblutungen (16, 17). Nach den Erfahrungen der Thrombolyse-Studien sollte heute vor einer notfallmäßig durchgeführten Carotis-TEA immer ein Schädel-CT durchgeführt werden, um sog. Frühzeichen eines sich bereits etablierenden Hirninfarkts zu erkennen (29).

In größeren chirurgischen Serien war bereits festgestellt worden, daß ein früher Zeitpunkt der Operation und ein großer präoperativer Infarkt nicht notwendigerweise ein erhöhtes Einblutungsrisiko nach sich ziehen. So fand Pomposelli et al. (24) bei 11 von 1500 Carotis-TEA-Patienten eine perioperative zerebrale Einblutung. Keiner dieser Patienten hatte präoperativ einen Schlaganfall erlitten. Bei allen Patienten lag jedoch eine höchstgradige über 90 %ige Carotisstenose vor. Vermutlich sind der Verlust der zerebralen Autoregulation, hypertensive Phasen und die erhebliche Zunahme des Blutflusses prädiktiv für das Risiko einer zerebralen Einblutung.

Notfall-Carotis-TEA

Akuter schwerer Apoplex

Da in den meisten chirurgischen Serien eine Quantifizierung des prä- und postoperativen neurologischen Defizits fehlt, sind die Daten kaum vergleichbar. In einer neueren Literaturanalyse von Mead et al. (18) beträgt die durchschnittliche Letalität der Carotis-TEA bei Patienten mit akutem schwerem Apoplex 18 %. Besonders schlechte Ergebnisse wurden in den 60er Jahren erzielt mit einer Letalität von 20–55 %. Die Mehrzahl dieser Patienten starben unter den Zeichen einer zerebralen Blutung, möglicherweise wurden damals jedoch auch Patienten mit primärer Hirnblutung operiert (2, 22, 25, 27, 33). Erst in den 80er Jahren konnten in mehreren Arbeiten deutlich bessere Ergebnisse der Carotisdesobliteration bei selektionierten Patienten erzielt werden (6, 12, 20, 30).

Der natürliche Verlauf des auf dem Boden eines akuten Carotisverschluß entstandenen akuten schweren Schlaganfalls ist ungünstig. Meyer et al. (20) fanden in einer Literaturübersicht, daß 40–69 % dieser Patienten auf Dauer behindert bleiben, 16–55 % sterben und nur 2–12 % ein zumindest befriedigendes Ergebnis haben. Neben dem sog. Zeitfenster sind die Qualität des Kollateralkreislaufes sowie die Existenz einer simultanen Mediaembolie von entscheidender prognostischer Bedeutung. Bei 34 Patienten mit akutem Carotisverschluß und schwerem neurologischen Defizit fand sich nach notfallmäßiger Desobliteration eine Rückbildung der Symptomatik in 38,3 %, ein mäßiges Defizit in 29,4 %, ein schweres Defizit in 11,8 % und eine Letalität von 20,6 %. 6 von 9 Patienten mit simultaner Mediaembolie blieben schwerstbehindert oder starben.

Progredienter Apoplex

Der natürliche Verlauf des progredienten Apoplex (syn. „stroke-in-evolution", „progressive stroke") ist mit einer Letalität von 14–18 % assoziiert, 31–71 % der Patienten bleiben auf Dauer schwerstbehindert (21, 28). Patienten mit hochgradiger Carotisstenose und progredientem neurologischen Defizit sind einem besonders hohen Risiko einer weiteren neurologischen Verschlechterung ausgesetzt (z.B. rezidivierende Embolien und/oder akuter Verschluß). Da bei diesen Patienten das initiale neurologische Defizit geringer ausgeprägt ist, ist das therapeutische Fenster möglicherweise länger als bei Patienten mit akutem schweren Apoplex.

In der Literaturübersicht von Mead et al. (18) betrug die Letalität bei 602 Patienten zwischen 1960 und 1994 9,3 %. Auch in dieser Patientengruppe war die perioperative Letalität in den 60er Jahren mit 31 % deutlich höher. Vergleichende Untersuchungen liegen nur vereinzelt vor. So berichtete Mentzner et al. (19) 1981 über 43 Patienten mit progredientem Apoplex. Unter 26 konservativ behandelten Patienten kam es in nur 19 % zu einer Rückbildung oder Besserung der neurologischen Symptomatik, 65 % blieben schwer behindert und 16 % verstarben. 17 Patienten wurden notfallmäßig operiert mit einem guten Ergebnis in 70 % und einer perioperativen Letalität von 6 %. In der Folgezeit konnten diese Ergebnisse in einigen weiteren Serien an selektionierten Patienten (Ausschluß von zerebralen Blutungen und/oder schweren Bewußtseinsstörungen) bestätigt werden (4, 12).

Crescendo-TIA

Crescendo-TIAs im Bereich des vorderen Hirnkreislauf sind in bis zu 85 % der Fälle mit einer hochgradigen Carotisstenose oder einem Carotisverschluß assoziiert. Obgleich größere Beobachtungsserien fehlen, werden Patienten mit crescendo-TIAs von neurologischer Seite als unmittelbar schlaganfallgefährdet eingeschätzt (3, 26). Mentzner et al. (19) berichten über 12 Patienten mit crescendo-TIAs, von denen 7 Patienten mit einer 100 %igen Erfolgsrate operiert wurden, 5 konservativ behandelte Patienten hingegen ein deutlich schlechteres Ergebnis hatten. Auch in anderen Publikationen fanden sich gute bis sehr gute Ergebnisse der Carotis-TEA bei crescendo-TIA (4, 12, 32).

Eigene Ergebnisse der Notfall-Carotis-TEA

Zwischen Januar 1980 und Juli 1998 wurden 71 von 2586 Carotisrekonstruktionen als Notfall-Carotisdesobliteration durchgeführt (2,7 %). Bei 16 Patienten lag ein akutes schweres neurologisches Defizit vor (Rankin 4–5, Intervall zwischen Apoplex und Desobliteration 1–24 h, Median 4 h) und bei 34 Patienten ein progredienter Schlaganfall (Rankin 2–5, Intervall 3 h bis 8 Tage, Median 24 h). Bei 21 Patienten war eine crescendo-TIA Indikation zur notfallmäßigen Carotisdesobliteration. Ausschlußkriterien waren Koma sowie der

Nachweis eines bereits etablierten großen ischämischen Hirninfarkts oder einer Einblutung im CCT.

Patienten mit einem *akuten schweren Schlaganfall* zeigten in 95 % der Fälle intraoperativ einen Verschluß der A. carotis interna. Seit 1994 wird routinemäßig eine intraoperative Kontrollangiographie auch der intrakraniellen Gefäße durchgeführt, hierbei konnte bei 7 Patienten mit einem akuten bzw. progredienten Apoplex ein Hauptstamm oder Seitenastverschluß der A. cerebri media diagnostiziert werden, der in 5 Fällen mittels intraoperativer Urokinase-Thrombolyse (150000–1 Mill. I.U. lokal bzw. selektiv appliziert) behandelt wurde (postoperatives Rankin: 0/1/3/4/6). Bei einem Patienten kam es nach Urokinase-Lyse zu einer hämorrhagischen Transformation eines ischämischen Infarkts, dies jedoch ohne klinische Verschlechterung. Die verbleibenden 2 Patienten mit simultaner Mediaembolie erlitten trotz erfolgreicher Rekanalisation der A. carotis interna einen schweren invalidisierenden Apoplex (Rankin 5) (8).

Insgesamt waren 56 % aller Patienten mit akutem schweren Apoplex postoperativ neurologisch unauffällig bzw. deutlich gebessert. 25 % zeigten unverändert ein schweres Defizit, 3 Patienten verstarben perioperativ (19 %). Patienten mit einem *progredienten* Apoplex zeigten postoperativ in 77 % eine deutliche Besserung bzw. wieder erlangte Gehfähigkeit (Rankin 0–3). 18 % der Patienten erlitten einen schweren Apoplex (Rankin 4–5), 6 % starben. Ein akuter Carotisverschluß, relevante Verschlußprozesse der kontralateralen A. carotis (hochgradige Stenose/Verschluß) sowie ein bereits präoperativ bestehendes schweres Defizit (Rankin 4–5) sind in der eigenen Analyse Prädiktoren eines unbefriedigenden postoperativen Ergebnisses. In der Subgruppe der Patienten mit progredientem Apoplex und initial noch leichten oder mäßigen Defizit (n = 12, Rankin 2–3) zeigte sich ein deutlich besseres Ergebnis mit einer „major-stroke/Letalitätsrate" von nur 11,8 % (9).

Die notfallmäßige Carotisdesobliteration bei *crescendo-TIA* resultierte in einer „recovery-/minor-stroke-Rate" von 81 % (Rankin 0–2). 3 Patienten erlitten einen schweren Apoplex und 1 Patientin 3 Tage nach erfolgreicher Carotis-TEA eine fulminante Lungenembolie.

Indikationen zur Notfall-Carotis-TEA und technisches Vorgehen

Die Indikation zur Notfall-Carotis-TEA sollte grundsätzlich im interdisziplinären Konsens erfolgen. Kontraindikationen sind: Bewußtlosigkeit, primäre Hirnblutung, Nachweis eines bereits etablierten ischämischen Hirninfarkts im CCT oder MRT. Besondere Beachtung finden sog. CCT-Frühzeichen des ischämischen Hirninfarkts (29). In Anlehnung an die Empfehlungen zur Thrombolyse-Therapie sollte bei einer Infarktgröße > 1/3 des Mediaterritoriums keine Carotisrevaskularisation mehr durchgeführt werden. Das Kriterium „Zeit" ist für sich genommen unzuverlässig, da klinisch ein hämodynamisch bedingtes Defizit nicht immer von einem embolischen Hirninfarkt unterschieden werden kann. Ein präoperativ diagnostizierter Verschluß der extra- und intrakraniellen A. carotis interna (inkl. des Carotis-T) sollte nicht zwangsläufig zum Ausschluß von der Operation führen, da diese Patienten ohne den Versuch einer Revaskularisierung in über 50 % sterben und die alleinige Thrombolyse selten erfolgreich ist.

Operationstechnisch wird zunächst die A. carotis communis geklemmt und erst danach der Abgangsbereich der A. carotis interna freigelegt. Bei Patienten mit akutem oder progredientem Defizit sollte die Carotisdesobliteration grundsätzlich unter Shunt-Protektion erfolgen, da auch kurze Abklemmphasen den Übergang von einer reversiblen Ischämie in einen irreversiblen Gewebsuntergang bedeuten können. Von anästhesiologischer Seite muß der Blutdruck „hoch-normal" gehalten (ca. 180 mm Hg systolisch) und heparinisiert werden. Grundsätzlich sollte nach Fertigstellung der Carotisrekonstruktion eine *intraoperative Angiographie* der Carotisstrombahn inkl. des Carotis-T und der A. cerebri media erfolgen, um simultane Embolien erfassen zu können. In Einzelfällen vermag eine intracarotideale oder selektive Thrombolyse ein ansonsten deletäres neurologisches Ereignis abzuwenden.

Patienten mit (noch) nichtinvalidisierendem neurologischen Defizit („stroke-in-evolution") können von einer notfallmäßigen operativen Therapie besonders profitieren. Ein präoperatives Schädel-CT ist in Ausnahmefällen entbehrlich (z.B. Patienten, die bereits in stationärer Behandlung sind), sofern die Operation innerhalb von 1–2 h durchgeführt werden kann. In Übereinstimmung mit den Empfehlungen der American Heart Association (AHA) ist die Indikation zur Notfall-Carotis-TEA bei Patienten mit progredientem Apoplex und gering- oder mittelgradigen Stenosen (Stenosegrad < 70 %) unsicher bzw. nicht gegeben. Hat sich das initiale neurologische Defizit zum möglichen OP-Zeitpunkt bereits wieder deutlich gebessert, wird im eigenen Vorgehen der Patient weiter heparinisiert und nach Erreichen einer neurologischen Plateauphase innerhalb der nächsten Tage einer frühen Carotis-TEA zugeführt.

Hochgradige Carotisstenosen oder ein flottierender Thrombus mit crescendo-TIAs stellen eine klare Indikation zur notfallmäßigen Desobliteration dar. Dies betrifft insbesondere Patienten, bei denen auch unter adäquater Antikoagulation rezidivierende TIAs auftreten.

Carotis-TEA in der Frühphase nach einem ischämischen Apoplex

Natürlicher Verlauf und Ergebnisse der chirurgischen Literatur

In mehreren prospektiven Untersuchungen konnte gezeigt werden, daß das Risiko eines Re-Apoplexes nach einem ersten Schlaganfall in den ersten Wochen und Monaten besonders hoch ist. Im Oxfordshire Community Stroke Projekt hatten Patienten mit einem Mediateilinfarkt eine Re-Infarkt-Rate von 17 % innerhalb eines Jahres mit einem Maximum innerhalb der ersten Monate (5). In der NASCET-Studie erlitten im konservativen Behandlungsarm 4,9 % von 103 Patienten mit leichtem carotisbedingten Schlaganfall einen Re-Apoplex innerhalb von 30 Tagen (11). In retrospektiven Serien beträgt die Inzidenz eines Re-Apoplex sogar 9,5 % innerhalb von 6 Wochen (7).

Die Mehrzahl der Analysen deutet daraufhin, daß bei geeigneter Patientenselektion die Carotisdesobliteration schon in den ersten Wochen nach einem nichtinvalidisierenden Apoplex durchgeführt werden kann. So wurden innerhalb der NASCET-Studie 42 von 100 Patienten innerhalb von 30 Tagen (Median 16 Tage) nach einem leichten Schlaganfall mit einer perioperativen Apoplexrate von 4,8 % operiert. Die korrespondierende perioperative Apoplexrate von 58 Patienten, die jenseits des 30-Tage-Limits operiert wurden, betrug 5,2 % (11). In einer weiteren prospektiven Studie wurden 82 Patienten mit akutem Apoplex dokumentiert, die nach Erreichen eines neurologischen Plateaus innerhalb von 1–6 Wochen einer Carotis-TEA zugeführt worden waren. Im gesamten Kollektiv wurde nur einmal eine zerebrale Blutung beobachtet. Die perioperative Schlaganfallsrate war unabhängig vom Intervall Apoplex-OP und betrug 2,4 % (23).

Eigene Ergebnisse der früh-elektiven Carotis-TEA nach einem ischämischen Apoplex

Im Zeitraum 1980–1995 führten wir 56 von 2013 Carotisrekonstruktionen (2,4 %) innerhalb von 4 Wochen nach einem PRIND bzw. einem nicht invalidisierenden Schlaganfall mit bleibendem Defizit durch. Der Anteil dieser Patientengruppe an allen Carotisdesobliterationen hat von 1,7 % im Zeitraum 1980–1993 auf 7,8 % im Zeitraum 1994–1995 zugenommen. In 75 % fand sich im CCT ein morphologisches Korrelat im Versorgungsgebiet der betroffenen A. carotis interna. Kein Patient verstarb perioperativ, die Apoplexrate betrug 3,6 % (leichte Verschlechterung der präoperativ bestehenden brachio-fazialen Parese ohne Größenzunahme des Infarkts oder Hinweis auf Einblutung im CCT) (19). Auf der Basis dieser ermutigenden Ergebnisse führen wir seit 1997 eine prospektive, neurologisch kontrollierte multizentrische Beobachtungsstudie zur Sicherheit der Carotis-TEA in der Frühphase nach einem ischämischen Apoplex durch (CASIS: Carotid Surgery for Ischemic Stroke).

Indikationen zur frühen/dringlichen Carotis-TEA und technisches Vorgehen

Die Indikation zur früh-elektiven Carotis-TEA innerhalb weniger Tage sollte immer dann gestellt werden, wenn von einer klinisch und/oder morphologisch instabilen und damit apoplex-gefährdeten Carotisläsion ausgegangen wird und das 30-Tages-Apoplex-Risiko im natürlichen Verlauf > 5 % liegt. Prinzipiell sollte eine interdisziplinäre Indikationsstellung angestrebt werden. Bei Patienten mit initial schwerem Defizit sollte in jedem Fall eine deutliche neurologische Besserung (sog. *Plateauphase*) abgewartet werden. Klare Kontraindikationen stellen Patienten mit Bewußtseinsstörungen, hämorrhagischem Infarkt und/oder invalidisierendem Apoplex (Bettlägerigkeit, Rollstuhlpflichtigkeit) dar. Operationstechnisch ist zu beachten, daß häufig sehr weiche Plaquestrukturen vorliegen, die bereits bei der Präparation embolisieren können. Aus diesem Grund sollte die A. carotis communis frühzeitig geklemmt und erst danach die Carotisbifurkation freigelegt werden. Im eigenen Vorgehen wird bei Patienten in der Frühphase nach ischämischem Apoplex immer ein Shunt eingelegt, da die Ischämietoleranz des Peri-Infarktgewebes deutlich herabgesetzt ist und diese Patienten deshalb einem höheren Risiko eines hämodynamisch bedingten Defizits ausgesetzt sind.

Zusammenfassung

Die Carotis-TEA beim neurologisch instabilen Patienten stellt keinen Routine-Eingriff dar. Die Indikation muß individuell im interdisziplinären Konsens erfolgen. Eine notfallmäßig durchgeführte Carotisdesobliteration kann unter Beachtung strenger Selektionskriterien bei Patienten mit crescendo-TIA, progredientem Schlaganfall und komplettem Schlaganfall indiziert sein. Literaturdaten und eigene Erfahrungen zeigen, daß 50–60 % aller Patienten mit einem akut einsetzenden carotis-bedingten schweren neurologischen Defizit von der Notfall-TEA profitieren, 30 % der Patienten bleiben neurologisch unverändert, die perioperative Letalität beträgt 10–20 %. Patienten mit progredientem Apoplex und initial leichtem oder mäßigem Defizit und Patienten mit crescendo-TIAs haben ein deutlich besseres Ergebnis mit einer Besserung bzw. Rückbildung des initialen Defizits in > 80 % der Fälle und einer „major stroke/Letalitätsrate“ von < 20 %.

Patienten mit einem carotis-bedingtem nichtinvalidisierendem Apoplex sind einem Re-Apoplex-Risiko von > 5 % innerhalb der ersten Wochen ausgesetzt und sollten nach Erreichen einer neurologischen Plateauphase früh-elektiv operiert werden. Ein arbiträres Intervall von 4–6 Wochen ist vermutlich nicht mehr gerechtfertigt.

Literatur

1. Bamford J, Sandercock P, Dennis M, Burn J, Warlow C (1990) A prospective study of acute cerebrovascular disease in the community: the Oxfordshire Community Stroke Project: 1981–86. 2. Incidence, case fatality rates and overall outcome at one year of cerebral infarction, primary intracerebral and subarachnoid haemorrhage. J Neurol Neurosurg Psychiatry 53: 16–22
2. Blaisdell FM, Clauss RH, Gailbraith JG et al. (1969) Joint study of extracranial carotid artery occlusion. JAMA 209: 1889–1895
3. Carson SN, Demling RH, Esquivel CO (1981) Aspirin failure in symptomatic atherosclerotic carotid artery disease. Surgery 90: 1084–1092
4. Cuming R, Perkin GD, Greenhalgh RM (1992) Urgent carotid surgery. In: Greenhalgh RM, Hollier LH (eds) Emergency vascular surgery. WB Saunders, London, pp 145–156
5. Dennis MS, Burn JPS, Sandercock P, Bamford J, Wade DT, Warlow C (1993) Long-term survival after first-ever stroke: the Oxfordshire community stroke project. Stroke 24: 796–800
6. Donaldson MC, Drezner AD (1983) Surgery for acute carotid occlusion. Arch Surg 118: 1266–1268
7. Dosick SM, Whalen RC, Gale SS (1985) Carotid endarterectomy in the stroke patient: computerized axial tomography to determine timing. J Vasc Surg 2: 214–219
8. Eckstein HH, Schumacher H, Dörfler A, Forsting M, Jansen O, Ringleb P, Allenberg JR (1999) Carotid endarterectomy and intracranial thrombolysis: simultaneous and staged procedures in ischemic stroke. J Vasc Surg 29: 459–471
9. Eckstein HH, Schumacher H, Klemm K, Laubach H, Kraus T, Ringleb P, Dörfler A, Weigand M, Bardenheuer H, Allenberg JR (1999) Emergency carotid endarterectomy. J Cerebrovasc Dis 9: 270–281
10. Eckstein HH, Schumacher H, Laubach H, Ringleb P, Forsting M, Dörfler A, Bardenheuer H, Allenberg JR (1998) Early carotid endarterectomy after non-disabling ischaemic stroke: adequate therapeutical option in selected patients. Eur J Vasc Surg 15: 423–428
11. Gasecki AP, Ferguson GG, Eliasziw M, Clagett GP, Fox AJ, Hachinski V, Barnett HJ (1994) Early endarterectomy for severe carotid arter stenosis after a non-disabling stroke: Results from the North American symptomatic Carotid Endartectomy Trial. J Vasc Surg 20: 288–295
12. Gertler JP, Blankensteijn JD, Brewster DC (1994) Carotid endarterectomy for unstable and compelling neurologic conditions: do results justify an aggressive approach? J Vasc Surg 19: 32–42
13. Giordano JM, Trout III HH, Kozloff L, DePalma RG (1985) Timing of carotid endarterectomy after stroke. J Vasc Surg 2: 250–254
14. Goldstone J, Moore WS (1976) Emergency carotid artery surgery in neurologically unstable patients. Arch Surg 111: 1284–1291
15. Greenhalgh RM, Cuming R, Perkin GD, McCollum CN (1993) Urgent carotid surgery for high risk patients. Eur J Vasc Surg 7, Suppl A: 25–32
16. Hart RG, Easton JD (1986) Hemorrhagic infarcts. Stroke 17: 586–589
17. Hornig CR, Dorndorf W, Agnoli AL (1986) Hemorrhagic cerebral infarction. Stroke 17: 179–185
18. Mead G, O'Neill PA, McCollum CN (1997) Is there a role for carotid surgery in acute stroke? Eur J Vasc Endovasc Surg 13: 112–121
19. Mentzner RM, Finkelmeier BA, Crosby IK (1981) Emergency carotid endarterectomy for fluctuating neurological deficits. Surgery 89: 60–66
20. Meyer FB, Sundt TM J, Piepgras DG (1986) Emergency carotid endarterectomy for patients with acute carotid occlusion and profound neurological deficits. Ann Surg 203: 82–89
21. Millikan CH, McDowell FH (1981) Treatment of progressive stroke. Stroke 4: 397–409
22. Najafi H, Javid H, Dye WS (1971) Emergency carotid thrombendarterectomy. Arch Surg 103: 610–614
23. Piotrowski JJ, Bernhard VM, Rubin JR, McIntyre KE, Malone JM, Parrent FN, Hunter GC (1990) Timing of carotid endarterctomy after acute stroke. J Vasc Surg 11: 45–52
24. Pomposelli FB, Lamparello PJ, Riles TS (1988) Intracranial hemorrhage after carotid endarterectomy. J Vasc Surg 7: 248–255

25. Rob CG (1969) Operations for acute completed stroke due to thrombosis of the internal carotid artery. Surgery 65: 862–865
26. Rothrock JF, Lyden PD, Yee J (1988) „Crescendo“ transient ischemic attacks: clinical and angiographic correlations. Neurology 38: 198–201
27. Thompson JE, Austin DJ, Patman RD (1967) Endarterectomy of the totally occluded internal carotid artery for stroke. Results in 100 operations. Arch Surg 5: 791–801
28. Toni D, Fiorelli M, Gentile M, Bastianello S, Sacchetti ML, Argentino C, Pozzilli C, Fieschi C (1995) Progressing neurological deficit secondary to acute ischemic stroke. Arch Neurol 52: 670–675
29. Von Kummer R, Meyding LU, Forsting M (1994) Sensitivity and prognostic value of early CT in occlusion of the middle cerebral artery trunk. AJNR 15: 9–15
30. Walters BB, Ojemann RG, Heros RC (1987) Emergency carotid endarterectomy. J Neurosurg 66: 817–823
31. Whittemore AD, Ruby ST, Couch NP, Mannick JA (1984) Early carotid endarterectomy in patients with small, fixed neurological deficits. J Vasc Surg 2: 795–799
32. Wilson SE, Mayberg MR, Yatsu FM (1993) Crescendo transient ischemic attacks: a surgical imperative. Veteran Affairs Trialists. J Vasc Surg 17: 249–255
33. Wylie EJ, Hein MF, Adams JE (1964) Intracranial hemorrhage following surgical revascularization for treatment of acute strokes. J Neurosurg 21: 212–218

Für die Verfasser:
Priv.-Doz. Dr. Hans-Henning Eckstein
Gefäßchirurgische Klinik
Klinikum Ludwigsburg
Posilipostraße 4
71640 Ludwigsburg

Diskussion

Vorsitz: Balzer, Rühland

Rühland: Herr Eckstein, herzlichen Dank für dieses sehr informative Referat, das uns allen die Problematik wieder vor Augen geführt hat. Wir wissen ja, daß auch der Apoplex in der frühen Phase im Moment das Tummelfeld vieler verschiedener Disziplinen geworden ist, es sei hier nur an die Lyseversuche erinnert. Aus dem eigenen Bereich kann ich Ihnen von einer Kollegin berichten, die gerade lysiert worden ist und eine Massenblutung bekam. Im Anschluß wurde festgestellt, wenn man sie nicht lysiert hätte, wäre sie wahrscheinlich gestorben. Dies war das Fazit aus der Massenblutung nach Lyse. Aber ich will der Diskussion nicht vorgreifen. Bitte, wer hat Fragen an Herrn Eckstein?

Nolte: Auf der einen Seite ist bekannt, daß diese Patienten – und dies ist unsere tägliche Erfahrung – sowohl in der Narkoseausleitung als auch danach extrem hyperton reagieren. Auf der anderen Seite ist in der Schlaganfalltherapie die kontrollierte hypertone Kreislaufsituation ja eher erwünscht. Wo liegt in dieser Problematik für Sie die Schmerzgrenze? Bis auf welche Blutdruckwerte begrenzen Sie den Patienten postoperativ?

Eckstein: Dies sind zwei verschiedene Situationen. Natürlich kennen wir die Blutdruckprobleme auch bei symptomatischen TIA-Patienten. Um einen Wert zu nennen, würde ich sagen, die Grenze, die erreicht oder nicht überschritten werden sollte, liegt bei 180. Ich weiß, daß diese manchmal überschritten wird, auch werden ja nicht alle Komponenten erfaßt, wenn man auf den Monitor schaut. In der Narkoseausleitung stellt man mit Schrecken fest, daß 220 gerade mal kurz getestet werden, dann geht es wieder herunter, je nachdem mit welchem Anästhesisten man es zu tun hat. Ich glaube, man muß gerade auch für diese Patienten darauf drängen, daß wir in der Narkose von wirklich erfahrenen Kollegen unterstützt werden, die ebenfalls die ganze Problematik und deren Tragweite begreifen. Das ist essentiell. In der Frühphase bei einem Patienten, der zunächst konservativ behandelt wird, werden auch 180 auf jeden Fall toleriert, von den Neurologen sogar erwünscht.

Schwilden: Herr Eckstein, spielen bei der Entscheidungsfindung die Größe des Infarktes und seine Lokalisation keine Rolle?

Eckstein: Ich hätte Ihnen hier Bilder zeigen können, bei denen wahrscheinlich die meisten sagten, so etwas würde ich operieren. Wir selbst wurden vor einigen Jahren zunehmend mit solchen Befunden konfrontiert. Es handelt sich dabei nicht um Patienten, die wir sozusagen selbst akquirieren, sondern die uns von den Neurologen zugewiesen werden, und darunter sind Patienten, die zum Teil große Mediainfarkte haben. Es ist bekannt, daß auf der rechten Seite ein größerer Mediainfarkt eher toleriert wird als auf der linken. Ausschlaggebend für die Entscheidungsfindung sind insbesondere sowohl die Frage nach der Wiedererlangung einer gewissen neurologischen Selbständigkeit als auch die Frage, ob der Patient mit einem Reapoplex dann möglicherweise einen invalidisierenden Apoplex hat. Es steht also die Problematik eines invalidisierenden oder nichtinvalidisierenden Schlaganfalls im Vordergrund.

Rühland: Ich möchte kurz noch einmal eine andere Frage ansprechen. Wie sollen wir denn bei einem frischen Apoplex vorgehen? Was geben wir unseren Mitarbeitern an die Hand, wie lange wollen wir jetzt warten, bis wir eine Carotisdesobliteration durchführen? Das ist eine offene Frage. Bei uns sind das die allgemein akzeptierten vier Wochen. Ich weiß nicht, wie Sie vorgehen. Da möchte ich Herrn Horsch mal fragen, der sehr viele Carotispatienten operiert.

Horsch: Im Prinzip ist das von der Klinik abhängig. Wenn der Patient klinisch frei ist und keine Neurologie hat, wird er sofort operiert. Auch beim frischen Infarkt im CT.

Eckstein: Es ist ganz wichtig, daß man zwischen der Notfallmaßnahme und der Notfalltherapie, die in der Carotischirurgie in Einzelfällen sicherlich ihren Stellenwert hat, unterscheidet. Aber dann wirklich nur sehr früh im interdisziplinären Konzert und nach Ausschluß einer Blutung oder eines ganz frischen großen Mediainfarktes. Wenn sich ein solcher abzeichnet, dann würde ich die Finger davon lassen, denn dann ist der Infarkt etabliert; ich kann die Carotis dann desobliterieren, der Infarkt kommt trotzdem. Zudem habe ich in diesem Fall auch das Risiko einer Blutung. Dies ist die eine Gruppe: sofortiger Notfalleingriff bei Crescendo-TIA's. Aber die andere Gruppe, die ich versucht habe darzustellen, sind die Infarkte, die sich stabilisiert haben. Bei diesen handelt es sich nicht mehr um einen Notfalleingriff, sondern die gehören zu einer vielleicht als früh elektiven oder dringlich zu definierenden Phase. Da ist dann ein Zeitintervall von zumindest mehreren Tagen bis Wochen verstrichen. Das Vorgehen ist allerdings wirklich von der Klinik abhängig.

Rühland: Ich glaube, das war eine ganz gute Zusammenfassung und ich möchte mich noch einmal sehr herzlich bei Ihnen für den kompetenten Vortrag bedanken. Wir dürfen den Vorsitz an Hans-Martin Becker und Franz Josef Roth abgeben.

Chronisch arterielle Verschlußkrankheit

Die periphere arterielle Verschlußkrankheit (pAVK) aus angiologischer Sicht

P. Scheffler, J. Groß

III. Medizinische Klinik und Poliklinik (Kardiologie-Angiologie), Universitätskliniken des Saarlandes, Homburg/Saar

Einleitung

In einer Zeit knapper Ressourcen muß die bisher geübte konservative, medikamentöse Therapie kritisch hinterfragt werden. Vor allem im Vergleich zu operativen und interventionellen Maßnahmen gilt es, den Stellenwert der konservativen Therapie zu definieren und festzustellen, welchen Beitrag konservative Therapiemaßnahmen zur Lebensqualität des Patienten leisten und, ob es in den verschiedenen Stadien der pAVK eine Rangfolge der Therapiemaßnahmen gibt.

Prävention der pAVK

Abgesehen von der Einstellung der Risikofaktoren sind primär präventive medikamentöse Maßnahmen nicht bekannt. Die Raucherentwöhnung als zentraler Faktor der pAVK hat jedoch nur bescheidene Erfolge: ca. 70–90 % der Patienten werden rückfällig. In der Sekundärprävention bei bestehender pAVK fehlt bisher (im Gegensatz zur KHK und dem Schlaganfall) der Nachweis einer Effizienz von Thrombozytenaggregationshemmern. Die neuen Glucoprotein IIb/IIIa-Rezeptorantagonisten sind zwar in der Therapie kardialer Stents getestet worden, jedoch weist die Therapie eine hohe Blutungsinzidenz auf, so daß ein genereller Einsatz in der Sekundärprophylaxe sicher nicht möglich ist. Thromboxan A2-Antagonisten könnten jedoch einen vielversprechenden Präventionsansatz bei diabetischer Angiopathie darstellen, wo es besonders zu Aktivierungsvorgängen des Thromboxanstoffwechsels kommt. Eine zentrale Rolle bei der endothelialen Dysfunktion und der Progredienz der Arteriosklerose wird heute den Prostaglandinen zugesprochen. In Zukunft könnte die Entwicklung von besser verträglichen oralen Prostaglandinderivaten mit längerer Halbwertszeit eine Verbesserung in der Sekundärprophylaxe darstellen.

Medikamentöse Therapie

Die Behandlung der pAVK mit oraler wie parenteraler Gabe von Naftidrofuryl, Pentoxifyllin oder durch Hämodilution ist in den vergangenen Jahren weitgehend verlassen worden.

Dies hat zahlreiche Gründe: Erstens ist die Effizienz in kontrollierten und randomisierten Studien weder für die Claudicatio intermittens noch für die kritische Extremitätenischämie eindeutig nachgewiesen. Zweitens liegen Studien, welche die modernen Therapierichtlinien und Studienanforderungen erfüllen, nicht vor. Außerdem ist die Vergleichbarkeit der Studienergebnisse aufgrund verschiedener Prüfkriterien bei Studien vor 1990 nicht gegeben (z.B. verschiedene Laufbandtests bei der Claudicatio intermittens). Neuerdings wird insbesondere auch die klinische Relevanz der meist in vitro nachgewiesenen Wirkungsmechanismen der oben genannten Substanzen bestritten (3). Dies gilt insbesondere auch für die Hämodilution, welche nur eine Effizienz der Behandlung der Claudicatio intermittens mit Steigerung der Gehstrecke von 40–50 % nach 6wöchiger Infusionstherapie aufweisen kann (2). Andererseits treten erhebliche Nebenwirkungen wie z.B. Verschlechterung der Nierenfunktion oder chronischer Juckreiz auf und es entstehen zudem hohe Therapiekosten. Vergleicht man die Wirkung der medikamentösen Therapie der Claudicatio intermittens mit dem Gefäßtraining (s.u.), so läßt sich nur der Schluß ziehen, daß hier über viele Jahre das Gefäßtraining zugunsten der für alle Seiten wesentlich lukrativeren medikamentösen Therapie vernachlässigt wurde.

Gefäßtraining bei Claudicatio intermittens

Das Gefäßtraining ist vor allem bei Oberschenkel- und Unterschenkelverschlüssen indiziert; diskutiert werden sollte es auch nach gezielter Profundaerweiterungsplastik. Es ist inzwischen in physiologischen Untersuchungen nachgewiesen, daß Training den Wirkungsgrad des Skelettmuskels und die Sauerstoffutilisation auch bei pAVK begünstigt und zwar über verschiedene Ansatzmechanismen (Tabelle 1). Dies verlangt jedoch Engagement

Tabelle 1. Ziele des Gefäßtrainings bei Claudicatio intermittens

- Ausbildung/Erweiterung von Kollateralarterien
- Ökonomisierung der Gehtechnik
- Verbesserung des Trainingszustandes des Muskels:
  - Aerobe Kapazität wird erhöht
  - Steigerung der Enzymaktivitäten
  - Zunahme von Zahl/Größe der Mitochondrien

Folge: verbesserter Wirkungsgrad des Muskels

Tabelle 2. Einordnung der Patienten in verschiedene Trainings-Leistungsgruppen

• Übungsgruppe:	– Belastbarkeit < 1 Watt pro kg KG – Gestörte Gelenk- und motorische Funktion
• Standardisiertes Training:	– > 1 Watt pro kg KG – Intakter Bewegungsapparat
• Intensiviertes Training:	– > 1 Watt pro kg KG – Isolierter Oberschenkel – peripherer Verschluß – Leistungsmotivation – Bein/Arm-Quotient > 0,7

KG = Körpergewicht

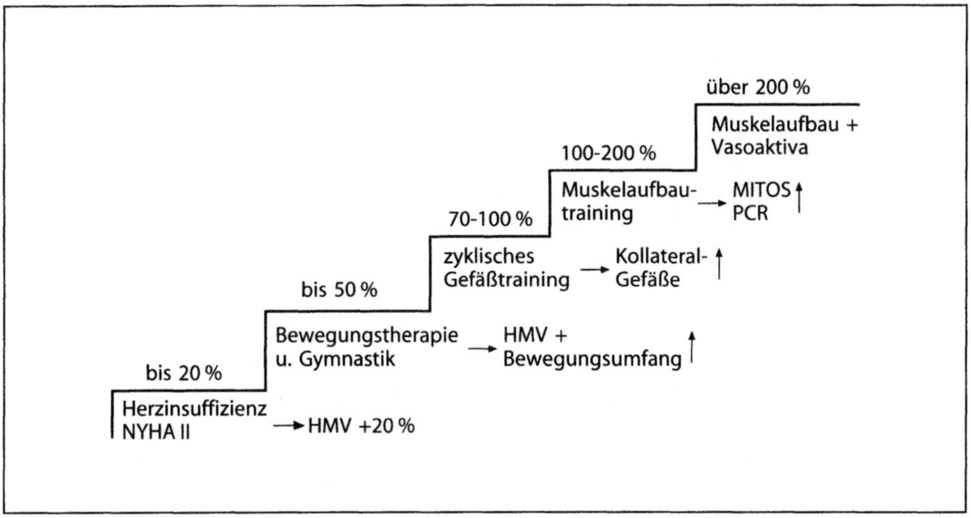

Abb. 1. Zu erwartende Leistungsverbesserungen in Abhängigkeit vom Leistungsniveau des Patienten. Ergebnisse klinischer Studien.

vom Arzt, dem Physiotherapeuten (Arbeit in Gefäßsportgruppen) und vor allem Mitarbeit des Patienten. Es sollte insbesondere der Vorteil der Gruppendynamik ausgenutzt werden, am besten durch Behandlung in einem Rehabilitationszentrum. Dort sollten unter Berücksichtigung der Prinzipien der Trainingslehre die Patienten primär verschiedenen Leistungsgruppen zugeordnet werden (Tabelle 2). Dies verstärkt die Motivation des Patienten und seinen Willen zur Mitarbeit. Geradezu kontraproduktiv ist dabei die in den Richtlinien zur Erwerbsunfähigkeit festgelegte Gehstrecke von unter 500 m: Hat der Patient erst einmal Kenntnis davon, oder ist sein Reha-Arzt unmotiviert, darf man keine Verbesserung des Zustandbildes mehr erwarten!

Die verschiedenen Therapieformen, welche bisher in vorhandenen multizentrischen Studien angewendet wurden, und der gezielte Gehstreckenzuwachs sind in Abb. 1 aufgelistet. In einer neueren Untersuchung wurde zudem nachgewiesen, daß Übungstherapie auch

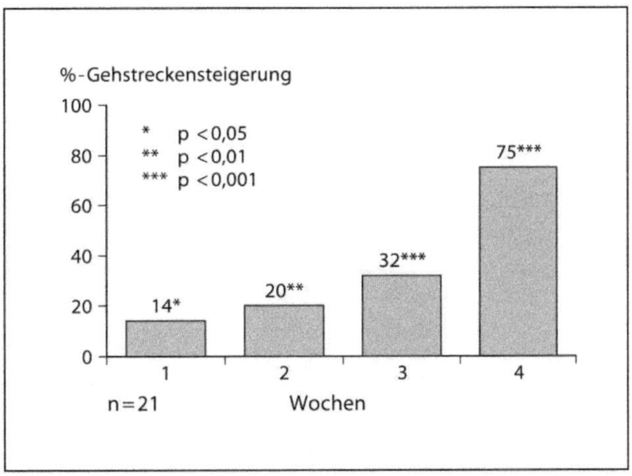

Abb. 2. Verbesserung der Gehstrecke mittels zyklischem Gefäßtraining in 4 Gefäßzentren (nach 1)

Tabelle 3. Intensiviertes Gefäßtraining (nach 5)

Trainingsprogramm	07:00 – 08:00	Gefäßtraining (Ratschow u. Schoop), Ballspiele, Dehnungsübungen
	09:00 – 11:00	Während Infusion: Pedalergometrie nach Weidinger (mind. 5 Zyklen)
	11.00 – 11:30	Laufbandergometrie (5 Zyklen)
	11:30 – 12:00	Gehübungen im Freien (Taktfrequenz: 90–130/min)
	14:00 – 16:00	Während Infusion: Pedalergometrie nach Weidinger
	16:00 – 16:30	Laufbandergometrie (5 Zyklen)
	Optional	Fahrradergometrie (nur Oberschenkeltyp) (50 Watt über 10 min)

bei Herzinsuffizienz bis NYHA-Stadium II nützlich ist und nicht, wie bisher angenommen, kontraindiziert. Es führt im bescheidenen Rahmen auch zur Verbesserung der kardiopulmonalen Leistung, natürlich unter engmaschiger ärztlicher Überwachung der Übungsmaßnahmen. Daß ein differenziertes zyklisches Training aus Bewegungselementen, Laufbandtraining, Fahrradergometrie sowie Spielelementen auch multizentrisch durchführbar ist, zeigte Cachovan 1994 in einer Untersuchung in 4 deutschen Gefäßzentren (1). Die schmerzfreie Gehstrecke stieg im Mittel um 70 % nach nur 4wöchigem Training bei vorher bestehender pAVK IIb, so daß bei den meisten Patienten ein stabiles Stadium IIa erreicht wurde mit befriedigender Gehstrecke im Alltag (Abb. 2).

Bereits 1993 konnte unsere Arbeitsgruppe in einer randomisierten, doppelblinden Untersuchung nachweisen, daß auch intensive Formen von Gefäßtraining bei pAVK IIb möglich sind (Tabelle 3) und dort Leistungszuwächse bis 150 % in 4 Wochen möglich sind (5). Interessanterweise ließ sich dabei durch die gleichzeitige Gabe von Pentoxifyllin-Infusionen der Trainingseffekt nicht steigern gegenüber Plazebo, jedoch durch die gleichzeitige Gabe von Prostaglandin-E1 verdoppeln auf Werte bis 400 % (Abb. 3). Die Ursache dieses additiven Effektes der Medikation zur Gefäßtherapie ist unbekannt. Für die Zukunft ist sicherlich die Erforschung von Substanzen, welche die Muskelleistung verbessern, neben dem Gefäßtraining eine wichtige Aufgabe in der Behandlung der Claudicatio intermittens.

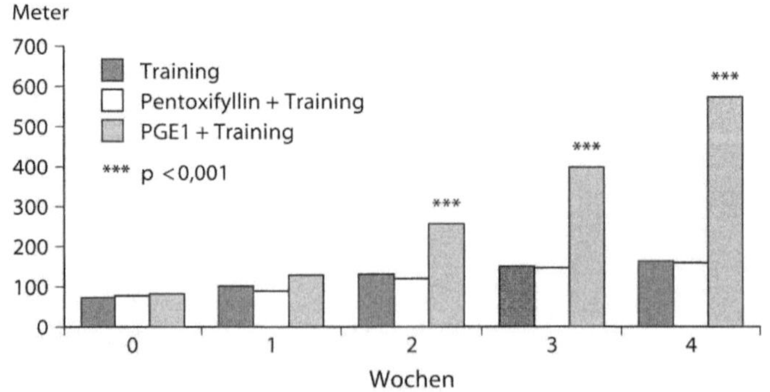

Abb. 3. Intensiviertes Gefäßtraining und Infusionstherapie: Vergleich Training + Placeboinfusion versus Training + Pentoxyphyllin und versus Training + PGE1 (5)

Medikamentöse Therapie bei kritischer Extremitätenischämie

Im Gegensatz zur Claudicatio intermittens besteht bei der kritischen Extremitätenischämie eine Notfallsituation: es droht der Extremitätenverlust. Daher haben hier revaskularisierende Maßnahmen absoluten Vorrang vor einer medikamentösen Therapie. Dennoch sind bei ca. 1/3 der Patienten mit kritischer Ischämie revaskularisierende Maßnahmen nicht möglich oder nur von teilweisem Erfolg. Hier sollte eine medikamentöse Basistherapie oder additive Therapie mit Prostaglandinen oder Prostacyclinen erfolgen. Wirksam ist eine alleinige medikamentöse Therapie jedoch nur bei stabilen kleinen Nekrosen und relativ kleinen Ulcerationen und keinesfalls als ultima ratio kurz vor der Amputation der Extremität. Daß man bei diesem Patientenkollektiv tatsächlich gute Erfolge, auch bei wiederholter medikamentöser Therapie erzielen kann, zeigte eine retrospektive Erhebung zur Wirksamkeit wiederholter Prostavasin-Infusionen bei kritischer Extremitätenischämie, welche von uns an 277 Patienten in 10 bekannten deutschen Gefäßzentren (u. a. 4 gefäßchirurgische Zentren) durchgeführt wurde (4). Im Behandlungszeitraum seit 1990 wurden die Patienten bis zu 4 Behandlungszyklen unterzogen, mit entweder 60 mg PGE1 ambulant oder 2x40 mg PGE1 stationär über einen Zeitraum von 3–6 Wochen. Unter wiederholten Therapiezyklen bei Patienten mit kritischer Ischämie wurde jeweils eine Rückführung in Stadium II in 38 % erzielt, welche im Schnitt 9–12 Monate anhielt. Danach wurde eine erneute Therapie notwendig, welche dann wiederum in 28,3 % bei dem Patienten ansprach und sie in Stadium II zurückführte mit Abheilung der Nekrosen und Ulcerationen (Abb. 4).

Dem entsprach im Beobachtungszeitraum von 3–5 Jahren eine geringe Amputationsrate von 15 % major und minor Amputationen bei Nichtdiabetikern, wohingegen bei Patienten mit Diabetes diese doppelt so hoch lag (31 %, Abb. 5). Entscheidend für das Auskommen der Patienten war auch der Knöchelarteriendruck bei Eintritt in die Studie. Bei Nichtdiabetikern war die Prognose bei Knöcheldrucken unter 50 mmHg deutlich schlechter als

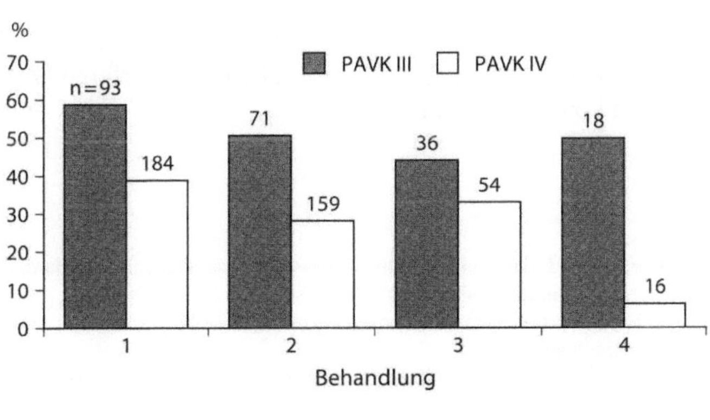

Abb. 4. Kritische Extremitätenischämie: Rückführung ins Stadium II der pAVK nach Behandlung mit PGE1

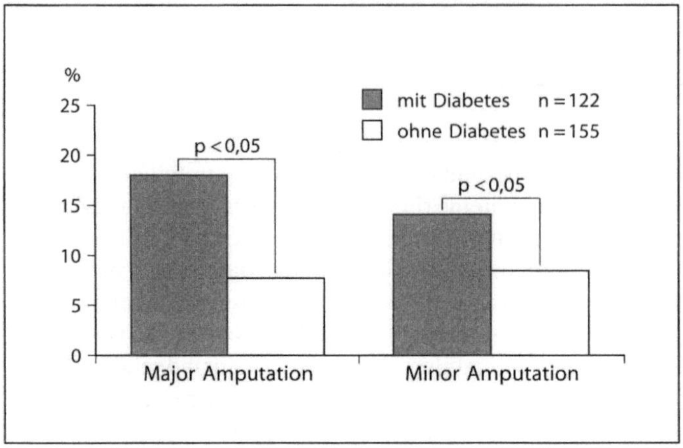

Abb. 5. Amputationsraten bei Diabetikern und Nicht-Diabetikern nach wiederholter PGE1-Therapie

bei Drucken zwischen 50 und 70 mmHg. Dennoch kann man angesichts der zunehmenden Erfolge bei der Behandlung kardialer Begleiterkrankungen und der Zunahme der Lebenserwartung auch mit einer Zunahme der Patienten mit kritischer Ischämie rechnen: Wir benötigen daher für die Zukunft dringend bessere medikamentöse und revaskularisierende Maßnahmen, um die zu erwartende Amputationswelle zu verhindern. Ob die jetzt aktuell diskutierten Wachstumsfaktoren zur Gefäßneubildung beitragen und die Extremität erhalten können, bleibt abzuwarten.

Zusammenfassung

Die konservative Therapie der pAVK benötigt dringend eine Neuorientierung: Sie muß sich mehr an den persönlichen Bedürfnissen des Patienten orientieren und zu einer meßbaren Verbesserung der Lebensqualität führen, unter Berücksichtigung der Kostennutzenrelation und des Gesamtzustandes des Patienten. Den Gesamtzustand des Patienten kann nur der fundiert internistisch ausgebildete Angiologe beurteilen: Man muß daher in erster Linie verlangen, daß sich der internistische Angiologe endlich zu schärferen Qualitätsstandards bekennt und diese auch konsequent einhält.

Literatur

1. Cachovan M, Scheffler P, Gruß J, Diehm C, Rogatti W (1994) Wirksamkeit eines standardisierten Bewegungstrainings bei Claudicatio intermittens. Wien Klin Wochenschr 106 (16): 517–520
2. Kiesewetter H (1992) Hemodilution and vascular exercise in PAOD II. 16th world congress of the international union of angiology, Abstractband: 40
3. Scheffler A, Driessen G (1998) Experimentelle Wirkungen vasoaktiver Substanzen aus pathophysiologischer Sicht. VASA (Suppl. 53): 43–60
4. Scheffler P, Altmann E, Camci M, Creutzig A, Diehm C, Gruß J, Heidrich H, Horsch S, Lill G, Nüllen H, Rogatti W, Rudofsky G, Waldhausen P, Weiß T (1999) Multizentrische Erhebung zur Wirksamkeit und Verträglichkeit wiederholter Prostavasin-Behandlungen bei Patienten mit AVK Stadium III/IV. VASA (Suppl. 54): 30–36

5. Scheffler P, de la Hamette D, Groß J, Müller H, Schieffer H (1994) Intensive vascular training in stage IIb of peripheral arterial occlusive disease: the additive effects of i.v. prostaglandin E_1 (PGE_1) or i.v. pentoxifylline during training. Circulation 90 (2): 818–822

Für die Verfasser:
Prof. Dr. med. P. Scheffler
Medizinische Klinik und Poliklinik
Kardiologie-Angiologie
Universitätskliniken des Saarlandes
66421 Homburg/Saar

Diskussion

Vorsitz: Becker, Roth

Becker: Vielen Dank, Herr Scheffler, für diese wunderschöne Zusammenfassung. Darf ich mit einer Frage beginnen: Sind Sie Mitglied in einem Verein für Gefäßsport oder der Gesellschaft für Gefäßsport?

Scheffler: Ja, selbstverständlich.

Becker: Ich glaube, das kam auch heraus.

Scheffler: Ja, nun. Ich betreibe das aber nicht als Vereinsmeier, sondern ich bin als Nebenbeschäftigung auch in einem Rehabilitationszentrum tätig, wo wir dies eben so aufgezogen haben und die Rehabilitation der Gefäßkranken auf spezielle Dinge eingerichtet haben, auf das Gefäßtraining.

Becker: Darf ich vielleicht noch was anhängen. Das sind ganz verschiedene Gruppen, und das was der Chirurg vor allen Dingen unterscheidet, ist die Lokalisation. Die Kollateralisierfähigkeit des Oberschenkelarterienverschlusses ist bekannt. Das sind auch Gruppen, die bei Ihnen die besten Resultate erreichen. Die Poplitea und die Beckenarterie sind kaum kollateralisierfähig durch ein Training. Würden Sie dem zustimmen?

Scheffler: Dem stimme ich komplett zu. Ich würde sagen, je jünger der Patient, desto eher kann er auch im Bereich der Kniekehle oder im Bereich des Beckens Kollateralen entwickeln. Meine Beobachtung gründet sich darauf, daß ich mir in den letzten zehn Jahren Befunde jüngerer Patienten angeschaut habe und überrascht war, daß es in meinem Kollektiv eine Reihe junger Patienten gibt, z.B. Fußballspieler, die einen Beckenverschluß haben. Patienten, die einen beidseitigen Popliteaverschluß haben und rumlaufen. Zum Beispiel eine Läuferin, 40 Jahre alt, die beidseitig einen Superficialis-Verschluß hat. Und wenn man sich das vor Augen führt, muß man sich natürlich auch fragen, gibt es da nicht konservative Möglichkeiten, soweit der Patient es wünscht und mitarbeitet.

Loeprecht: Herr Scheffler, das ist wirklich sehr schön, wie Sie das dargestellt haben. Gibt es aber dann bei diesen Trainingsgruppen wirklich jemanden, der garantiert, daß sie das jeden Tag zweimal machen? Denn bislang ist das ja nur zwei- oder dreimal pro Woche akzeptiert. Und das steht ja weit hinter dem, was Sie als notwendig erachten, um eine effektive Leistungssteigerung zu erreichen.

Scheffler: Also, dreimal die Woche ist nur, um die Erhaltungstherapie durchzuführen. Wir haben es bisher geschafft, zusammen mit der AOK und den verschiedenen Rententrägern, diese Patienten in Reha-Zentren zu behandeln, und das wird auch inzwischen von den Rententrägern anerkannt. Es ist allerdings so, daß inzwischen keine vier Wochen mehr genehmigt werden, sondern nur noch drei Wochen.

Gruß: Darf ich Dich um eine zusätzliche Erklärung der Capri-Studie bitten. Du hast beim Vergleich Clopidocrel/ASS jeweils für das Clopidocrel eine Zahl „risk reduction" in 23,8 % und für das ASS 8,9 bis 36,2. Wieso gibt es diese Diskrepanz zwischen den beiden Angaben?

Scheffler: Diese „relative risk reduction" gibt ja eine Spannbreite an über das gesamte Kollektiv, das ist also die Standardabweichung des mittleren Risikos, die angegeben wird.

Gruß: Warum ist das einmal mit einer Prozentzahl angegeben, an der man sich ja schwer orientieren kann, und dann beim ASS als von – bis. Du hast in Deiner ganzen Zeile immer ...

Scheffler: Das ist auch Prozent ...

Gruß: Ja, aber, warum von – bis, von 8 – 23 und bei dem anderen steht immer eine Zahl?

Scheffler: Das ist nicht die Original-Tabelle. Ich habe das deshalb eingefügt, um zu zeigen, daß beim ASS eine hohe Streuung da ist, bei dem pAVK-Patienten, die durchaus die Möglichkeit offen läßt, daß hier auch ein besseres Ergebnis bei Wiederholung der Studie auftreten könnte und der Unterschied dann gar nicht mehr vorhanden ist.

Brandl: Sie haben sehr überzeugende Zahlen vorgelegt für den synergistischen Effekt vom PGE_1 und Gehtraining. Welche Argumente sprechen aus Ihrer Sicht gegen eine Zulassung des Präparates für diese Indikation?

Scheffler: Ja, das Argument ist, daß bisher keine validen Studien im Stadium II vorgelegt wurden und daß es zur Zeit auf Grund der Kosten-Nutzen-Analyse, die ja auch vom BGA und der Nachfolgeorganisation durchgeführt werden, einfacher ist, einen Patienten mit einem Präparat wie Dusodril zu behandeln oder zu versorgen als mit dem teuren Prostaglandin.

N.N.: Zusatzfrage: Halten Sie Ihre Studie nicht für valide?

Scheffler: Nein, sie ist an einem sehr kleinen Kollektiv durchgeführt. Wir haben aber, das muß man ehrlich sagen, eine zweite Studie durchgeführt, die noch nicht publiziert ist. Dabei haben wir in 14 Gefäßzentren an über 300 Patienten mit dem Gehtraining standardisiert – Herr Horsch, Herr Gruß wissen alles – 200 % Zuwachs mit dem Gehtraining erzielt und konnten damit, bei zusätzlicher PGI-Gabe, diesen Effekt nicht mehr erhöhen. Und diese Studie hat natürlich nicht gut in den Rahmen gepaßt, wobei allerdings hier eine andere Gabe von Prostavasin gegeben wurde, es wurde lange vor dem Training gegeben. Während wir es ja gleichzeitig gegeben haben. Das ist anscheinend das Wichtige.

Wölfle: Herr Scheffler, kann Gehen für den Klaudikanten theoretisch auch negative Auswirkungen haben? Manche behaupten, daß diese chronisch repetitive Reperfusionsproblematik für die Ekzess-Mortalität dieser Patientengruppe verantwortlich sei.

Scheffler: Das kann ich nicht bestätigen. Gehen kann vom Technischen her für den Patienten problematisch sein, nämlich, daß Muskeluntergänge da sind, wenn man das überstrapaziert und in den Schmerz hineinlaufen läßt. Also ist hier wirklich die Kontrolle durch den Arzt, durch den Sporttherapeuten, der ausgebildet ist, dringend erforderlich. Das ist richtig. Aber vom Physiologischen haben wir inzwischen nachgewiesen, daß tatsächlich nach vierwöchigem Gehtraining das Phosphorcreatinin, das ja wichtig ist für den Mechanismus des Muskels, sich deutlich verschiebt und wieder deutlich schneller zur Verfügung steht. So ähnlich wie beim Gesunden. Aber das ist ein anderer Vortrag.

Schwilden: Herr Scheffler, der Effekt des Gehtrainings ist ja unbestritten. Ich habe Probleme mit der Compliance. Wenn ich an diese ganzen ausländischen Patienten denke, wo schon die Anamneseerhebung schwierig ist. Wie kriegen Sie diese Patienten zu einem Gehtraining? Geht das nur über Gefäßsportgruppen oder individuell? Wie funktioniert das?

Scheffler: Es geht nur über die Gruppendynamik. Nehmen Sie eine hübsche Assistentin, nehmen Sie zehn Gefäßkranke und Sie werden die über das Feld jagen. Nehmen Sie einen griesgrämigen Gefäßtherapeuten, nehmen Sie ein Reha-Zentrum, wo die Patienten nur auf die Rente warten und die flüstern sich das auf dem Flur zu, und Sie werden gar nichts erreichen. Das sind unsere Erfahrungen.

Becker: Herr Scheffler, vielen Dank, das war sehr interessant. Wir kommen jetzt zu den revaskularisierenden Maßnahmen und die Chirurgen lassen natürlich dem interventionellen Radiologen den Vortritt.

Aktuelle und zukunftsweisende Aspekte der interventionellen Therapie der pAVK

F.-J. Roth, S. P. Roth

Radiologische Abteilung, Aggertalklinik, Engelskirchen

Mit dem Katheter wird der akute und der chronische periphere Arterienverschluß behandelt. Um zukunftsweisende Aspekte der interventionellen Therapie bei der peripheren Durchblutungsstörung aufzuzeigen, sollte zunächst eine Bestandsaufnahme vorgenommen werden.

Der akute Arterienverschluß

Die Domäne der Katheterbehandlung des akuten Verschlusses ist das infrainguinale Arteriensegment, d.h. die A. femoralis superficialis, die A. poplitea und die Unterschenkelarterien. Der akute Beckenarterienverschluß ist vergleichsweise eine seltene Indikation (20).

Ursachen des akuten Arterienverschlusses sind die akute Thrombose auf dem Boden einer Stenose oder eines Aneurysmas oder aber die Thrombembolie aus Aorta, Beckenarterie bzw. Herz. Das akut zuthrombosierte Aneurysma ist am häufigsten in der A. poplitea lokalisiert.

Der akute Verschluß eines femoropoplitealen oder femorokruralen Bypasses auf dem Boden einer Anastomosenstenose ist in die Behandlungsstrategie mit aufzunehmen (29). Der Bypass sollte jedoch mindestens 6 Monate funktioniert haben. Es ist allgemein anerkannt, daß ein operationstechnisches Problem der Bypasschirurgie so gut wie nie mit dem Katheter saniert werden kann.

Technische Durchführung

Die Katheterlyse – lokoregionale Lyse, lokale Fibrinolyse – wird entweder chemisch mit einem Fibrinolytikum oder mechanisch durchgeführt.

Bei der chemischen Fibrinolyse wird Urokinase oder Gewebsplasminogenaktivator (rt-PA) eingesetzt. Um dem bei der Fibrinolyse wichtigsten endogenen Mechanismus Rechnung zu tragen, wird der Lysekatheter in das Verschlußmaterial bei endovasalem Zugang plaziert und das Fibrinolytikum über einen Perfusor maschinell appliziert (Abb. 1). Das Verschlußmaterial wird vom Fibrinolytikum durchtränkt und so das im Thrombus befindliche Plasminogen zu Plasmin aktiviert. Wichtig ist, daß während der lokalen Lyse eines langen Verschlusses gleichzeitig am Verschlußanfang und -ende lysiert wird, um den Ausstrom zu eröffnen (Zwei-Katheter-Methode) (20). Mißlingt dies, bleibt die Behandlung meist erfolglos.

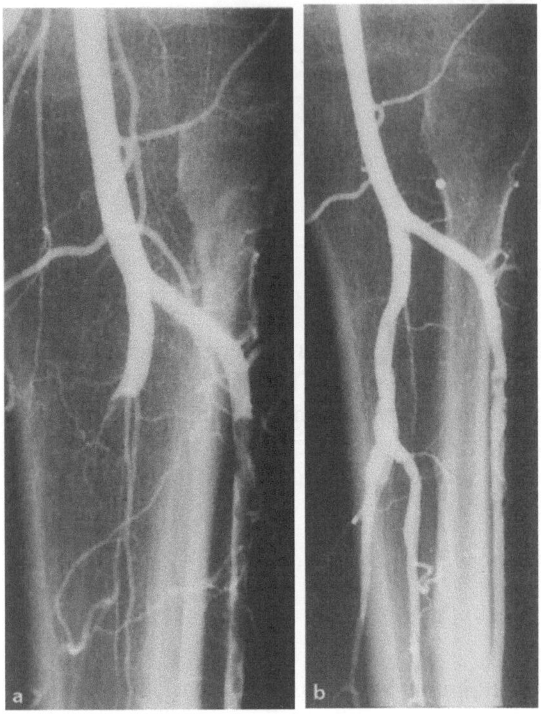

Abb. 1. a, b. Femoralarteriographie. **a** thrombembolischer Verschluß Truncus tibio-fibularis, A. tib. anterior, **b** nach Aspirationsembolektomie und Lyse freie Unterschenkelstrombahn.

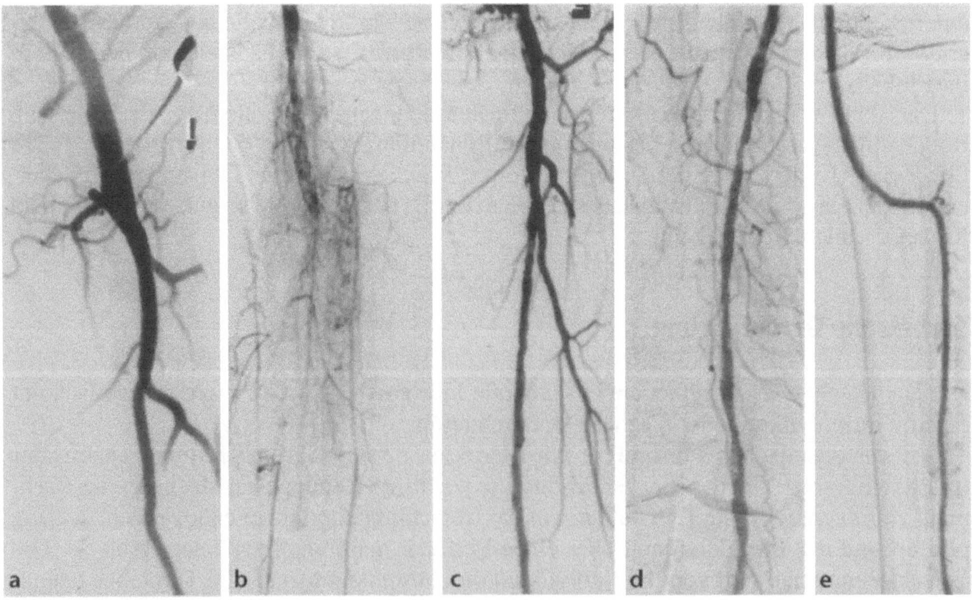

Abb. 2 a–e. Femoralarteriographie. **a** Abgangsverschluß A. femoralis superficialis, langstreckig, **b** Wiederauffüllung A. poplitea P2-Segment, nachgeschaltet Verschluß P3-Segment und Verschluß aller drei Unterschenkelarterien, **c** rekanalisierte A. femoralis superficialis, **d** rekanalisierte A. poplitea, **e** Anschluß an A. tib. anterior bei verbliebenem Verschluß Truncus tibio-fibularis, A. fibularis, A. tib. posterior

Bei der sogenannten „hydromechanischen“ Lyse wird ein Hochgeschwindigkeitskatheter oder ein Katheter, bei dem ein Wasserstrahl in hohe, kinetische Energie umgewandelt wird (SET-Katheter) benutzt, dadurch wird das Verschlußmaterial mechanisch verkleinert. Gleichzeitig wird das verkleinerte Verschlußmaterial mit dem Katheter abgesaugt (Abb. 2). Vorteil der mechanischen Lyse ist die verkürzte Behandlungszeit und der vollständige Verzicht auf das Fibrinolytikum oder dessen Dosisreduktion, so daß das Blutungsrisiko für den Patienten gemindert wird (15, 16). Die sogenannte „mechanische“ Fibrinolyse bietet sich vor allen Dingen beim embolischen Verschluß an.

Ergebnisse

In der Literatur schwanken die Angaben der primären Erfolgsrate zwischen 93 und 60 % (2, 7, 10).

Aufgrund von eigener Erfahrung konnte ein Primärerfolg von 87 % erreicht werden (21). Darunter wird ein Behandlungskonzept verstanden, bestehend aus lokaler Lyse, Aspirationsembolektomie und Angioplastie. Selten kommt eine Stentimplantation oder auch eine Atherektomie als notwendige Maßnahme hinzu. Unser technisches Vorgehen wird grundsätzlich der aktuellen Gefäßsituation angepaßt.

Bei der Auswertung von 189 Katheterbehandlungen hatten wir als Komplikationen in 7 % ein großes Hämatom, in 17 % eine periphere Embolie, bei 1 % mußte eine Operation durchgeführt werden (21).

Bei den Langzeitergebnissen besteht ein deutlicher Unterschied zwischen embolischem und thrombotischem Verschluß. So teilen Hess et al. (1986) mit, daß die Fünf-Jahres-Offenheitsrate für thrombotische Verschlüsse bei 58,5 % und für embolische bei 89,5 % liegt (4).

Chronischer Verschluß

Die Primär- und Langzeitergebnisse der Angioplastie hängen von der Lokalisation des Verschlußsegmentes ab. Daher werden im folgenden die einzelnen Gefäßetagen isoliert betrachtet.

Aorta

Die isolierte infrarenale Aortenstenose führt zur Claudicatio beider Beine und ist ein seltenes Krankheitsbild. Entsprechend liegen nur geringe Erfahrungen über die Katheterbehandlung dieses Leidens vor. Der Eingriff kann technisch mit einem Katheter oder mit zwei Kathetern vorgenommen werden. Liegt die Stenose bifurkationsnah oder werden beide Abgänge der A. iliaca communis in den Prozeß hineingenommen, kommt die sogenannte „Kissing-Balloon-Methode“ zum Einsatz. Läßt sich die Aortenstenose nicht ausreichend aufdehnen, ist die Stentimplantation angezeigt.

Beckenarterien

Im iliakalen Segment werden überwiegend Stenosen oder auch kurzstreckige Verschlüsse angioplastiert. Die Verschlüsse bedürfen einer primären Stentimplantation, da die konventionelle Angioplastie eine sehr geringe Erfolgsrate, um die 30 %, aufweist.

Ein wichtiges, kombiniertes Behandlungsverfahren – Operation/Angioplastie – stellt die Stenose der Beckenachse bei Verschluß der kontralateralen Seite dar. Es kann anschließend ein cross-over-Bypass angelegt werden, um so den kleinstmöglichen Eingriff beim Risikopatienten durchzuführen.

Ist ein femoropoplitealer oder femorokruraler Bypass bei vorgeschalteter Iliaca-Stenose geplant, ist es sinnvoll, zunächst die Beckenetage zu angioplastieren, das Ergebnis klinisch zu überprüfen und dann erst, wenn noch notwendig, einen peripheren Bypass anzuschließen.

A. femoropoplitea

Die A. femoralis superficialis und die A. poplitea werden der Einfachheit wegen als A. femoropoplitea zusammengefaßt. Die wesentlichste Indikation zur Angioplastie ist die amputationsgefährdete Extremität. Am häufigsten wird der Eingriff jedoch im Zweierstadium zur Verbesserung der Lebensqualität durchgeführt. Dies ist nur gerechtfertigt, weil die Angioplastie im Vergleich zur Bypasschirurgie eine geringere Patientenbelastung und ein niedrigeres Komplikationsrisiko aufweist (17). Da die Primärergebnisse mit der Verschlußlänge abnehmen, sollten im Stadium II bevorzugt Stenosen und kurzstreckige Verschlüsse mit dem Katheter angegangen werden.

Bei der Auswertung von 408 Angioplastien fanden wir (Tabelle 1), daß im distalen Drittel der A. femoropoplitea, d.h. im Adduktorenkanal gelegene Verschlüsse, die geringste Aussicht auf primäre Eröffnung haben. Dies ist unabhängig von der Verschlußlänge (22). Bei der kritischen Ischämie können auch zum Extremitätenerhalt längerstreckige Verschlüsse erfolgreich behandelt werden.

Tabelle 1. Korrelation der Primärergebnisse von 408 Angioplastien im femoropoplitealen Abschnitt zwischen Verschlußlokalisation und -länge (22).

Lokalisation	n 1–4 cm	+ (%)	n 5–8 cm	+ (%)	n 9–12 cm	+ (%)	n 13–16 cm	+ (%)	n > 16 cm	+ (%)	n cm	+ (%)
prox. Drittel	11	90,9	28	64,3	24	50	11	45,5	4	50	78	60,3
mittl. Drittel	83	86,7	79	81	45	80	19	63	36	52,8	262	77,5
dist. Drittel	27	77,8	25	56	10	40	3	33	3	0	68	58,8
Total	121	85,1	132	72,7	79	65,8	33	54,5	43	48,8	408	71,1

n Anzahl der Behandlungen und Verschlußlänge in cm
+ erfolgreich in %

Unterschenkelarterien

Die Angioplastie der Unterschenkelarterien weist durchaus zufriedenstellende Früh- und Spätergebnisse auf (1, 24). Bei Verschluß aller drei Unterschenkelarterien genügt es nach unserer Erfahrung, eine der Unterschenkelarterien anzuschließen, um das Bein aus der kritischen Ischämie zu nehmen (Abb. 3). Die primäre Erfolgsrate bei der Eröffnung der Unterschenkelarterien ist von der Obliterationslänge und der Lokalisation des Strombahnhindernisses abhängig (Tabelle 2). So weisen der Truncus tibio-fibularis und die A. fibula-

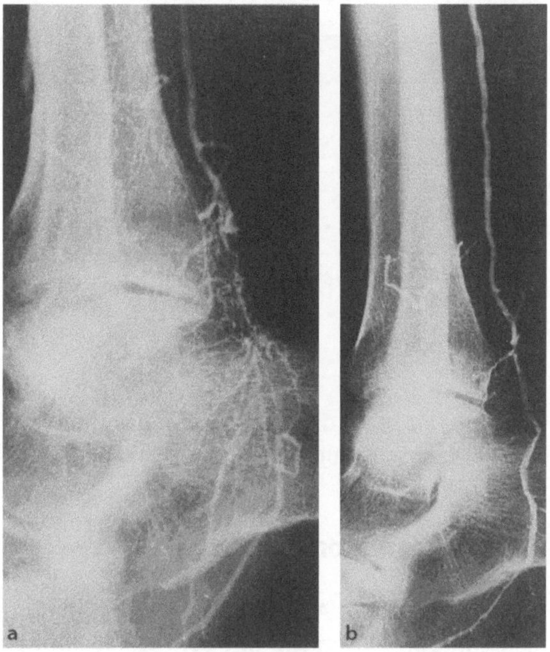

Abb. 3 a, b. Femoralarteriographie. **a** Verschluß aller drei Unterschenkelarterien, **b** nach Angioplastie Eröffnung A. tib. posterior mit Anschluß an A. plantaris pedis

ris die besten Anfangsergebnisse auf. Da die A. fibularis die wichtigste Arterie für die Fußversorgung darstellt, sollte grundsätzlich versucht werden, bei Verschluß aller drei Arterien, die A. fibularis bevorzugt zu rekanalisieren. Es zeigt sich, daß der technische Erfolg beim kurzen Strombahnhindernis am besten ist (Tabelle 2).

Da es sich bei den Unterschenkelarterien um funktionelle Endarterien handelt, sollten sie bevorzugt im Stadium III/IV mit dem Katheter behandelt werden. Die isolierte Behandlung der Unterschenkelarterien ist eher selten, meist muß zunächst das vorgeschaltete, femoropopliteale Segment eröffnet werden. Ist im Stadium II nach erfolgreicher Rekanalisation des femoropoplitealen Segmentes nur eine Unterschenkelarterie offen und diese weist eine Stenose auf, sollte zunächst von der Dilatation der Stenose Abstand genommen werden, da bei katheterbedingtem Verschluß der Unterschenkelarterien eine kritische Ischämie resultiert, die operativ nur mit einem femorokruralen oder pedalen Bypass zu beheben ist. Ist eine zweite Arterie offen und wird katheterbedingt eine stenosierte Arterie

Tabelle 2. Primärergebnisse von 298 Angioplastien der Unterschenkelarterien (17).

	Stenosen		Verschlüsse	
	n	+	n	+
Truncus tibio-fibularis	53	50 (94 %)	51	47 (92 %)
A. fibularis	41	39 (95 %)	50	39 (78 %)
A. tib. anterior	24	20 (83 %)	38	27 (71 %)
A. tib. posterior	6	5 (83 %)	35	24 (68 %)
Total	124	114 (92 %)	174	134 (77 %)

n Anzahl der Behandlungen
\+ erfolgreich

Tabelle 3. Primärergebnisse von 196 Angioplastien der A. profunda femoris (3).

Lokalisation	n	+	–
Abgangsstenosen	86	68 (79 %)	18 (21 %)
Einzelstenosen	64	50 (78 %)	14 (22 %)
multiple Stenosen	28	21 (75 %)	7 (25 %)
Verschlüsse	18	12 (67 %)	6 (33 %)
Total	196	151 (77 %)	45 (23 %)

n Anzahl der Behandlungen
+ erfolgreich
– erfolglos

verschlossen, wird die Prognose für das Bein im Verlauf erheblich verschlechtert, obwohl zunächst diese Komplikation klinisch nicht bemerkt wird.

A. profunda femoris

Der Eingriff an der A. profunda femoris bedarf einer sehr sorgfältigen Indikationsstellung und sollte in Absprache mit dem Gefäßchirurgen erfolgen. Muß die Angioplastie der A. profunda femoris erfolglos abgeschlossen werden, muß der Operateur problemlos die operative Versorgung vornehmen können.

Technisch muß die A. profunda femoris meist in cross-over-Technik, d.h. bei kontralateralem Zugangsweg durchgeführt werden. Wir haben 196 Angioplastien der A. profunda femoris ausgewertet und können kumulativ eine primäre Erfolgsquote von 77 % erzielen (3). Die Verschlüsse der A. profunda femoris eignen sich weniger für die Katheterbehandlung, da die Primärergebnisse nicht zufriedenstellend sind (Tabelle 3).

Unterschiedliche Techniken und Zugangswege

Neben dem üblichen transfemoralen, transbrachialen, transaxillären Zugangsweg wird die cross-over-Technik (18) durchgeführt.

Die cross-over-Technik ist den Leistenarterien vorbehalten. Die Stenose läßt sich mit guten Ergebnissen eröffnen. Der Verschluß ist für diese Technik weniger geeignet. Wegen der indirekten Kraftübertragung ist ein härterer Verschluß meist nicht zu rekanalisieren.

Weitere Techniken sind die Atherektomie und die Stentimplantation. Diese Techniken sollten nur dann zum Einsatz kommen, wenn die konventionelle Angioplastie technisch nicht durchführbar ist oder unzureichende Erfolgsaussichten hat.

Atherektomie

Die Atherektomie läßt sich mit dem Simpson-Katheter oder mit dem Redha-Cut-System vornehmen. Das Verschlußmaterial wird mit dem Katheter abgetragen. Gelegentlich muß mit dem Ballon nachgedehnt werden. Das gewonnene Verschlußmaterial kann anschließend wissenschaftlich aufbereitet werden. Die Arterioskleroseforschung wurde so positiv beeinflußt (5, 6, 11).

Bei der Atherektomie wird theoretisch eine kleine isolierte Thrombendarteriektomie endovasal vorgenommen. Exzentrische Stenosen, kurze Verschlüsse im femoropoplitealen Segment eignen sich am besten für diese Technik. Die Beckenarterien eignen sich wegen des Gefäßdurchmessers und dem dann notwendigen Kaliber des Atherektomie-Sets nicht für dieses Verfahren.

Da die Langzeitergebnisse (5 ,6, 12) der Atherektomie denen der konventionellen Ballondilatation weitgehend entsprechen, ist die Hauptindikation zur Atherektomie dann gegeben, wenn die konventionelle Angioplastie primär erfolglos bleibt. Meist ist dies bedingt durch ein Intimasegel, das die Strombahn verlegt. Mit der Atherektomie läßt sich dieses Intimasegel abtragen. Die 1-Jahr-Offenheitsrate schwankt zwischen 94 % und 57 % (6).

Vor dem Hintergrund der „Intention to treat" ist die wesentlichste Indikation der Atherektomie das Anheben der Primärergebnisse der konventionellen Ballondilatation und nicht die Verbesserung der Langzeitergebnisse (21).

Stentimplantation

Wir verfügen über zwei Stentdesigns: Den selbst- und den ballonexpandierbaren Stent.

Die benutzten Materialien sind Tantal, Nitinol und chirurgischer Edelstahl.

Die ballonexpandierbaren Stents lassen sich bei nur geringer Verkürzung einfacher und genauer implantieren als die selbstexpandierbaren. Der Tantal-Stent hat die beste Röntgensichtbarkeit und läßt sich daher am einfachsten plazieren. Die selbstexpandierbaren Stents verkürzen sich unterschiedlich stark und können beim Abwerfen nach proximal oder distal verrutschen. Der Vorteil des selbstexpandierbaren Stents liegt darin, daß ungleiche Gefäßkaliber stufenlos „überstentet" werden können. Dies hat Relevanz bei der gleichzeitigen Sanierung von Aa. iliacae communis und externa, da hier unterschiedliche Querdurchmesser bestehen.

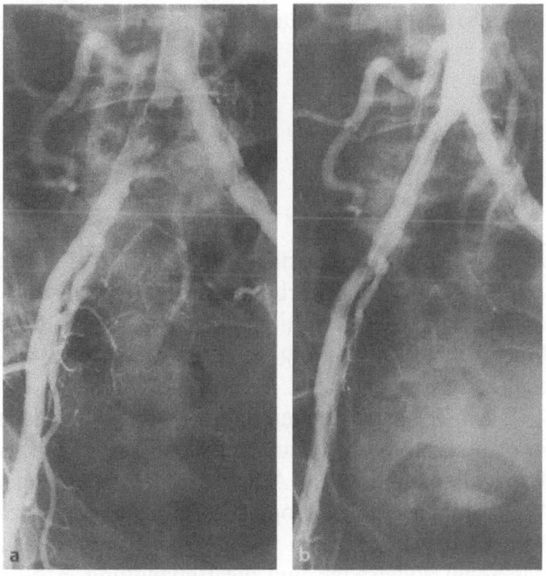

Abb. 4 a, b. Beckenarteriographie. **a** Verschluß re. A. iliaca communis, **b** nach Stentimplantation freie Beckenarterien

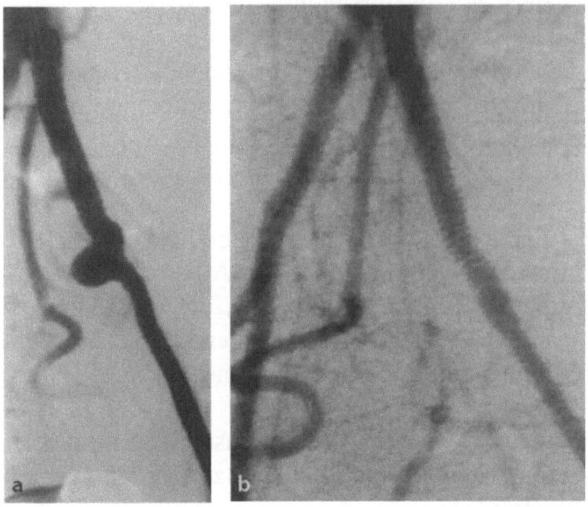

Abb. 5 a, b. Beckenarteriographie. **a** bei Zustand nach aorto-iliakalem Bypass Aneurysma distale Anastomosen, **b** Ausschaltung Aneurysma durch Stentimplantation

Die 4- bis 5-Jahres-Offenheitsraten des Stents liegen im iliakalen Segment zwischen 78 und 94,6 % (8, 9, 13, 23, 26, 28). Im femoropoplitealen Segment hingegen schwanken sie zwischen 38 und 70 % (25, 27). Wegen der Langzeitergebnisse ist die Hauptindikation der Stentimplantation das iliakale Segment. Es ist die primäre von der sekundären Indikation zu unterscheiden. Als primäre Indikation gelten grundsätzlich der Beckenarterienverschluß, da die konventionelle Angioplastie wenig Aussicht auf Erfolg bietet. Das heißt die Stentimplantation erweitert die Katheterbehandlung auf den Iliaca-Verschluß (Abb. 4).

Als weitere primäre Indikationen sind zu nennen die Ausschaltung eines isolierten Beckenarterienaneurysmas, Dissektionen, die durch den diagnostischen Katheter oder operativ bedingt sind. Als sekundäre Indikationen gelten jede, nicht ausreichende oder erfolglose konventionelle Angioplastie bzw. deren Komplikationen, z.B. die durch den Ballonkatheter verursachte Dissektion mit Befundverschlechterung. Ferner lassen sich operative oder katheterbedingte Spätkomplikationen wie Anastomosenaneurysmata (Abb. 5) oder lokale Ektasie als Folge des Ballontraumas mit dem Stent sanieren.

Diskussion

In der Literatur werden die Primärergebnisse, d.h. der technische Erfolg und die Langzeitergebnisse des chronischen Arterienverschlusses, sehr unterschiedlich angegeben. Dies erklärt sich aus unterschiedlichen Patientenkollektiven. Es gilt: Je länger das Strombahnhindernis, je weiter fortgeschritten die Arteriosklerose, umso schlechter sind die Primär- und Langzeitergebnisse.

Die in den in den letzten Jahren entwickelten neuen Techniken – Atherektomie und Stentimplantation – führen zu einer deutlichen Verbesserung der Primärergebnisse (21). Die Langzeitergebnisse der Atherektomie sind mit denen der Ballondilatation vergleichbar. Wird jedoch eine Angioplastie im femoropoplitealen Segment erfolglos abgeschlossen wegen eines das Lumen verlegenden Intimasegels, so kann mittels Atherektomiekatheter das Segel abgetragen und die Behandlung erfolgreich abgeschlossen werden. Diese als

„sekundär“ bezeichnete Indikation verbessert die Primärergebnisse. Dies bedeutet für den Gefäßpatienten eine deutliche Verbesserung in der Katheterbehandlung.

Die Stentimplantation erlaubt kurze Iliaca-Verschlüsse – die mittels Ballondilatation nicht erfolgversprechend behandelt werden können – ebenfalls in das Konzept der Katheterbehandlung aufzunehmen. Somit wird die Indikation zur Katheterbehandlung der Beckenachse erweitert. Ferner gestattet der Stent die während der konventionellen Angioplastie auftretenden Dissektionen, die gelegentlich zu einer Verschlechterung der Durchblutung führen und früher eine Operation notwendig gemacht hätten, in gleicher Sitzung erfolgreich abzuschließen.

Die nach Operation oder Angioplastie beobachteten Dissektionen, die während des Eingriffes unerkannt bleiben, lassen sich dann in einer zweiten Sitzung ebenfalls erfolgreich behandeln. In der Bypasschirurgie kann das Anastomosenaneurysma oder auch eine nicht sanierbare konventionelle Anastomosenstenose mit dem Stent behoben werden.

Wesentlich ist die intraoperative Angioplastie, evtl. kombiniert mit Stentimplantation, um die Operationszeit zu verkürzen. Aus interventioneller Sicht bietet sich ein zweizeitiges Vorgehen dann an, wenn eine Beckenarterienstenose vorliegt und anschließend ein peripherer Bypass geplant ist. Häufig genügt die Sanierung der Beckenarterienstenose, so daß der Bypass dann nicht mehr angelegt werden muß.

Da bisher keine medikamentöse Therapie zur Verfügung steht, die überschießende myointimale Proliferation und die verzögerte Apoptose (1) nach Ballonbehandlung einzudämmen und ferner keine kausale Therapie der Arteriosklerose möglich ist, stellt die Verlaufskontrolle die wesentlichste und bisher sicherste Maßnahme dar, um dem Rezidiv vorzubeugen. Die Kontrolle sollte nach drei Monaten erstmalig und dann im 6-Monate-Abstand erfolgen. Läßt sich im behandelten Arteriensegment ein Herd oder aber ein neuer Herd ober- bzw. unterhalb davon erkennen, so kann im Stadium der Stenose mit sehr großem Primärerfolg erneut behandelt werden, um somit die sekundäre – evtl. sogar die tertiäre – Offenheitsrate zu verbessern.

Da die myointimale Proliferation als Antwort der Gefäßwand auf die Ballonläsion aufzufassen (1) ist und sie umso ausgeprägter stattfindet, je stärker das Dilatationstrauma ist, sollte die Angioplastie möglichst schonend durchgeführt werden. Die sogenannte „Überdilatation“ verbietet sich von selbst.

Um die Primärresultate des akuten Arterienverschlusses zu verbessern, wäre ein Fibrinolytikum wünschenswert, das eine höhere lytische Aktivität bei fibrinselektiver Wirkung aufweist als die derzeit vorhandenen Thrombolytika. Für die Langzeitergebnisse gilt, daß der thrombotische Verschluß der gleichen Verlaufskontrolle wie der chronische bedarf.

Zukunftsweisende Aspekte

Bei der Katheterbehandlung, ebenso wie bei der Gefäßrekonstruktion der arteriellen Verschlußkrankheit, handelt es sich um einen palliativen Eingriff. Wir verfügen über keine kausale Therapie der Arteriosklerose. Um die Progression der Arteriosklerose zu verlangsamen, wird allgemein die Eindämmung der Risikofaktoren durchgeführt. Es ist der Arterioskleroseforschung vorbehalten, eine entsprechende kausale Therapie der Arteriosklerose zu erarbeiten.

Bei dem Rezidiv nach Angioplastie ist neben der Progression der Arteriosklerose die Antwort der Gefäßwand auf das Dilatationstrauma zu beachten. Dieses führt zu myointimaler Proliferation oder verringerter Apoptose. Auch hier steht derzeit keine kausale Therapie zur Verfügung. Um die myointimale Proliferation und die verminderte Apoptose einzuschränken, sollte das Dilatationstrauma möglichst gering gehalten werden. Denn es gilt: je mehr Trauma, um so mehr myointimale Proliferation. Wegen dieser Gründe ist es unerläßlich, einen Langzeitverlauf durchzuführen, um so im Falle eines sich anbahnenden Rezidivs, das sich üblicherweise über eine Stenose zum Verschluß entwickelt, rechtzeitig zu erkennen, um durch einen Sekundär- oder Tertiäreingriff das Langzeitergebnis zu verbessern. Es entspricht einer Erfahrungstatsache, daß die Primär- und Langzeitergebnisse der Angioplastie um so besser sind, je kürzer das Strombahnhindernis und je weniger fortgeschritten die Arteriosklerose ist.

Literatur

1. Bauriedel G, Kandolf R, Welsch U, Höfling B (1994) Mechanismen der Re-Stenosierung nach Angioplastie. Z. Kardiol 83, 4: 31–41
2. Fischer M (1993) Lokale Katheterthrombolyse. Med Klin 88: 485–491
3. Grün B, Roth FJ (1995) Perkutane transluminale Angioplastie der A. profunda femoris. RöFo 163, 2: 163–170
4. Hess H, Mietaschk A, Brückl R (1986) Peripheral arterial occlusions. A 6-Year Experience with local low-dose thrombolytic therapy. Radiology 163: 753–758
5. Küffer G (1990) Periphere Simpson-Atherektomie. Indikation und Ergebnisse eines neuen transluminalen Verfahrens zur Gefäßrekanalisation. Radiologie 30: 60–65
6. Küffer G (1996) Perkutane Atherektomie. In: Günther RW, Thelen M (Hrsg) Interventionelle Radiologie. Thieme Stuttgart, pp 141–148
7. Lammer J, Pilger E, Neumayer K, Schreyer H (1986) Intraarterial fibrinolysis: Long-term results. Radiology 161: 159–163
8. Liermann D, Strecker EP (1995) Tantalum stents in the treatment of stenotic and occlusive diseases of abdominal vessels. In: Liermann D (eds) Stents – state of the art and future developments. Polyscience Publications, Inc, p 127
9. Liermann D, Strecker EP, Peters J (1992) The Strecker Stent: Indications and results in iliac and femoropopliteal arteries. Cardiovasc Intervent Radiol 15: 298–305
10. Mahler F (1990) Katheterinterventionen in der Angiologie. Periphere Arterien, Nierenarterien, PTA und Thrombolyse. Thieme, Stuttgart New York
11. Maynar M, Reyes R, Cabrera V, Roman M, Pulido JM, Castaneda F, Letourneau JG, Castaneda-Zuniga WR (1989) Percutaneous atherectomy as an alternative treatment for postangioplasty obstructive intimal flaps. Radiology 170: 1029–1031
12. Pölnitz A, Nerlich A, Berger H, Höfling B (1990) Percutaneous peripheral atherectomy: Angiographic and clinical follow-up of 60 patients. J Am Coll Cardiol 15, 3: 682–688
13. Rees CR, Palmaz JC, Garcia O, Roeren R, Richter GM, Gardiner G, Schwarten D, Schatz RA, Root HD, Rogers W (1989) Angioplasty and stenting of completely occluded iliac arteries. Radiology 72: 953–959
14. Richter GM, Roeren T, Nöldge G, Landwehr P, Allenberg JR, Kauffmann GW, Palmaz JC (1992) Erste Langzeitergebnisse der randomisierten 5-Jahres-Studie: Iliacale Stentimplantation versus. VASA 35: 192–193
15. Rilinger N, Görich J, Friedrich JM, Mickley V, Vogel J, Sokiranski R (1996) Thrombektomie mit Hilfe eines Hochgeschwindigkeits-Rotationskatheters – Erste Erfahrungen. Fortschr Röntgenstr 164, 2: 153-157
16. Roeren T, Lachenicht B, Dux M, Hoffmann V, Richter G, Kauffmann G (1996) Therapeutische Effizienz der gepulsten Sprühlyse bei peripheren arteriellen Verschlüssen. RöFo Fortschr Geb Röntgenstr Neuen Bildgeb Verfahr 164, 6: 489–495
17. Roth FJ, Roth SP (1999) Möglichkeiten und Grenzen der Interventionellen Therapie bei der chronischen peripheren arteriellen Verschlußkrankheit. Z ärztl Fortbil Qual sich (ZaeFQ) 93: 659–666
18 Roth FJ, Krings W, Cappius G (1984) Die perkutane transluminale Angioplastie bei der Behandlung der arteriellen Verschlußkrankheit. Inn Med 11: 239–253
19. Roth FJ, Heimig T, Berliner P, Grün B, Koppers B, Krings W (1988) Perkutane Rekanalisation peripherer Gefäße. In: Günther RW, Thelen M (Hrsg) Interventionelle Radiologie. Thieme, Stuttgart
20. Roth FJ, Krings W, Sommer B, Kamps J (1993) Lokale Lysetherapie bei akuter arterieller Thrombose. In: Bünte H, Junginger Th (Hrsg) Jahrbuch der Chirurgie: Biermann 169–178
21. Roth SP (1999) Die Behandlung des frischen arteriellen Verschlusses der Beinarterien mittels Katheterlyse, Aspirationsembolektomie und Angioplastie. Inauguraldissertation. Med Fakultät Heidelberg, Ruprecht-Karls-Universität

22. Scheffler A, Stickelmann G, Roth FJ (1991) Einfluß von Lokalisation und Länge chronischer Arterienverschlüsse auf den Primärerfolg der konventionellen Angioplastie (PTA) im femoropoplitealen Gefäßabschnitt. VASA 33: 190–191
23. Scheffler A, Dohmann-Scheurle C, Roth FJ (1997) Offenheitsrate nach Stentimplantationen zur Rekanalisation chronischer Verschlüsse, komplexer Stenosen und Dissektionen der Beckenarterien. VASA S 47: 18
24. Schwarten DE, Cutcliff WB (1988) Arterial occlusive disease below the knee: Treatment with percutaneous transluminal angioplasty performed with low-profile catheters and steerable guide wires. Radiology 169: 71–74
25. Strecker EP, Hagen B, Liermann D, Boos I (1995) Long-term results following treatment of iliac artery stenoses and occlusions with flexible tantalum stents. In: Liermann D (eds) Stents – state of the art and future developments. Polyscience Publications, Inc, p 23
26. Strecker EP, Hagen B, Liermann D, Schneider B, Wambsganss J (im Druck) Long-term follow-up of patients with iliac and femoropopliteal vascular occlusive disease treated with flexible tantalum stents
27. Triller J, Mahler F, Do D, Thalmann R (1990) Behandlung der femoropoplitealen Verschlußkrankheit mit vaskulärer Endoprothese oder alleiniger PTA: Ergebnisse einer prospektiven Langzeitstudie. In: Kollath J, Liermann D (Hrsg) Stents – ein aktueller Hinblick. Schnetztor GmbH, Konstanz, Byk Gulden Pharmazeutika, Konstanz
28. Vorwerk D, Günther RW, Schürmann K, Wendt G, Peters I (1995) Primary stent placement for chronic iliac artery occlusions: Follow-up results in 103 patients. Radiology 194: 745–749
29. Zwaan M, Rinast E, Kummer-Kloess D, Weiss H, Gmelin E (1993) Thrombotische und thrombembolische Beinarterien- und Bypassverschlüsse. Fortschr Röntgenstr 158: 536–541

Für die Verfasser:
Prof. Dr. med. Franz-Josef Roth
Radiologische Abteilung
Aggertalklinik
51766 Engelskirchen

Diskussion

Vorsitz: Becker, Roth

Becker: Vielen Dank für diese wunderschöne Übersicht. Ich habe gemerkt, daß auch der interventionelle Radiologe sich mit den Reaktionen der Gefäßwand auf Traumen befassen muß und das auch in die Spatergebnisse eingeht, nicht wahr? Die Reaktion auf Stent an der Gefäßwand ist ja ganz eindeutig da, und zwar wahrscheinlich doch an kleinerem Gefäß viel gravierender als an größeren Gefäßen wie zum Beispiel der Iliaka.

Roth: Ja, das ist klar. Ich denke mir, das hat etwas mit dem Fluß zu tun. Je mehr Fluß, um so weniger Bedeutung hat eine geringe myointimale Proliferation, und wenn wenig Fluß ist, dann nimmt die Proliferation stärker zu. Hinzu kommt die Apoptose. Also, der geordnete Zelltod, der ja nicht mehr richtig stattfindet. Da kommen die Arbeiten von Herrn Bauriedel wahrscheinlich zum Tragen, daß der geordnete Zelltod nicht mehr stattfindet, wahrscheinlich verursacht durch den geringeren Fluß.

Becker: Darf ich um Wortmeldungen bitten.

Hupp: Meine Frage: Im Prinzip heißt es ja, die Beckenetage gehört der Kathetertechnik. Das wird immer so hingestellt. Das würden Sie auch betonen. Wenn man als Gefäßchirurg auf Kongressen oder sonstigen Veranstaltungen sagt, wir machen 40 Y-Bypässe im Jahr, dann heißt es, wie kann denn ... man geht ja völlig an der Indikation vorbei. Aber Ihre Zahlen haben ja gezeigt, daß im Prinzip diese Tatsache irgendwann eintritt. Wir haben in Stuttgart die glückliche Situation, daß wir im Prinzip die einzige Anlaufstelle sind, und ich habe einen sehr guten interventionell tätigen Radiologen, den Herrn Allert. Wir behandeln die Patienten über Jahrzehnte. Die landen alle bei Gefäßchirurgen. Deshalb nimmt meine Y-Bypass-Rate gar nicht ab, die wird sogar noch mehr, weil Herr Allert zum Schluß sagt, ich kann sie nicht mehr sehen. Ich mache den Katheter nicht mehr rein, weil es einfach nicht mehr geht. Sie sind ausgereizt. Wenn man aber so die Presse und die allgemeine Meinung hört, heißt es immer nur, Beckenetage gehört nicht mehr dem Gefäßchirurgen. Also, ich persönlich möchte nur anmerken, das stimmt nicht. Denn mit Ihren Zahlen zeigen Sie es ja. Der Zeitpunkt kommt, nur später.

Roth: Darf ich Ihnen dazu meine Erklärung geben. Ich stimme mit Ihnen da voll überein. Meine Erklärung ist, wir haben keine kausale Therapie der Arteriosklerose. Wir machen eine reine symptomatische Therapie. Wir beseitigen eine Funktionsstörung, indem wir die Stenose aufdehnen, aber die Progression der Arteriosklerose nimmt zu. Aber dann kommt ein Stadium, wo die Beckenetage, von der wir ja sprechen, so verändert ist, daß nur noch ein Bypass hilft. Aber auf der anderen Seite würde ich nicht sagen, einem 40jährigen gleich einen Bypass, sondern wenn er dann als 70jähriger zum Bypass zu Ihnen kommt, dann hat er eben doch eine lange Zeit ohne Bypass gelebt. Und der Bypass, das wissen Sie auch, wenn der mal 20 Jahre alt ist, wird auch problematisch. Also, ich würde sagen, das ist einfach eine Stufentherapie. Zunächst kleinster Eingriff – es geht immer nur um die Funktionsverbesserung – wir wissen, wir können die Arteriosklerose bis jetzt nicht medikamentös behandeln. Herr Scheffler hat das ja ganz klar gesagt. Also, kleinstmöglicher Eingriff, und da komme ich wieder auf Herrn Müller-Wiefel zurück, das ist es eben, daß wir möglichst minimal invasiv behandeln. Ich glaube, wir verstehen uns da vollkommen.

Becker: Herr Eckstein, noch eine letzte Wortmeldung. Bitte.

Eckstein: Ich möchte nur eine kurze Bemerkung dazu machen. Es gibt ja auch den Weg des Kombinationsverfahrens, mit dem man eben die Desobliteration wieder reaktivieren und reanimieren kann. Auch die retrograde Becken-TEA, kathetergeführt, angiographisch kontrolliert, eventuell Stufenfixation mit Stent wird möglicherweise hier auch einen Ausweg aus diesem Problem finden, gerade bei längerstreckigen Verschlüssen, wie Sie sie gezeigt haben. Ich habe noch eine kurze Frage zur Differentialindikation oder zur Differentialtherapie bei Femoralisverschlüssen oder langstreckigen Stenosen zwischen Gehtraining und Dilatation. Wo sehen Sie das? Es gibt ja aus England eine Studie, die zeigt, daß die PTA kurzfristig besser ist, nach sechs Monaten aber deutlich schlechter als das Gehtraining. Wo sehen Sie da die Bruchstellen?

Roth: Das ist eine schwere Frage. An sich ist es so: Im II-Stadium muß man nicht intervenieren, dann kann man sagen, Training und jetzt kommt die Frage nach der Lebensqualität. Wenn der Patient sagt ..ich komme ja aus einem Reha-Haus und wir schimpfen immer auf die bösen Internisten, die gar nicht böse sind, weil sie zunächst grundsätzlich ein Gehtraining versuchen, um dem Patienten dadurch zu helfen. Und dann, kurz bevor sie dann entlassen werden, heißt es, jetzt muß noch schnell angioplastiert werden, es hat nichts gebracht. Also, ich würde immer sagen, man sollte eine Intervention dann durchführen, wenn ein Leidensdruck besteht wenn jemand, ein Lagerist zum Beispiel, eine Klaudikatio hat und ich kann ihn dadurch wieder in den Arbeitsprozeß eingliedern, das ist ja unser Auftrag bei der Reha, dann würde ich sagen, Intervention. Aber für mich ist es auch ein Unsinn, das Stadium IIa und IIb zu unterscheiden.

Becker: Ich glaube, wir müssen weitergehen. Ich meine auch, daß Herr Roth hier etwas getan hat, um die Notwendigkeit der Kooperationen und zwar der interdisziplinären Kooperationen zwischen den Gefäßtherapeuten so zu betonen, wie Sie das ja auch gerade getan haben, Herr Eckstein.
Die nächsten drei Referate sind chirurgische Referate. Ich möchte meinen, daß wir sie alle hintereinander halten und dann am Schluß diskutieren und möchte die chirurgischen Referate durch Herrn Roth aufrufen lassen.

Aorto-iliakale Revaskularisationen: Interventionell, operativ oder kombiniert?

B. Steckmeier[1], F. Verrel[1], U. Szeimies[2]

Klinikum der Universität München – Innenstadt –
[1]Chirurgische Klinik und Chirurgische Poliklinik,
[2]Institut für Radiologische Diagnostik, LMU München

Einleitung und Fragestellung

Seit der Einführung der „Bougierung" arterieller Engstellen durch Dotter und Judkins (3) 1964 und der Entwicklung doppellumiger Ballonkatheter zur Dilatation von Stenosen durch Grüntzig und Hopff 1974 (6) haben endovaskuläre Methoden auch in Kombination mit gefäßchirurgischen Rekonstruktionen (9, 11) weltweite Verbreitung erfahren. Die interventionell-perkutanen Methoden sind im Vergleich zur offenen Gefäßchirurgie zwar weniger traumatisierend, können aber bei Auftreten von Komplikationen in ein chirurgisches Desaster münden. Neben konservativen Maßnahmen stehen heute 3 Behandlungsregime zur Therapie der arteriellen Verschlußerkrankung zur Verfügung – nämlich perkutane katheterassistierte Verfahren, operativ-rekonstruktive Eingriffe oder die ein- bzw. auch zweizeitige Kombination aus Angioplastie und traditioneller Gefäßchirurgie.

Ein Viertel der Bevölkerung im Alter zwischen 55 und 74 Jahren bietet objektive Zeichen der Arteriosklerose, aber nur 5 % leiden unter Symptomen der Verkalkung (5). Bei über 5 % der westlichen Bevölkerung im Alter über 50 Jahren tritt eine Claudicatio intermittens auf (4).

Die distale Aorta und die Iliakalarterien sind unter den betroffenen Gefäßprovinzen mit am meisten beteiligt (5). Chronische arteriosklerotisch-obliterierende Prozesse in der aorto-iliakalen Etage resultieren meist nicht in einer kritischen extremitätenbedrohenden Ischämie, sind aber verantwortlich für Behinderungen durch Gesäß-, Oberschenkel- und Unterschenkelclaudicatio sowie u.a. auch für Impotenz. Eigentlich bleibt es aufgrund der hohen Morbidität und Mortalität offener Verfahren (2) mehr als fraglich, ob diese bei Patienten ohne ernsthafte Gefährdung der Extremitäten überhaupt eingesetzt werden dürfen. Dem gegenüber sind aktive Rekonstruktionsmaßnahmen ohne vitale Bedrohung des Patienten nahezu immer indiziert bei drohendem Verlust der Extremität. Dieser liegt häufig vor bei der Kombination aorto-iliakaler Verschlußprozesse mit distalen Obliterationen und entsprechenden Abstromhindernissen.

Diese Arbeit soll klären helfen, ob endovaskuläre Verfahren alleine oder in Kombination mit rekonstruktiven Eingriffen die traditionelle Gefäßchirurgie ersetzen bzw. ergänzen können. Die Komplexität und Problematik dieser Fragestellung soll anhand verschiedener aortaler und aorto-iliakaler Verschlußprozesse erläutert und beantwortet werden.

Modernes Behandlungskonzept bei isoliert auftretenden infrarenalen aortalen Stenosen

Die Therapie hämodynamisch wirksamer Einengungen kann prinzipiell offen durch Endarteriektomie oder interventionell durch angioplastische Maßnahmen vorgenommen werden. Zur Behandlung aortaler Stenosen gibt es wenige randomisierte prospektive Studien, die das Ergebnis des Dilatationsverfahrens mit jenem der offenen Desobliterationen prospektiv untersucht haben. Steinmetz et al. (12) berichten über ein beschwerdefreies Intervall von 29 Monaten nach offener Endarteriektomie bei 8 Patienten mit aortalen Stenosen, wobei die Dopplerdruckquotienten von 0,61 prä- auf 1,06 postoperativ angestiegen sind. Dem gegenüber weist die Dilatation aortaler Stenosen ein etwas schlechteres Revaskularisationsergebnis auf. Von 8 angioplastisch therapierten Patienten waren nach einer mittleren Nachbeobachtungszeit von 13,3 Monaten nur 6 Patienten beschwerdefrei, wobei der Dopplerdruckwert ebenfalls von präoperativ 0,61 auf 1,06 postoperativ anstieg. Ein Patient wurde wegen einer Dissektion nach aortaler Dilatation 18 Monate nach diesem Eingriff gefäßchirurgisch behandelt. Ein weiterer Patient zeigte nach alleiniger Ballonangioplastie ohne Stent eine unzureichende Dilatation mit wenig gebesserter Beschwerdesymptomatik.

Seit 1993 haben wir 6 Patienten mit infrarenaler aortaler Stenose isoliert und in Kombination mit distaler gefäßchirurgischer Rekonstruktion primär mit Stents behandelt (zweimal Wall-Stent, viermal Palmaz XXL). Bei allen Patienten trat ein 100%iger primärer technischer Erfolg auf. Zur primären Stentimplantation wurde ein Palmaz XXL-Stent (40 mm lang, 14 mm weit) auf einen 14 mm Olbert-Ballon-Katheter montiert und das

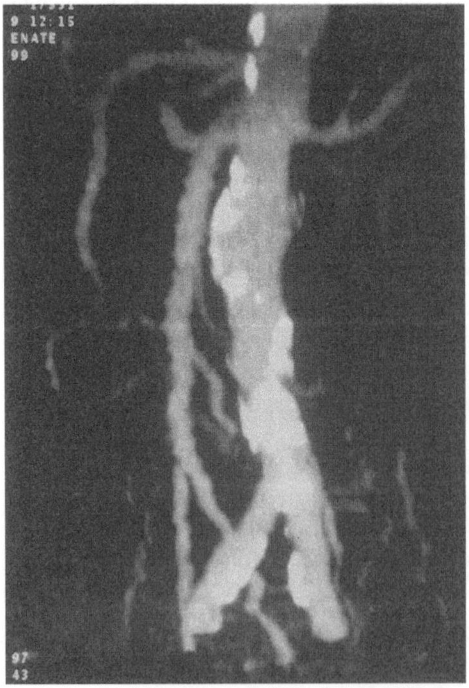

Abb. 1. 3D-CTA einer hochgradig verkalkten Aortenstenose in MIP-Technik (13)

System über eine 14F-Schleuse eingeführt. Bei 3 Patienten wurde dazu die A. femoralis communis freigelegt. Bei einem weiteren Patienten mit Verschluß der Femoralisgabel und der proximalen A. femoralis superficialis wurde zunächst ein PTFE-Bypass retroperitoneal im Bereich der A. iliaca externa angeschlossen und danach über die Schleuse im offenen distalen Bypassende transprothetisch retrograd die aortale Stenose behandelt. Nach stent-optimierter Angioplastie wurde die Schleuse aus dem Bypass entfernt und die distale Anastomose im Bereich des poplitealen P1-Segmentes gefertigt. Die Patienten mit Wallstentapplikation im aortalen Bereich erhielten beide wegen eines kontralateralen Beckenarterienverschlusses einen Cross-over-Bypass. Alle 6 Patienten sind nach einem mittleren Beobachtungsintervall von 36 Monaten beschwerdefrei.

Auch bei geringen Residualstenosen erfolgte die intraoperative Nachdilatation der Stentgitter mit einem 16 mm Ballon-Katheter.

Eine Druckmessung vor und nach Angioplastie lehnen wir grundsätzlich ab. Die Druckdifferenz ist nicht nur Fehlerquellen unterworfen, sondern blutdruckabhängig und läßt ohne korrespondierende Messung des Durchflusses keine Definition einer Gefäßeinengung zu. Die Evaluation einer Stenose muß sich nach speziellen physikalischen hämodynamischen bzw. hydraulischen Grundprinzipien richten (10).

Abb. 1 zeigt die Spiral-CT-Untersuchung (MIP-Rekonstruktion, 13) vor und Abb. 2 nach Palmaz-Stent-Implantation bei einem Patienten mit hochgradig verkalkter aortaler Stenose. Abb. 3 demonstriert einen aortal positionierten Palmaz-Stent, der über einen iliakopoplitealen Bypass retrograd transprothetisch plaziert wurde. Die transfemorale Plazierung aortaler Stents erfordert meist eine Schleusengröße von mindestens 12F. Bei dünnlumigeren Leistengefäßen ist unseres Erachtens das offene Einführen der Schleuse über das freigelegte Gefäß sicherer, da damit punktionstypische Probleme wie z.B. Hämatome, Wanddissektionen, falsche Aneurysmen und AV-Fisteln vermieden werden können. Diese Komplikationen können bei Einführen der Schleuse in den Bypass und retrograder Angioplastie über die Prothese sicher vermieden werden (Abb. 4). Die Behandlung aortaler Stenosen durch die simultane Inflation von 2 Dilatationskathetern über beide Leisten führten wir nicht durch.

Faßt man die Arbeiten von Install et al. (8) und Hedemann et al. (7) zusammen, so wird über die Ergebnisse angioplastischer Maßnahmen im aorto-iliakalen Bereich ohne Stent bei 115 Patienten berichtet. Nach aortaler Dilatation wurde ein 94%iger technischer Primärerfolg erzielt. 70–90 % der Patienten waren nach 5 Jahren beschwerdefrei. Insgesamt trat eine geringe Komplikationsrate auf.

Schlußfolgernd muß man also bemerken, daß die Dilatation einer infrarenalen isolierten aortalen Stenose die initiale Behandlungsform darstellen sollte. Die Ergebnisse der aortalen Dilatation können bei unzureichendem morphologischen Ergebnis durch

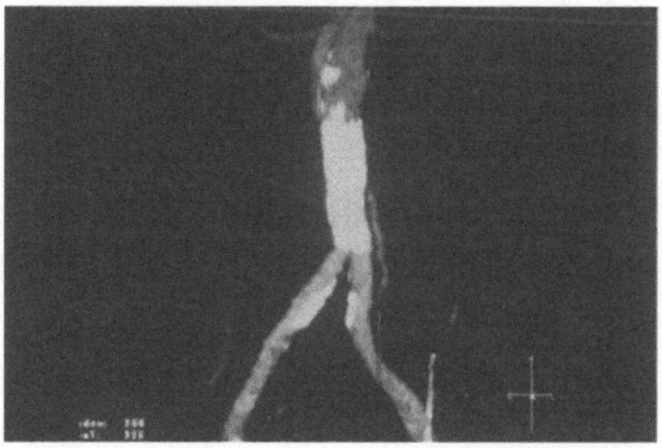

Abb. 2. 3D-CTA der infrarenalen Aorta nach primärer Stentimplantation (vgl. Abb. 1)

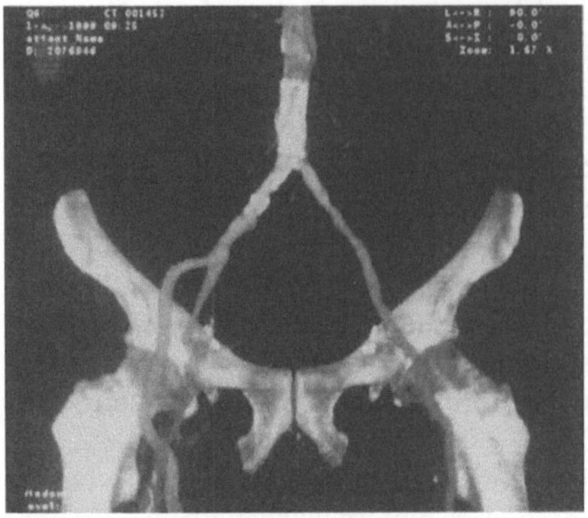

Abb. 3. 3D-CTA eines retrograd transprothetisch implantierten Aortenstents

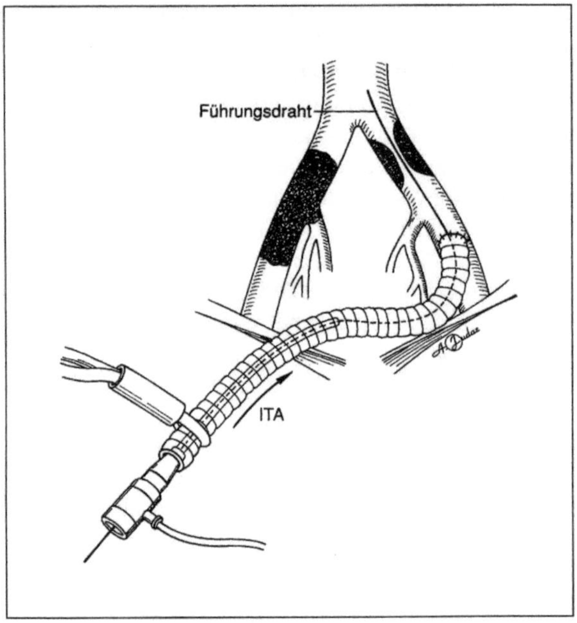

Abb. 4. Diagramm zur Methode der retrograden transprothetischen Stentapplikation über einen Cross-over-Bypass

sekundäre Applikation von Stentgittern optimiert werden. Wir haben die primäre Stentimplantation zur Sicherung des morphologischen Ergebnisses in jedem Fall einer aortalen Angioplastie bevorzugt.

Moderne Behandlungsstrategien bei symptomatischen iliakalen Stenosen

Aufgrund der hervorragenden perkutanen Ergebnisse bei der Behandlung iliakaler Stenosen ist die chirurgische Therapie von Einengungen der A. iliaca communis heute nahezu ganz verlassen worden. Richter et al. (unveröffentlichte Daten in 5) berichtet über 286 kurzstreckige, iliakale Stenosen (<50 % der Länge einer Iliakalarterie) oder Frühverschlüsse bis zu 6 Monaten, die randomisiert entweder durch Ballondilatation oder die Implantation von Palmaz-Stents behandelt worden sind. Der primäre technische Erfolg nach Dilatation und Stentapplikation betrug 92 bzw. 99 %. Die Major-Komplikationsrate nach Dilatation war mit 5,5 % (8/145 Patienten) signifikant ($p < 0{,}001$) höher im Vergleich zur Stentapplikation, die mit einer Komplikationsrate von 3,5 % (5/141 Patienten) behaftet war. Die 5-Jahres-Offenheitsraten nach Dilatation und Stentimplantation betrugen 64,5 % und 91,6 %. Der initial aufgetretene klinische Erfolg war nach Ballondilatation der Iliakalstenosen 88 % im Vergleich zu 98,8 % nach Stentapplikation ($p < 0{,}001$–$0{,}005$). Es besteht also kein Zweifel mehr über die zu bevorzugende Behandlungsmethode bei Auftreten von Stenosen im Bereich der A. iliaca communis. Auch Bosch et al. (1) konnte in einer Metaanalyse von 6 PTA- und 8 Stent-Studien aorto-iliakaler Erkrankungen zeigen, daß die Applikation von Metallhülsen und die alleinige Ballondilatation zwar gleiche Komplikationsraten aufweisen, der technische Primärerfolg und das Langzeitergebnis durch Stentplazierung aber wesentlich verbessert werden können.

Auch bei kurzstreckigen chronischen Verschlüssen der A. iliaca communis sollte heute der perkutanen Rekanalisierung durch Stentapplikation der Vorzug gegeben werden. Vorwerk et al. konnte nach Stentimplantation bei iliakalen Okklusionen über eine sekundäre Offenheitsrate von 78 % nach 4 Jahren bei insgesamt 127 Patienten berichten (14, 15).

Proximale iliakale Stentapplikation in Kombination mit distaler Rekonstruktion

Die günstigen Ergebnisse der Stentimplantation im Bereich der A. iliaca communis können auch bei kombinierten Eingriffen genutzt werden. Stenosen der Iliakalarterien treten häufig auf in Kombination mit Obliteration der Femoralisgabel. Nach Desobliteration der Leistengefäße wird die Schleuse retrograd in die äußere Beckenschlagader (über einen Führungsdraht!) eingeführt und dann in gleicher Sitzung die iliakale Stenose primär mit einem Stent versorgt. Wir benutzten regelmäßig einen Olbert-Katheter (Ø 7–10 mm), auf dem ein präoperativ ausgewählter und entsprechend dimensionierter Palmaz-Stent montiert wurde. Auch bei proximalen iliakalen Stenosen und kontralateralem Beckenarterienverschluß haben wir die Kombinationsmethode angewandt. Die Patienten wurden in einer Sitzung retrograd, transprothetisch zur Einstromverbesserung in den Cross-over-Bypass mit einem Stent versorgt. Abb. 5 und Abb. 6 zeigen einen Patienten vor und nach dieser Kombinationsbehandlung mit Stent und Cross-over-Bypass, wobei die retrograde transprothetische Stentapplikation in Anwendung kam (vgl. Abb. 4, S. 64).

Von 11/91–11/98 haben wir bei 34 Patienten (27 Männer, 7 Frauen, Durchschnittsalter $\bar{x} = 61{,}0 \pm 0{,}2$ Jahre) 36 Palmaz-, 3 Nitinol- und 3 Wall-Stentimplantationen, fünfmal in der Aorta, 33mal in der A. iliaca communis und viermal in der A. iliaca externa vorgenommen. Die Abschätzung des Operationsrisikos erfolgte nach dem ASA-Score: 88,2 % der Patienten wiesen dabei ein erhöhtes oder hohes Operationsrisiko entsprechend den ASA-Gruppen III und IV auf. Insgesamt befanden sich 28,4 % der Patienten im Stadium der kritischen Ischämie (Fontaine Klassifikation III und IV). Die mediane Nachbeobachtungszeit betrug 9,5 Monate (1,3–62,8 Monate). Die kumulative sekundäre Offenheitsrate von Kombination aus Stent und distaler Rekonstruktion betrug nach 7 Jahren 83 %, unabhängig davon,

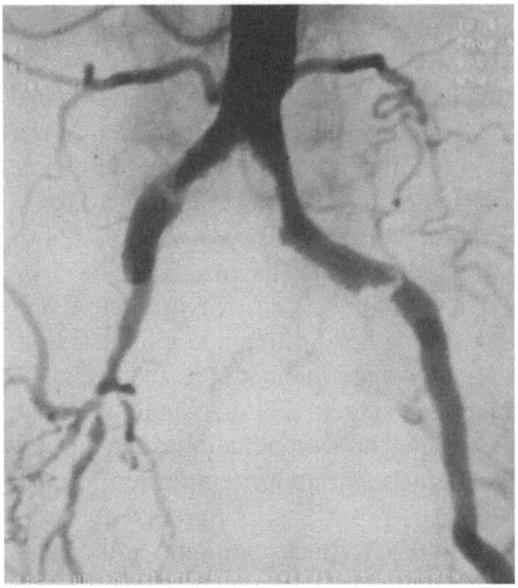

Abb. 5. Beckenangiographie mit Stenose der A. iliaca communis und kontralateralem Verschluß vor Kombinationstherapie

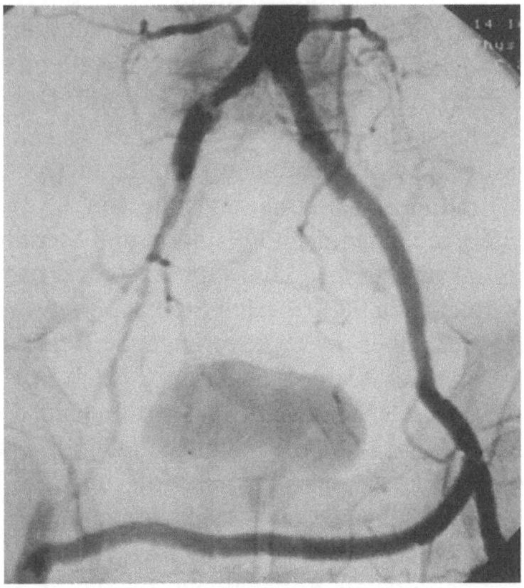

Abb. 6. Beckenangiographie nach intraoperativer transprothetischer Stentapplikation der A. iliaca communis mit distaler Rekonstruktion

ob distal eine Patchplastik im Bereich der Leiste oder ein Cross-over-Bypass erfolgte. Die Offenheitsrate für den Stent im iliakalen Bereich wurde bei diesem Patientengut zu 100 % errechnet. Es traten jeweils ein Missmatch und eine sekundäre Stenose nach iliakaler Stentimplantation auf. Als korrigierende Maßnahme war in jedem dieser Fälle eine perkutane Nachdilatation erfolgreich. Des weiteren kam es einmal zu einem Frühverschluß des Bypasses, der durch Thrombektomie behoben werden konnte. 4 Spätverschlüsse wurden bei einem Patienten durch Thrombektomie, bei 2 Patienten durch die Anlage eines aortobifemoralen Bypasses und bei einer Patientin durch einen axillobifemoralen Bypass therapiert. Alle korrigierenden Maßnahmen der Nachdilatation, der Thrombektomie und des prothetischen Ersatzes blieben offen, so daß die korrigierte Durchgängigkeitsrate 100 % beträgt. Ein Patient aus der Risikogruppe ASA IV mit iliakalem Stent und Cross-over-

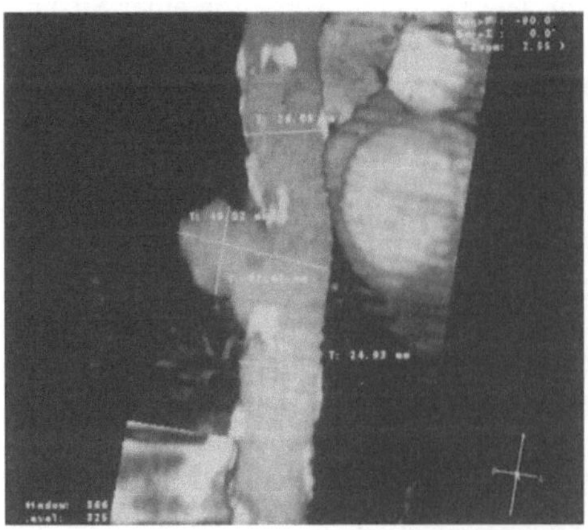

Abb. 7. 3D-CTA eines Aneurysmas der Aorta descendens bei einem Hochrisikopatienten vor Intervention

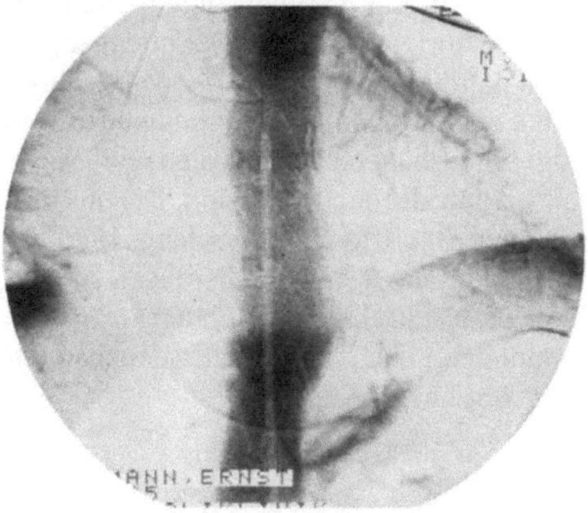

Abb. 8. Intraoperative angiographische Kontrolle nach thorakaler Stentimplantation (Talent-System) über die Beckenschlagader (vgl. Abb. 7)

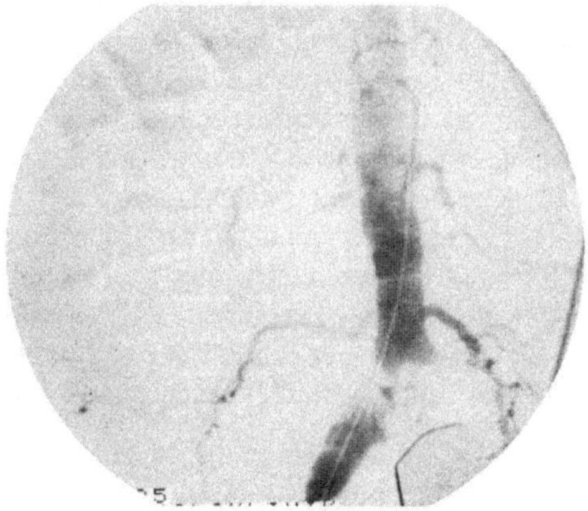

Abb. 9. Intraoperative angiographische Kontrolle mit Dissektion am aorto-iliakalen Übergang nach Schleusenvorschub zur thorakalen Stentprothesenapplikation (beachte: chronischer vorbestehender Beckenarterienverschluß links!)

Bypass verstarb am 11. p. o. Tage bei klinisch offener Rekonstruktion aufgrund einer akuten Linksherzdekompensation.

Die iliakale Stentimplantation kann auch in Notfällen hilfreich sein. Bei großlumigen Einführungsbestecken (z.B. 24 F), wie sie beispielsweise zur endovaskulären Ausschaltung thorakaler Aneurysmen (Abb. 7 u. 8) notwendig sind, können Dissektionen auftreten am aorto-iliakalen Übergang (Abb. 9), die wiederum retrograd durch Stentimplantation (Abb. 10) ohne Ausweitung des Eingriffs behandelbar sind.

Endovaskuläre Kombinationsverfahren zur Behandlung von aorto-iliakalen Stenosen müssen sich messen lassen an den Ergebnissen der traditionellen Gefäßchirurgie mit der Implantation von Bifurkationsprothesen oder unilateralen aorto-distalen Bypassrekonstruktionen. De Vries u. Hunink (2) haben in einer Metaanalyse unter Einbeziehung von 23 Studien (n = 6.258) die Offenheitsrate von Bifurkationsprothesen bei aorto-iliakalen Verschlußerkrankung errechnet und fanden nach 5 Jahren eine extremitätenbezogene Durchgängigkeitsrate im Stadium II nach Fontaine von 91 %. Wird die Anlage einer

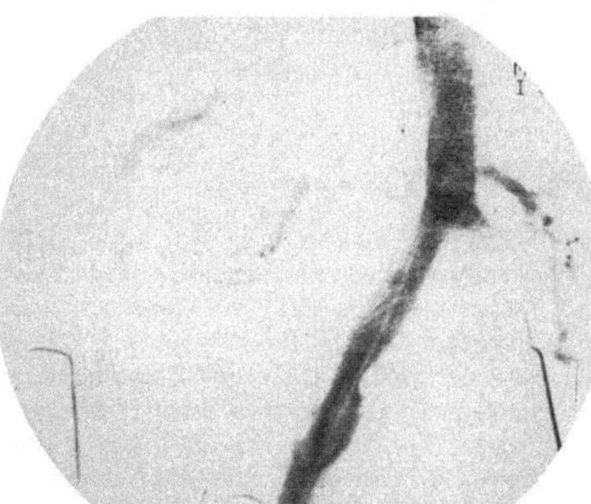

Abb. 10. Intraoperative Korrektur der Dissektion durch retrograde primäre Stentapplikation

Bifurkationsprothese bei kritischer Ischämie, d.h. bei Abstromproblemen, durchgeführt, so liegt die Offenheitsrate nach 5 Jahren bei 87,5 %. Die korrespondierenden Durchgängigkeitsraten sind bezogen auf die Anzahl der Patienten mit 85,8 % bzw. 80,4 % nach 5 Jahren deutlich niedriger. Nach 10 Jahren (n = 702) werden extremitäten- und patientenbezogene Offenheitsraten von 86,8 % bzw. 79,5 % im Stadium II und entsprechende Daten von 79,4 % bzw. 72,1 % im Stadium der kritischen Ischämie (Stadium III und IV) erzielt. Die aus dieser Metaanalyse errechneten Mortalitätsraten lagen bei Eingriffen vor dem Jahre 1975 bei 4,6 % und wurden nach dieser Zeit zu 3,3 % errechnet. Die korrespondierenden Morbiditätsdaten betrugen immerhin 13,1 % vor 1975 und 8,3 % nach dieser Zeit (2).

Im Gegensatz zur Mortalität und Morbidität konnte bei den Daten der Offenheitsraten in dieser Studie keine Zeitabhängigkeit festgestellt werden.

Schlußbemerkung

Trotz überzeugender Offenheitsraten weist die traditionelle Gefäßchirurgie mit der Implantation von Bifurkationsprothesen eine relativ hohe Mortalitäts- und Morbiditätsrate auf. Deshalb ist bei Anwendung dieses Verfahrens eine strenge Indikationsstellung zu fordern. Die Ergebnisse der von uns vorgestellten Kombinationsverfahren zeigen eine sehr geringe Mortalität und Morbidität bei optimalen Offenheitsraten. Es muß jedoch einschränkend bemerkt werden, daß die relativ geringe Fallzahl der hier vorgestellten Kombinationsverfahren über einen langen Zeitraum von 7 Jahren auf eine sehr strenge Selektionierung des Patientengutes hinweist. Es ist aber unbedingt zu fordern, daß vor Implantation einer Bifurkationsprothese in speziellen Indikationskonferenzen kritisch geprüft werden muß, ob ein schonenderes Kombinationsverfahren aus proximaler aorto-iliakaler Angioplastie isoliert oder zusammen mit distaler Rekonstruktion angewandt werden kann. Aufgrund der guten primären und sekundären Offenheitsraten kommt das Kombinationsverfahren auch bei jüngeren Patienten in Betracht.

Sollten dennoch zu einem späteren Zeitpunkt Verschlüsse im Bereich der endovaskulären und gefäßchirurgischen Kombination auftreten, können klassisch-rekonstruktive, invasivere Verfahren immer noch zur Anwendung kommen. Durch diese Vorgehensweise kann bei einem Teil der Patienten die Komplikationsrate minimiert werden. Ein Teil des gefäßchirurgischen Patientengutes mit Kombinationstherapie wird aufgrund der begrenzten Lebenserwartung traditionelle offene Verfahren und die damit verbundenen Komplikationen nicht mehr erleben.

Literatur

1. Bosch JL, Hunink MG (1997) Meta-analysis of the results of percutaneous transluminal angioplasty and stent placement for aortoiliac occlusive disease. Radiology 204: 87–96
2. De Vries, Hunink MG (1997) Results of aortic bifurcation grafts for aortoiliac occlusive disease: A meta analysis. J Vasc Surg 26: 558–569
3. Dotter CT, Judkins ND (1964) Transluminal treatment of arteriosclerotic obstruction: Description of a new technique and a preliminary report of the applications. Circulation 30: 654–670
4. Fowkes FGR (ed; 1991) Epidemiology of peripheral vascular disease. Springer, London
5. Gaines PA, Thomas SM (1998) Has the endovascular management of aortoiliac disease buried the need for open surgery? In: Greenhalgh RM (ed) Indications in vascular and endovascular surgery. W.B. Saunders, London Toronto, pp 273–284

6. Grüntzig A, Hopff H (1974) Perkutane Rekanalisation chronischer arterieller Verschlüsse mit einem neuen Dilatationskatheter. Dtsch Med Wochenschr 99: 2502–2205
7. Hedeman J, Ho GH, Breuking FA (1996) Percutaneus transluminal angioplasty of the infrarenal aorta: Initial outcome and long-term clinical and angiographic results. Eur J Vasc Endovasc Surg 12: 210–216
8. Install RL, Loose HW, Chamberlain J (1993) Long-term results of double-balloon percutaneous transluminal angioplasty of the aorta and iliac arteries. Eur J Vasc Surg 7: 31–36
9. Steckmeier B (1998) Intraoperative Kombinationsverfahren. In: Allenberg JR, Kallinowski, Raithel D (Hrsg) Endovaskuläre Chirurgie, Manual zum Trainingskurs der Deutschen Gesellschaft für Gefäßchirurgie. Johann Ambrosius Barth, Heidelberg Leipzig, S 13–37
10. Steckmeier B (1997) Der Stellenwert des peripheren Abflußwiderstandes und der hydraulischen Impedanz – eine kritische Übersicht. Vasa 26: 41–49
11. Steckmeier B, Parzhuber A, Reiniger C, Spengel FA, Wolfertz C, Küffer G, Schweiberer L (1995) Combined endoluminal and surgical vascular reconstructions. In: Horsch S, Claeys L (eds) Critical limb ischemia: Diagnosis and treatment: An interdisciplinary approach. Steinkopff, Darmstadt. S 105–114
12. Steinmetz OK, Mc Phaill NV, Hajjar GE (1994) Endarterectomy versus angioplasty in the treatment of localised stenosis of the abdominal aorta. Can J Surg 37: 385–390
13. Szeimies U, Steckmeier B (1998) Klinische Wertigkeit der Rekonstruktionsverfahren der 3D-CT-Angiographie in der Gefäßdiagnostik. Gefäßchirurgie 4: 20–27
14. Vorwerk D, Gunther RW, Schurman K, Wendt G (1996) Aortic and iliac stenoses: Follow-up results of stent placement after insufficient balloon-angioplasty in 118 cases. Radiology 198: 45–48
15. Vorwerk D, Gunther RW, Schurmann K, Peters I (1995) Primary stent placement for chronic iliac occlusions: Follow-up results in 103 patients. Radiology 194: 745–749

Für die Verfasser:
Prof. Dr. med. B. Steckmeier
Leiter der Sektion Gefäßchirurgie
Chirurgische Klinik und Chirurgische Poliklinik
Ludwig-Maximilians-Universität München
Standort Innenstadt
Pettenkoferstraße 8a
80336 München

Femoropopliteale Rekonstruktion: Interventionell, operativ oder kombiniert?

K. Ktenidis, S. Horsch

Krankenhaus Porz am Rhein, Akademisches Lehrkrankenhaus der Universität zu Köln

Einleitung

Arterielle Verschlüsse im femoropoplitealen Bereich sind auf die untere Extremität bezogen am häufigsten vetreten. Etwa ein Drittel der Patienten weist ein Mehretagen-Gefäßverschluß auf. Hierbei wird die einzeitige Revaskularisation von Einstrom und Ausstrom in Form von kombinierter operativer und interventioneller Therapie befürwortet.

Aufgrund der anatomischen Gegebenheiten können arterielle Verschlüsse im femoropoplitealen Bereich lange symptomfrei bleiben. Da Versager einer interventionellen oder operativen Therapie über den Profundakreislauf gut kompensiert werden, sind perakute oder dramatische Komplikationen selten. Dr. Balzer sprach im Rahmen der Jahrestagung der DGC 1997 von „Spielwiese und Experimentierfeld von Angiologen, interventionellen Radiologen und Gefäßchirurgen". Tatsächlich wird die periphere arterielle Verschlußkrankheit (pAVK) vom Oberschenkel-Typ von Angiologen mit vasoaktiven Pharmaka und Thrombolytika therapiert, vom interventionellen Radiologen angioplastiert und letztlich vom Gefäßchirurgen operativ revaskularisiert. Ein offizieller Konsens unter den Disziplinen, welche Therapie, wann und von wem erfolgen sollte, ist noch nicht in Sicht. Diesbezüglich ist möglichst ein klinikinterner Konsens, dem Patienten zu Liebe, anzustreben.

Die technologische Weiterentwicklung zeigt heute einen deutlichen Trend in Richtung interventionelle Therapie oder Kombinationstherapie aus Operation und Intervention. Die Kombinationsbehandlung soll bei Mehretagen-Verschlüssen durch einzeitige Optimierung von Ein- und Ausstrom das operative Rekonstruktionsergebnis signifikant verbessern.

Indikation

Während über das diagnostische Management Klarheit zu herrschen scheint, ist ein differenzierter Einsatz der verfügbaren Therapieverfahren nicht immer gegeben. Für eine optimale Differentialtherapie im femoropoplitealen Bereich sind folgende Aspekte zu berücksichtigen: Alter und Allgemeinzustand des Patienten, klinisches pAVK-Stadium, Invasivität und klinischer Erfolg der Methode, Vorhandensein der entsprechenden Infrastruktur zur Durchführung der Maßnahme, insbesondere zur Beherrschung der eventuellen Komplikationen und schließlich ein ausgewogenes Kosten-Nutzen-Verhältnis.

Stadienbezogene Indikationsstellung

Bedingt durch die außergewöhnliche Kollateralpotenz des Profundakreislaufs bietet sich in den Anfangsstadien der pAVK (Stadium I und II nach Fontaine) die konservative Therapie (Thrombozytenaggregationshemmer, Rheologika und Gehtraining) an. Während das Stadium IIb je nach Verschluß- und Patientenkonstellation (berufliche Exposition, Leben im Bergland, sportliche Unternehmungslust etc.) durch eine PTA oder ggfs. OP behandelt werden kann, sind Patienten im Stadium des Ruheschmerzes oder der Nekrose unverzüglich zu behandeln.

Verfahrensbezogene Indikationsstellung

Abgesehen von der stadienbezogenen Indikation zur Therapie, ist die Verfahrenswahl ein weiterer wichtiger Punkt. Die verfahrensbezogene Indikationsstellung bezieht sich auf die perkutane transluminale Angioplastie, Embolektomie, Thrombektomie, Thrombendarterektomie sowie Patch- und Bypasstechniken. Grundsätzlich bedeutet die perkutane transluminale Angioplastie (PTA) eine geringere Belastung für den Patienten. Da dadurch gleichzeitig eine erhebliche Verbesserung der Lebensqualität erreicht werden kann, wird die Indikation zur PTA weiter als bei der operativen Therapie gestellt. Während die Domäne der PTA die pAVK im Stadium II nach Fontaine ist, bleibt das operative Verfahren allein oder in Kombination mit der intraoperativen Angioplastie (ITA) den fortgeschrittenen AVK-Stadien (Abb. 1) vorbehalten.

Als gesichert geltende Indikationen für die interventionelle Therapie in Form der perkutanen Angioplastie sind:

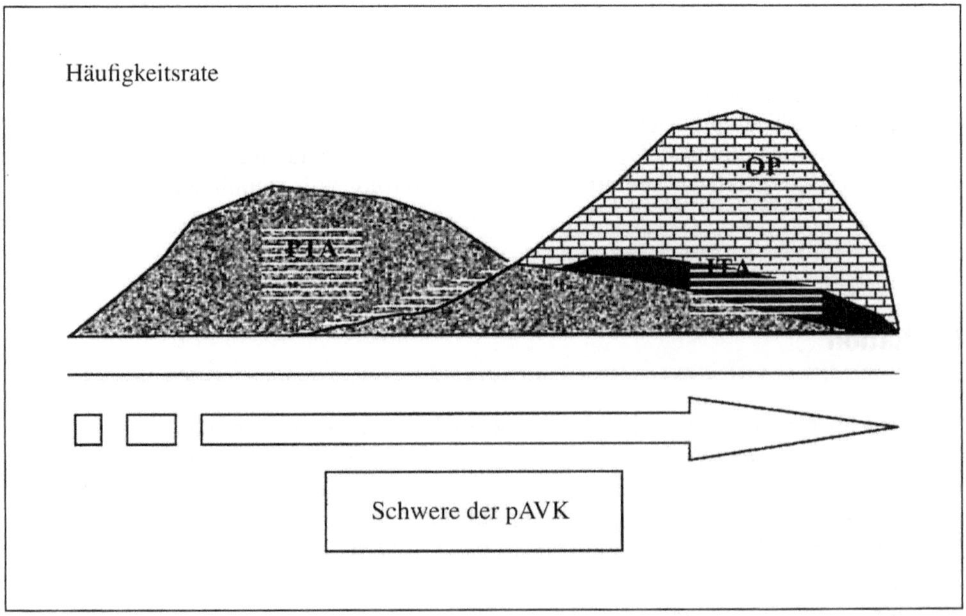

Abb. 1. Anteil der Therapiemethoden in Abhängigkeit von der Schwere der peripheren arteriellen Verschlußkrankheit (Andros G et al.)

(1) Umschriebene Stenosen oder kurzstreckige femoropopliteale Verschlüsse
(2) Akute Thrombosen können nach Lyse und anschließender Angioplastie der ursächlich zugrunde liegenden Stenose effektiv behandelt werden. Bringt man zusätzlich den wirtschaftlichen Aspekt ins Spiel, relativiert sich die Klarheit dieser Indikation, da mehrtägige Lysen und PTA im Vergleich zur OP die teurere und komplikationsträchtigere Behandlung darstellen können. Die Ausweitung der interventionellen Behandlung in diesem Bereich durch assistierende Methoden (Laser, Atherektomiekatheter, Rotationsangioplastie) hat bis heute keinen signifikanten Benefit erbracht. Langstreckige Verschlüsse im femoropoplitealen Bereich können zukünftig durch perkutane Implantation von Endoprothesen behandelt werden. Im Stadium der klinischen Evaluierung befinden sich die für diese Indikation vorgesehenen Endoprothesen bzw. gecoverten Stents (Hemobahn™, Wallgraft™) sowie die halbgeschlossenen TEA mit neuentwickelten Ringstripper.

Für die akuten arteriellen Verschlüssen im femoropoplitealen Bereich stehen uns heute bewährte operative Verfahren wie die indirekte Embolektomie und die Thrombektomie mittels Fogartykatheter zur Verfügung. Die intraoperative Angiographie und gegebenfalls additive Maßnahmen (Lyse oder ITA und ggfs. Stentimplantation) optimieren das operative Resultat. Auch interventionelle Verfahren (perkutane Embolektomie oder Thrombektomie) wurden für diese Indikation entwickelt. Ihre Effizienz gegenüber der operativen Therapie gilt bis jetzt als wissenschaftlich nicht belegt.

Für die chronischen segmentalen Verschlüsse der A. femoralis communis ist die Thrombendarterektomie (TEA) in Kombination mit der Patchplastik die Methode der Wahl. Langstreckige Verschlüsse der A. femoralis superficialis im proximalen und distalen Bereich sind der TEA und Patch gut zugänglich. Da die Bypassanlage bei diesen Indikationen ein besseres klinisches Resultat aufweist, ist die Indikation zur TEA relativiert und besonderen Situationen vorbehalten. Bei obliterierenden Veränderungen der AFP und bei verschlossener AFS sind TEA und Profundapatchplastik die Methode der Wahl. Bei chronischen langstreckigen AFS-Verschlüssen ist die Anlage eines femoropoplitealen Bypasses aus Kunststoff die Methode der Wahl. Ist die A. poplitea langstreckig okkludiert, wird bevorzugt ein femoroinfragenualer Bypass auf Poplitea-III-Segment angelegt. Hierbei ist die Vene das bevorzugte Bypassmaterial.

Ergebnisse

Im Rahmen einer prospektiven randomisierten Studie konnte gezeigt gewerden, daß bei der PTA im femoropoplitealen Bereich mit einer hohen Rate an technischen Versagern in der Frühphase zu rechnen ist. Der Bypass besitzt primär eine bessere Funktionsrate (Abb. 2). Nach drei Jahren egalisierte sich der Unterschied mit vergleichbarer Durchgängigkeitsrate zwischen Bypass und PTA. Grundsätzlich können die Frühergebnisse der interventionellen und operativen Therapie mit Kunstoffbypass als vergleichbar angesehen werden. Bei der Betrachtung der Spätergebnisse wird die Überlegenheit des Venenbypasses deutlich. Trotzdem wird meist empfohlen, die Vene für infragenuale oder aortokoronare Bypassoperationen zu schonen. Aus einem weiteren prospektiv randomisierten Vergleich zwischen Intervention und chirurgischer Gefäßrekonstruktion im femoropoplitealen Bereich ergab sich bezüglich Erfolgs- und Beinerhaltungsrate kein statistisch signifikanter Unterschied (Abb. 3). Die operative Behandlung zeigte eine tendentiell bessere primäre Durchgängigkeits- und Beinerhaltungsrate.

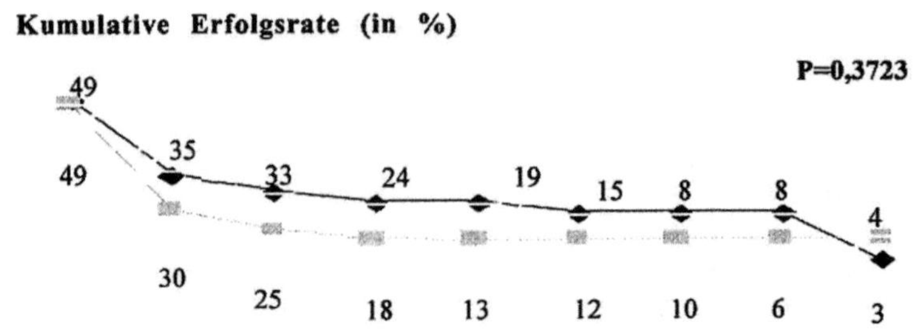

	0	6	12	18	24	30	36	42	48
Bypass	99	78	73	70	70	67	67	67	53
PTA	98	68	62	59	59	59	59	59	59

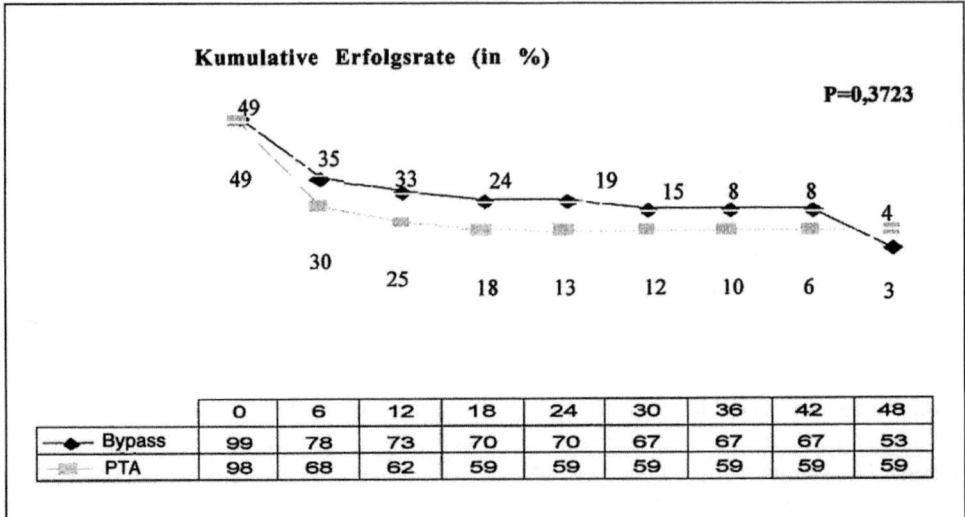

Abb. 2. Bypass versus PTA im femoropoplitealen Bereich – Anteil der Therapieversager, Amputationen und Todesfalle (26)

Eine prospektive Multizenterstudie fand ein Jahr nach Implantation von Wallstents in die A. femoralis superficialis eine Durchgängigkeitsrate von 61 %. Grundsätzlich wird heute von einem routinemäßigen Einsatz von Stents oder Stentprothesen in der A. femoropoplitea abgeraten. Im Rahmen einer Kohortenstudie, zusammengesetzt aus mehreren Patientengruppen prospektiver Studien, konnte gezeigt werden, daß bei Stenosen oder

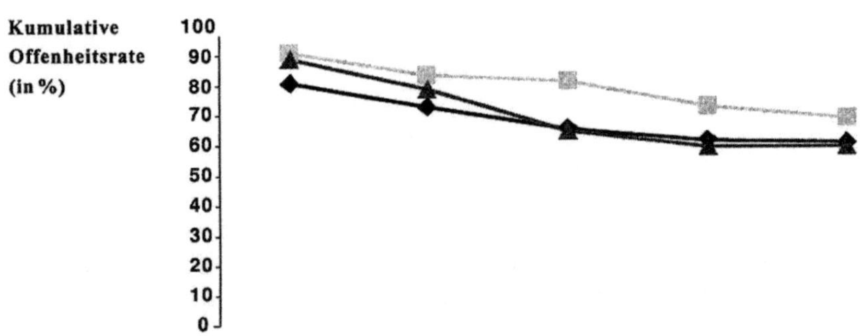

	1.Jahr	2.Jahr	3.Jahr	4.Jahr	5.Jahr
fem-pop PTA	81	73	66	62	61
fem-pop(I): Vene	91	84	82	73	69
fem-pop(I): PTFE	89	79	65	60	60

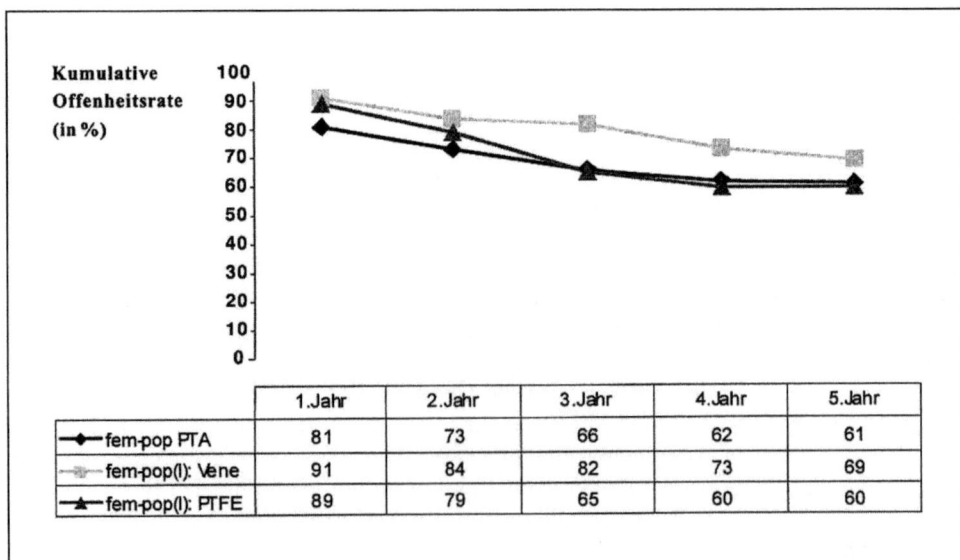

Abb. 3. Vergleich der kumulativen Offenheitsraten von PTA und Bypass im femoropoplitealen Bereich

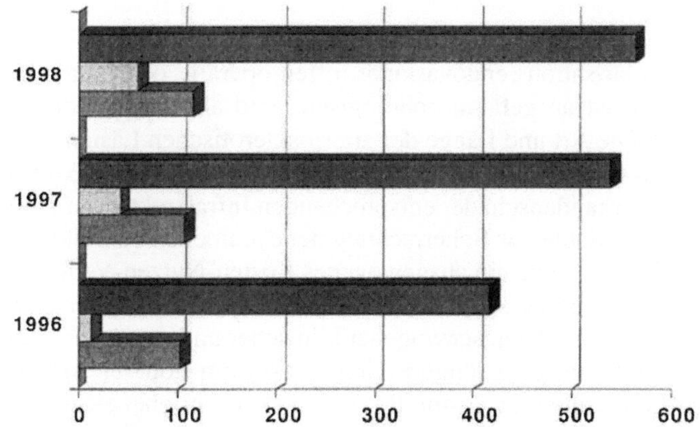

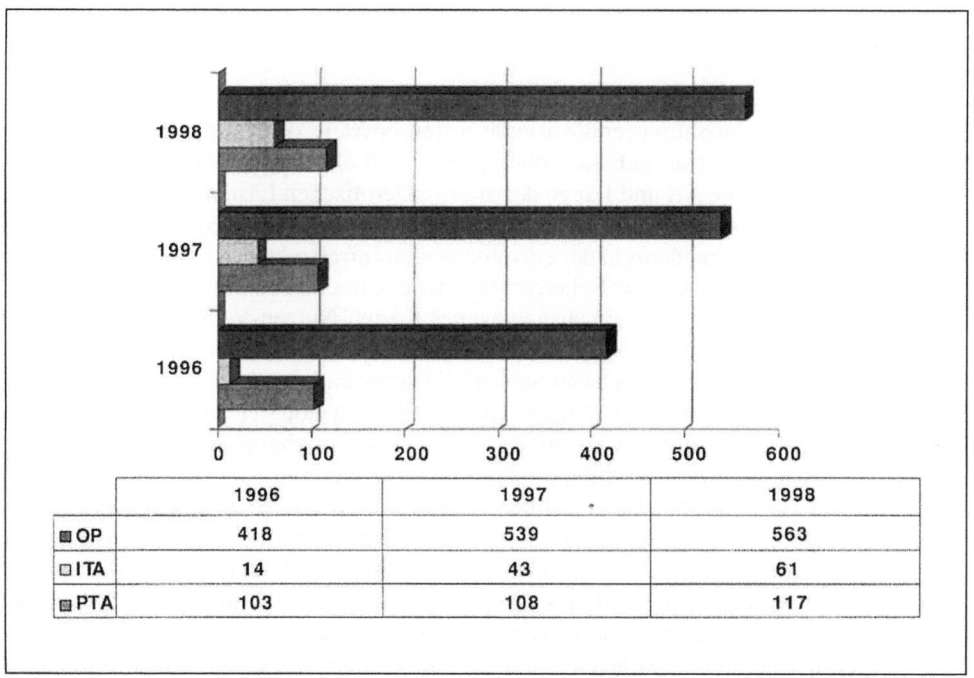

	1996	1997	1998
OP	418	539	563
ITA	14	43	61
PTA	103	108	117

Abb. 4. Anteil der einzelnen Therapiemethoden im femoropoplitealen Bereich in unserer Klinik (OP = femoropopliteale Rekonstruktionen, ITA = intraoperative transluminale Angioplastie, PTA = perkutane transluminale Angioplastie)

Verschlüssen von bis zu 10 cm das interventionelle dem operativen Verfahren nicht immer überlegen ist. Vielmehr wurde verdeutlicht, daß das differenzierte Einsetzen der Therapieformen in Abhängigkeit von Symptomatik und Morphologie das beste Resultat liefert.

In unserer Klinik registrieren wir eine stetige Zunahme der endovaskulären Aktivität im femoropoplitealen Bereich. Die Wachstumsrate war hauptsächlich durch die Zunahme der intraoperativen transluminalen Angioplastie bedingt (Abb. 4). Während die Zahl der perkutanen transluminalen Angioplastien (PTA) jährlich mit knapp über 100 Fällen stabil blieb, wuchs die Zahl der intraoperativen transluminalen Angioplastien (als Kombinationsverfahren) von 14 Fällen 1996, auf 43 Fälle 1997 und 61 Fälle 1998 an. Die Anzahl der operativen Revaskularisationsmaßnahmen im femoropoplitealen Bereich zeigt im gleichen Zeitraum eine relativ geringere Steigung und betrug 418 (1996), 539 (1997) und 563 (1998).

Nach der Entlassung aus der stationären Behandlung erschienen lediglich 51,8 % der Patienten zu Kontrolluntersuchungen. Die mittlere Nachuntersuchungszeit betrug 8,3 Monate (1–36). Die kumulative Funktionsrate lag bei 91 % für die PTA im AFS-Bereich und 72 % im Poplitea – einschließlich Trifurkationsbereich. Die intraoperative Angioplastie erreichte niedrigere Funktionsraten (88 % vs 67 %), wobei hier vermehrt Verschlüsse, langstreckige Stenosen oder Patienten mit schlechterem *run-off* behandelt wurden. Die beste Durchgängigkeitsrate wurde bei supragenualem Einsatz der Vene als Bypass (97 %) und das schlechteste bei kniegelenküberschreitendem Kunststoff-Bypass (69 %) erreicht.

Diskussion

Die Art der Revaskularisation (endovaskulär, offen-operativ oder kombiniert) im femoropoplitealen Bereich ist an gefäßmorphologische und allgemein- oder klinikbezogene Kriterien gekoppelt. Die Art und Länge der arteriosklerotischen Läsion, das Alter und der AZ des Patienten, das klinische pAVK-Stadium, die Invasivität und der klinische Erfolg der Methode sowie das Vorhandensein der entsprechenden Infrastruktur zur Durchführung der Maßnahme und insbesondere zur Beherrschung der eventuellen Komplikationen sind entscheidend. Schließlich ist heute ein ausgewogenes Kosten-Nutzen-Verhältnis zu fordern.

Die femoropopliteale Etage stellt das Hauptanwendungsgebiet der perkutanen transluminalen Angioplastie dar. Bei ausgewogener klinischer und angiographischer Indikation kann statistisch signifikant eine längere Gehstrecke, ein höherer Arm-Knöchel-Index und eine höhere Lebensqualität ermittelt werden. Umschriebene Stenosen oder kurzstreckige femoropopliteale Verschlüsse oder akute Thrombosen nach TE oder Lyse und anschließender Angioplastie der ursächlich zugrundeliegenden Stenose können effektiv behandelt werden. Die Ausweitung der interventionellen Behandlung in diesem Bereich durch assistierende Methoden (Laser, Atherektomiekatheter, Rotationsangioplastie) hat bis heute keinen signifikanten Benefit erbracht. Langstreckige Verschlüsse im femoropoplitealen Bereich können zukünftig durch perkutane Implantation von Endoprothesen behandelt werden. Im Stadium der klinischen Evaluierung befinden sich die für diese Indikation vorgesehenen Endoprothesen bzw. gecoverten Stents (Hemobahn™, Wallgraft™) sowie die halbgeschlossenen TEA mit Ringstripper und Endobypassanlage. Die Einführung von Stents und Stentprothesen hat auch im femoropoplitealen Bereich Einzug gehalten. Inwieweit, analog zu Koronararterien, die Stentimplantation das klinische Resultat der Intervention verbessern kann, muß noch im Rahmen von prospektiv randomisierten Studien erforscht werden.

Bei chronischen langstreckigen Verschlüssen im femoropoplitealen Bereich ist die Anlage eines femoropoplitealen Bypasses die Methode der Wahl. Bei Überschreitung des Kniegelenkes ist die Vene das bevorzugte Bypassmaterial.

Die einseitige Revaskularisation von Einstrom und Ausstrom in Form von kombinierter operativer und interventioneller Therapie wird heute grundsätzlich empfohlen. Es gilt als sicher, daß die transluminale Technik effektiv und sicher durch den Gefäßchirurgen angewandt werden kann. Für die Kombinationstherapie von Operation und Intervention bei femoropoplitealen Mehretagen-Läsionen liegen bisher keine prospektiv randomisierte Studien, welche den Vorteil dieses Konzeptes belegen, vor. Die Entscheidung, ob eine femoropopliteale Rekonstruktion mit einer distalen transluminalen Intervention kombiniert wird, ist zur Zeit eine Einzelfallentscheidung.

Literatur

beim Verfasser

Für die Verfasser:
Dr. med. K. Ktenidis
Krankenhaus Porz am Rhein
Akademisches Lehrkrankenhaus der Universität zu Köln
Chirurgische Klinik – Gefäßchirurgie
Urbacher Weg 19
51149 Köln

Kruro-pedale Rekonstruktionen bei der chronisch arteriellen Verschlußkrankheit: Operativ, interventionell oder kombiniert?

E. Klenk, G. Torsello

Abteilung für Gefäßchirurgie, St. Franziskus-Hospital, Münster

Einleitung

Bei der arteriellen Verschlußkrankheit (pAVK) vom Beckentyp sind interventionelle Methoden mittlerweile Standard und haben die operative Therapie bei einer Reihe von Indikationen verdrängt (3). Auch im Oberschenkel- und Kniebereich sind die Kathetertechniken deutlich auf dem Vormarsch, wobei die Ergebnisse nicht ganz denen der Beckenetage entsprechen (4). Einige Arbeitsgruppen haben operative und interventionelle Verfahren zusammengefügt und führen diese Kombinationseingriffe mit großem Erfolg im Operationssaal durch. Bei geeigneter Auswahl der Patienten kann so bei nahezu gleichem Ergebnis das Eingriffstrauma verringert oder bei Risikopatienten eine Behandlung überhaupt erst möglich gemacht werden (8).

Kruro-pedale Operationen

Der autologe Vena-saphena-magna-Bypass stellt das Standardverfahren in der operativen Behandlung der kruro-pedalen pAVK dar (9). Er kann wahlweise als „reversed bypass", „orthograder non-reversed bypass" oder als „in-situ-Bypass" angelegt werden. Das entsprechende technische Vorgehen ist in der Literatur ausführlich beschrieben und zählt zur gefäßchirurgischen Routine (10). Unterschiede in den Langzeitergebnissen sind bislang nicht gesichert, so daß diese Verfahren im Prinzip gleichberechtigt nebeneinander stehen. Je nach Risikoprofil des Patientengutes können 5-Jahres-Durchgängigkeitsraten von etwa 70 % (life-table Analyse) und etwas höhere Beinerhaltquoten erzielt werden. Allerdings ist die Prognose dieser Patienten aufgrund der oft erheblichen Begleiterkrankungen quoad vitam ungünstig; nach 5 Jahren leben nur noch etwa 50 % (6).

Bei fehlender autologer V. saphena magna (VSM) kommen bei amputationsbedrohter Extremität auch alternative Bypassmethoden wie die Verwendung von Armvenen, PTFE-Prothesen, homologen Venen o.ä. in Betracht. Ein Extremitätenerhalt kann auch so erzielt werden; insgesamt sind die Ergebnisse dieser Verfahren jedoch schlechter als für den VSM-Bypass (2).

Interventionelle Verfahren im kruro-pedalen Bereich

Eine PTA der Unterschenkelarterien wird z.Z. noch deutlich seltener durchgeführt als z.B. im iliakofemoralen Stromgebiet. In einer Multizenterstudie von Beck et al. (1) entfielen 1,01 % der Eingriffe auf die kruralen Arterien. Durch Optimierung der Technik und Benutzung von koronaren Angioplastie-Materialien mehren sich jedoch die Berichte von erfolgreichen Behandlungen von Unterschenkelarterien-Stenosen (5). Meist handelt sich es um Patienten im Stadium III oder IV der pAVK. Gelingt die Rekanalisation, so ist mit klinischer Besserung zu rechnen. Nach Ansicht der meisten Autoren kann auf eine konsequente medikamentöse Zusatztherapie nicht verzichtet werden (7). Mit der operativen Behandlung vergleichbare Langzeitergebnisse stehen jedoch noch aus.

Fallbeispiel 1

Ein 88jähriger Patient kommt zur Aufnahme mit einer feuchten Gangrän im Bereich des rechten Vorfußes. Der Leisten- und Poplitea-Puls ist tastbar, Fußpulse sind nicht palpabel. Über der A. dorsalis pedis und der A. tibialis posterior ist ein Verschlußdruck von 50 mmHg meßbar. Die Angiographie (Abb. 1a) zeigt bei Eingefäßversorgung des Unterschenkels über

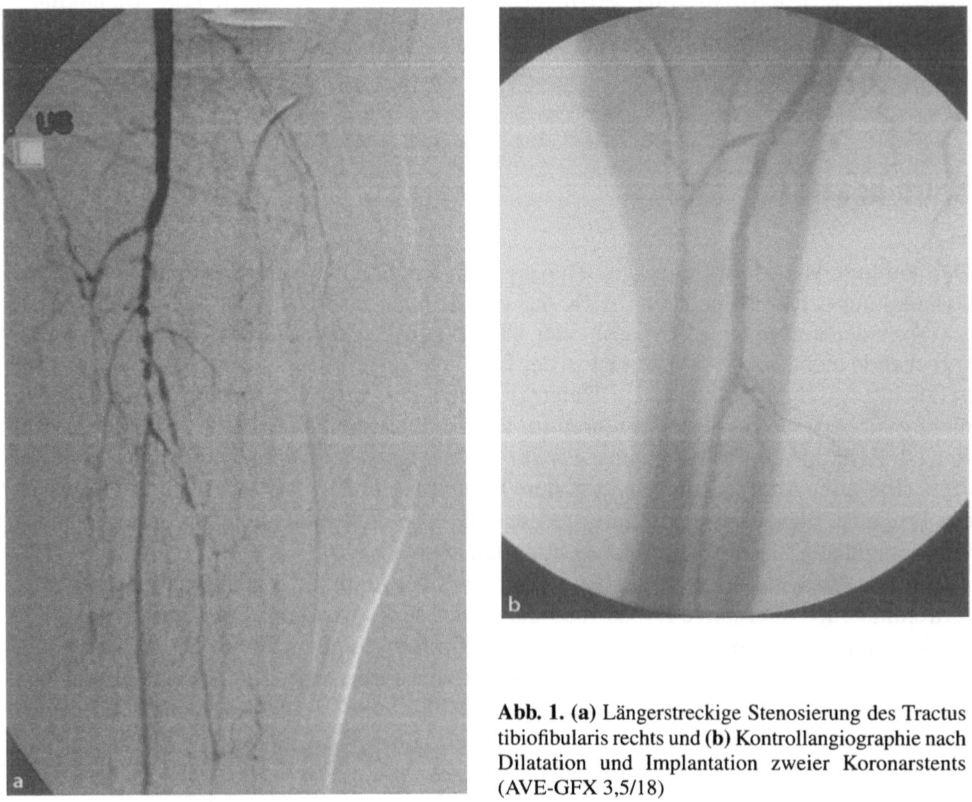

Abb. 1. **(a)** Längerstreckige Stenosierung des Tractus tibiofibularis rechts und **(b)** Kontrollangiographie nach Dilatation und Implantation zweier Koronarstents (AVE-GFX 3,5/18)

die A. fibularis mehrere Stenosen im Bereich des Tractus tibiofibularis. Aufgrund des reduzierten Allgemeinzustandes Entschluß zum interventionellen Vorgehen. Die Stenosen können mit einem 0.014er Führungsdraht unter Zuhilfenahme eines Führungskatheters überwunden werden, das Dilatationsergebnis (PTCA-Ballon 3,0 mm/2 cm) ist jedoch nicht befriedigend. Somit Implantation zweier Koronarstents (3,5/18; Typ GFX, Firma AVE) mit gutem Ergebnis (Abb. 1b). Im weiteren Verlauf nach Demarkierung offene Amputation der zweiten Zehe mit guter Heilung der Amputationswunde.

Kruro-pedale Kombinationseingriffe

In der aorto-iliakalen und femoro-poplitealen Etage werden operativ-interventionelle Kombinationseingriffe schon mit gutem Erfolg angewendet (8). Dabei wird bei komplexen und Mehretagen-Läsionen ein zweizeitiges Vorgehen mit perkutaner und operativer Maßnahme in eine einzeitige Kombination umgewandelt. Der interventionelle Teil dient dabei meist der Verbesserung des Zustroms, seltener auch der Sicherung des Abstroms. Populär ist z.B. die Dilatation einer Iliaka-Stenose mit gleichzeitiger Anlage eines femoro-poplitealen Bypass oder einer Profundaplastik. Ein solches Vorgehen ist für den Patienten komfortabel, zeit- und kostensparend. Bei Hochrisikopatienten kann durch Anwendung derartiger Kombinationsverfahren durch Verringerung des OP-Traumas eine Behandlung u.U. erst möglich gemacht werden (z.B. Iliaka-Dilatation mit Cross-over-Bypass statt Y-Prothese).

Im kruro-pedalen Bereich haben sich derartige Kombinationseingriffe bislang nicht etabliert. Es ist zwar denkbar, z.B. den Ursprung eines femoro-kruralen Bypass durch Dilatation einer Stenose der A. femoralis superficialis weiter nach distal zu verlagern, um mit weniger Venenmaterial auszukommen. Der Eingriff würde dadurch aber zeitlich deutlich ausgedehnt und die Morbidität des Patienten nicht geringer. Außerdem ist das Schicksal der dilatierten Stenose möglicherweise ungewiß, und so würden die meisten Gefäßchirurgen, die Autoren eingeschlossen, bei ausreichend vorhandenem Venenmaterial einen etwas längeren Bypass in dieser Situation bevorzugen. Es ist auch theoretisch möglich, die Dilatation einer Iliaka-Stenose mit der Anlage eines femoro-kruralen Bypass zu kombinieren. Im Patientengut der Autoren kommt diese Situation jedoch höchst selten vor, da die Mehrzahl der Patienten mit einer pAVK von Unterschenkeltyp und kritischer Ischämie Diabetiker sind mit einem durchgängigen arteriellen Gefäßband bis zum distalen Oberschenkel oder gar zur Kniekehle.

Anders stellt sich die Situation dar, wenn ein Mangel an adäquatem Venenmaterial oder unzureichende Weichteilverhältnisse eine Bypassanlage problematisch erscheinen lassen. Hier kann in bestimmten Situationen ein Kombinationseingriff eine Alternative zum kruralen Bypass darstellen.

Fallbeispiel 2

Eine 79jährige Patientin wird als Notfall aus einem peripheren Krankenhaus zuverlegt. Seit 4 Wochen Ulceration ventro-lateral im mittleren Drittel des Unterschenkels. Seit 1 Tag livide Verfärbung der Zehen, Ruheschmerz, Sensibilitätsstörung im Fußbereich und eingeschränkte Fußheberfunktion. Leistenpuls li ist tastbar, weitere Pulse nicht palpabel. Dopplersonographisch ist die A. dorsalis pedis darstellbar mit einem Verschlußdruck von

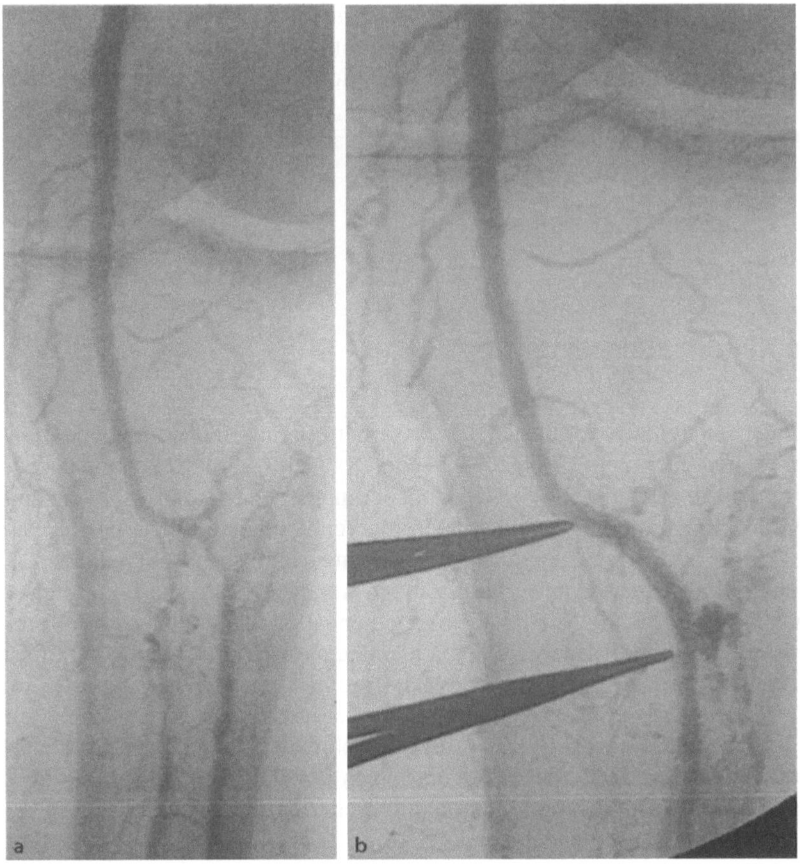

Abb. 2. **(a)** Nach Thrombektomie der A. poplitea intraoperative Angiographie mit Stenose der A. tibialis anterior und Verschluß der anderen Unterschenkelgefäße. **(b)** Kontrollangiographie nach intraoperativer stentoptimierter Dilatation der A. tibialis anterior (AVE-GFX 3,5/18). Ein kleines Paravasat blieb klinisch bedeutungslos.

40 mmHg. Die Patientin wird noch am gleichen Tag operiert. Nach Leistenfreilegung zunächst Thrombektomie der A. femoralis superficialis und der A. poplitea mit dem Fogarty-Katheter. Die intraoperative Angiographie zeigt bei Verschuß des Tractus tibiofibularis, welcher mit dem Führungsdraht nicht überwindbar ist, die A. tibialis anterior als einziges Unterschenkelgefäß mit einer hochgradigen, längerstreckigen Abgangsstenose (Abb. 2a). Aufgrund der Ulceration im anzunehmenden Bereich der distalen Anastomose Entschluß zum weiteren interventionellen Vorgehen. Diese Stenose kann mit einem 0.014er Führungsdraht unter Zuhilfenahme eines Führungskatheters überwunden werden, das Dilatationsergebnis (PTCA-Ballon 3,0 mm/2 cm) ist jedoch nicht befriedigend. Somit Implantation eines Koronarstents (3,5/18; Typ GFX, Firma AVE) mit gutem Ergebnis (Abb. 2b). Postoperativ zusehends Erholung des Fußes, Verschlußdruck über der A. dorsalis pedis 110 mmHg, vollständige Abheilung der Ulceration nach 8 Wochen.

Fazit

Standardverfahren in der Therapie von Unterschenkelarterienverschlüssen und -stenosen ist der autologe Venenbypass. Bei Fehlen von adäquatem Venenmaterial sind alternative Bypassverfahren möglich, die Ergebnisse sind denen des Venenbypass jedoch deutlich unterlegen. Mittels transluminärer Angioplastie können Unterschenkelarterien-Stenosen erfolgreich dilatiert werden. Im Vergleich zu den Interventionen im Becken- und Oberschenkelbereich wird dies Verfahren am Unterschenkel bislang nur selten angewendet, gewinnt jedoch zunehmend an Bedeutung. Operativ-interventionelle Kombinationseingriffe spielen im kruro-pedalen Bereich nur eine untergeordnete Rolle. Sie sind technisch sehr aufwendig, und eine Indikation wird nur selten gesehen. Im Einzelfall können sie als Alternative zum kruralen Bypass jedoch sinnvoll sein.

Literatur

1. Beck A, Ostheim-Dzerowycz W, Grosser G, Heiss HW (1988) Klinische und angiographische Langzeitergebnisse der perkutanen transluminalen Angioplastie und der lokalen Katheterlysebehandlung der Becken- und Beinarterien. Cor Vas 2: 77–86
2. Calligaro KD, Syrek JR, Dougherty MJ, Rua I, Raviola CA, DeLaurentis DA (1997) Use of arm and lesser saphenous vein compared with prosthetic grafts for infrapopliteal arterial bypass: are they worth the effort? J Vasc Surg 26: 919–927
3. Henry M, Amor M, Ethevenot G, Henry I, Mentre B, Tzvetanov K (1998) Percutaneous endoluminal treatment of iliac occlusions: long-term follow-up in 105 patients. J Endovasc Surg 5: 228–235
4. Hunnink MGH, Donaldson MC, Meyerovitz MF, Polak JF,Whittemore AD, Kandarpa K (1993) Risks and benefits of femoropopliteal percutaneous balloon angioplasty. J Vasc Surg 17: 183–194
5. Largiader J, Schneider E (1995) Endovaskuläre und offene rekonstruktive Behandlung der arteriellen Verschlußerkrankung der unteren Extremität im Stadium der kritischen Ischämie. Chirurg 66: 86–92
6. Panayiotopoulos YP, Tyrrell MR, Owen SE, Reidy JF, Taylor PR (1997) Outcome and cost analysis after femorocrural and femoropedal grafting for critical limb ischaemia. Br J Surg 84: 207–212
7. Richter GM (1994) Perkutane arterielle Angioplastie. In: Kauffmann GW, Richter GM (Hrsg) Gefäßintervention. Springer, Berlin Heidelberg New York, S 3–32
8. Steckmeier B, Parzhuber A, Reininger C, Spengel FA, Wolfertz C, Küffer G, Schweiberer L (1995) Combined endoluminal and surgical vascular reconstructions. In: Horsch S, Claeys L (eds) Critical limb ischemia. Steinkopff, Darmstadt, pp 105–114
9. Stenosen und Verschlüsse der Unterschenkelarterien. In: Leitlinien zur Diagnostik und Therapie in der Gefäßchirurgie (Stand Januar 1998). Vorstand der Deutschen Gesellschaft für Gefäßchirurgie (Hrsg) Deutscher Ärzte-Verlag, S 59–64
10. Van Dongen RJAM, Franke F (1987) Chronische Verschlußprozesse der Unterschenkelarterien. In: Heberer G, Van Dongen RJAM (Hrsg) Gefäßchirurgie, Springer, Berlin Heidelberg New York, S 415–430

Für die Verfasser:
Dr. med. Eckhard Klenk
Oberarzt der Klinik für Gefäßchirurgie
St. Franziskus-Hospital
Hohenzollernring 72
48145 Münster

Diskussion

Vorsitz: Becker, Roth

Mumme: Eine Frage an Herrn Steckmeier. In unserem Krankengut von aorto-iliakalen Rekonstruktionen benötigen 30 % aller Patienten irgendwann einmal einen infrainguinalen Bypass. Haben Sie nicht die Sorge, daß Sie, wenn Sie hier ein kombiniertes Verfahren anwenden und damit ja keine so definitive Versorgung der Beckenetage erzielen, wie beispielsweise mit dem Bifurkations-Bypass, die Chancen dieses später notwendig werdenden infrainguinalen Bypass eventuell verschlechtern?

Steckmeier: Da setzen Sie voraus, daß die Ergebnisse der Kombinationstherapie aus iliakaler Angioplastie und distaler Rekonstruktion schlechter seien als die der Bifurkation. Das ist aber nicht der Fall. Wenn Sie eine gute Selektionierung des Patientengutes betreiben, dann werden Sie feststellen, daß Sie mit der Kombinationstherapie in den allermeisten Fällen ein sehr gutes Ergebnis, auch Langzeitergebnis, erzielen können.

Fehrenkemper: Eine Frage an Herrn Ktenidis. Ich habe größte Probleme mit Ihrem Vorgehen, wenn Sie einen Bypass etwa anderthalb oder zwei Zentimeter vor eine hochgradige Stenose setzen, also die distale Anastomose, um dann anschließend diese Stenose mit großem Aufwand, sicherlich auch mit erheblichen Kosten, PTA-Katheter, Stent usw., aufzudilatieren. Was spricht für dieses Verfahren, und was spricht dagegen, die Stenose an dieser Stelle zu endarteriektomieren und den Bypass zwei Zentimeter tiefer zu setzen? Das ist eigentlich gängiges Vorgehen bei uns, und ich denke, auch in den meisten anderen Kliniken. Warum machen Sie das auf diese Art und Weise?

Ktenidis: Das von mir beschriebene Kombinationsverfahren umfaßt den femoropliteal en Bypass plus die PTA peripher. Die PTA beschränkt sich dabei auf das Poplitea II/III-Segment und den Trifurkationsbereich. Dies sollte hier besprochen werden. Wenn natürlich die Stenose von supragenual her erreichbar ist oder ein auslaufender Plaque vorliegt, dann wird nicht dilatiert. Wir scheuen uns nicht davor, in solchen Fällen die Anastomose bis zum Kniegelenkspalt anzulegen. Es geht tatsächlich um Stenosen jenseits des Kniegelenkspaltes (PII/PIII-Segment), die operativ nicht erreichbar sind. Um einen infragenualen Bypass zu vermeiden, dilatieren wir Stenosen in diesem Bereich.

Fehrenkemper: Aber die Ergebnisse sind doch viel schlechter, wenn Sie dilatieren, das haben wir doch auch heute morgen gehört. Wenn Sie im zweiten und dritten Segment der Poplitea dilatieren, sind die Ergebnisse doch sehr schlecht. Es ist doch keine Schande, auch über das Kniegelenk mit Vene zu gehen und einen entsprechenden Bypass zu machen.

Ktenidis: Sie haben recht. Aber die Fälle, die wir so behandeln, kann man an einer Hand abzählen. Und dieses Vorgehen sehe ich als einen ersten Schritt. Bevor ich den zweiten mache, mache ich erst den ersten Schritt.

Becker: Herr Ktenidis, darf ich Sie auch etwas fragen. Wir wissen ja, daß die intraoperative In-flow-PTA eine gute Methode ist, mit guten Langzeitergebnissen. Unsere Erfahrungen sind, daß die peripheren Dilatationen am Abfluß, also die Out-flow-PTA eigentlich nicht so gute Ergebnisse hat. Können Sie das nicht auch bestätigen?

Ktenidis: Ja, ich kann das bestätigen. Wir halten uns, wenn es um Kombinationsverfahren geht, strikt an eine ausgewogene klinische Indikation (fortgeschrittenes Stadium III und IV) und eine eindeutige angiographische Indikation (z.B. PTA nur bei umschriebene Stenosen). Dies bedeutet, daß je geringer ausgeprägt die Klinik ist, desto seltener kommt das Kombinationsverfahren zur Anwendung. Wenn aber das Kombinationsverfahren dabei hilft, eine femuroinfragenuale gar-crurale Bypassoperation zu vermeiden, dann wird es in unserer Klinik trotz der relativ schlechten Ergebnisse der PTA distal des Kniegelenkspaltes bevorzugt.

Steckmeier: Ich glaube schon, daß der kurze Bypass mit distaler Dilatation seine Berechtigung hat. Nämlich dann, wenn folgende Voraussetzungen gegeben sind: Erstens muß ein gutes Aufnehmersegment vorhanden sein, wo man auch distal einen guten Anschluß hat; zweitens, wenn eine Konstellation vorhanden ist, wo eine hochgradige Einengung kurz oberhalb der Trifurkation vorhanden ist, dann kann man in vielen Fällen nicht ohne weiteres einen kniegelenksüberschreitenden Bypass auf P-III machen. Dann ist man gleich beim kruralen Bypass angelangt. In diesen Fällen kann ich ohne weiteres die Kombination aus kurzem PTFE-Bypass mit intraoperativer Angioplastie von P-III wählen und zu einem späteren Zeitpunkt, falls es überhaupt noch erforderlich ist, dann den autologen kruralen Venenbypass anlegen. Ich glaube schon, daß dieses Vorgehen in manchen Fällen seinen Stellenwert besitzt, und wir haben im Rahmen einer Dissertation zeigen können, daß die Ergebnisse aus dieser Kombination bei über 80 Patienten ganz hervorragende Langzeitergebnisse aufweisen.

Krümmer: Ich habe auch noch eine Frage an Herrn Prof. Steckmeier, die Dilatation der Beckenarterie betreffend. Wie verhalten Sie sich oder welches Vorgehen würden Sie empfehlen, wenn bei der PTA die Arteria iliaca interna sich zu verschließen droht. Würden Sie dann gegebenenfalls doch operieren?

Steckmeier: Das ist ja immer wichtig, die Arteria iliaca interna ist ja eines unserer wichtigsten Gefäße. Aber ich glaube, man muß das abwägen. Man muß eben sehen, ob die Arteria mesenterica inferior vorhanden ist und man muß auch sehen, ob die kontralaterale Arteria interna perfundiert ist, und man muß das Risiko des Verschlusses der Arteria iliaca interna, und das ist richtig, was Sie gesagt haben, natürlich betrachten. Nämlich dann, wenn die Stenosierung nach distal reicht und die Iliacalbifurkation mit einbezieht. In diesen Fällen würde ich mit dieser Kombination zurückhaltend sein. Wenn es doch einmal passieren sollte, daß die Arteria iliaca interna sich verschließt, dann muß man die Revaskularisierung abhängig davon machen, ob eben Kolateralgefäße vorhanden sind. Aber kann ich nur sagen, man muß die richtige Selektionierung des Patientengutes wählen, und die Iliacalbifurkationstenose ist keine Indikation für das kombinierte Verfahren.

Roth: Danke schön. Jetzt eine Frage an Herrn Klenk, bitte schön. Wer hat eine Frage?

Balzer: Herr Klenk, die Fälle, die Sie mit Stent behandelt haben, sind zwar spektakulär, aber jeder dieser Fälle hätte sich doch auch operativ behandeln lassen. Ich habe keinen gesehen, wo das nicht auch operativ möglich gewesen wäre. Und so ein bißchen widerspricht sich das ja, daß Sie auf der einen Seite sagen, der Venenbypass bzw. die operative Rekonstruktion am Unterschenkel ist das Beste und uns dann hier Stent-Bilder zeigen, die im Einzelfall zwar sehr schön sind, aber ich hoffe, wir sind uns darüber einig, daß der Stent am Unterschenkel eigentlich wenig oder bisher mit den Modellen, die ich jedenfalls kenne, nichts zu suchen hat.

Klenk: Das ist völlig richtig. Ich habe es zwischendurch immer versucht zu betonen, daß der crurale Venenbypass das beste und vernünftigste für diese Patienten ist. Nur bei einem solchen Vortrag mit dem Thema „Empfehlenswertes und Nichtbewährtes" hatte ich die Befürchtung, daß ich Sie mit schönen Bildern von Venenbypässen eigentlich langweile. Das kennen Sie alle und Sie wissen wie das geht und da braucht man eigentlich nicht viel dazu zu sagen. Ich wollte damit eigentlich nur deutlich machen, daß die Indikationen für interventionelles Vorgehen an den Unterschenkelarterien natürlich selten sind. Es gibt aber durchaus Patienten, die in einer verzweifelten Lage sind, die haben schlechte Weichteile, die haben keine Vene mehr, die man irgendwie nutzen könnte. Mit Kunststoff hatte man auch sehr große Bauchschmerzen. Wo man in Ausnahmefällen mal auf solche Methoden zurückgreifen kann oder vielleicht auch zurückgreifen will und in Einzelfällen diesen Patienten damit helfen kann. Es handelt sich hier immer um Einzelfälle, und ich stimme mit Ihnen da völlig überein. Ich habe lange überlegt, ob ich dieses doch nicht so schöne Bild von dem Palmaz-Stent zeige, aber ich habe mir gedacht, ich zeige es mal, weil es hier wahrscheinlich ähnlich ist wie bei der Carotis. Für die Unterschenkelarterien gibt es meiner Ansicht nach im Moment weder die geeigneten Katheter noch, wenn dafür eine Notwendigkeit bestände, die geeigneten Stents. Man probiert, man versucht und guckt, wie kann man diesen Leuten helfen. Wir sind da irgendwann auf dieses Koronarinstrumentarium verfallen, von dem wir meinen, daß das besser ist als das was ansonsten in diesen Dingen verwendet wird, aber der Weisheit letzter Schluß ist das natürlich nicht, das ist völlig klar.

Becker: Vielen Dank, Herr Klenk. Herr Roth und ich bedanken uns für das große Interesse und die gehaltenen Vorträge sowie für die Kommentare und Fragen. Vielen Dank.

Varikosis und diabetischer Fuß

Moderne gefäßchirurgische Vorgehensweise beim (neuro)ischämischen diabetischen Fuß-Syndrom

K. D. Wölfle

Klinik für Gefäß- und Thoraxchirurgie (Direktor: Prof. Dr. H. Loeprecht), Zentralklinikum, Augsburg

Seit die überholte Vorstellung von einer spezifischen „okkludierenden Mikroangiopathie", die Bypassoperationen quasi aussichtslos erscheinen ließ, verlassen wurde (4), haben Revaskularisationen bei femorokruralen Verschlußprozessen rasch auch bei Diabetikern einen festen Platz im Therapiekonzert gefunden. Die folgende Übersicht befaßt sich nun zunächst mit den Eigenarten der diabetischen Makro- bzw. Mikroangiopathie. Außerdem werden die gefäßchirurgischen Indikationen, die Therapieplanung sowie die Behandlungsergebnisse beim (neuro)ischämischen Diabetischen Fuß-Syndrom (DFS) dargestellt, also der Variante, für deren Entstehung eine kritische Perfusionsminderung entweder alleine oder in Kombination mit einer Neuropathie verantwortlich ist.

Besonderheiten der Angiopathie bei Diabetes mellitus

Die „diabetische Makroangiopathie" weist insgesamt ein typisches Verteilungsmuster sowie auch eine charakteristische Beschaffenheit auf (Tabelle 1): Neben Veränderungen der A. femoralis profunda sind vermehrt die infrapoplitealen Arterien betroffen (5, 12, 18, 29), wobei diese periphere Akzentuierung grundsätzlich auch für die schlechten Kollateralisationsbedingungen beim Diabetiker verantwortlich gemacht wird. Oftmals liegt sogar nur ein ausschließlich tibioperonealer Okklusionstyp mit einem sog. Querschnittsverschluß der Unterschenkelarterien (16) vor. Die Ursache für die Prädilektion des kruralen Gefäßabschnitts ist bisher noch nicht abschließend geklärt (7): Nach einer Mitteilung von Lee (17) soll dieser periphere Verschlußtyp aber vorwiegend Diabetiker mit gleichzeitig bestehender Mediasklerose betreffen, während Diabetiker ohne Mediasklerose eine eher gleichmäßige Verteilung der pAVK auf die femorokrurale Region wie Nichtdiabetiker aufweisen. Dabei darf aber die Mönckeberg'sche Mediasklerose, die eine röhrenförmige Sklerosierung der Tunica media darstellt, nicht generell mit einer stenosierenden oder obliterierenden Angiopathie gleichgesetzt werden, auch wenn derartige Veränderungen unabhängig davon mit vorkommen können.

Die Vorstellung von der Beschaffenheit der diabetischen Mikrozirkulationsstörung im Fußbereich hat sich im Laufe der Zeit erheblich gewandelt (Tabelle 1): Während anfangs vorwiegend eine diabetesspezifische Okklusion auf arteriolärer bzw. kapillärer Ebene angenommen wurde (11), welche rekonstruktive Maßnahmen gewissermaßen zu einem aussichtslosen Unterfangen machte, wird die Mikroangiopathie heute als ein komplexer Prozeß gesehen, der insgesamt morphologische, hämorrheologische bzw. -staseologische

Tabelle 1. Besonderheiten der diabetischen Angiopathie

• Makroangiopathie Periphere Lokalisation (Infrapopliteale Verschlüsse) Mönckeberg'sche Mediasklerose	
• Mikroangiographie	
Morphologie	Kapilläre Basalmembranverdickung Perizytendegeneration (Permeabilität ↑)
Funktion	Vasokonstriktorenantwort ↓ Hyperämiereserve ↓
Hämorrheologie/-staseologie	Thrombozytenadhäsion/Aggregabilität ↑ Erythrozyten-Verformbarkeit ↓ Fibrinogen ↑ Fibrinolytisches System ↓

sowie bei gleichzeitigem Vorliegen einer Neuropathie zusätzliche funktionelle Komponenten enthält. Die morphologischen Veränderungen umfassen dabei v. a. eine (nicht stenosierende!) Verdickung der Basalmembran sowie eine Degeneration der Perizyten (13); letztere verursacht in Verbindung mit einer evtl. vorhandenen neuropathisch bedingten Regulationsstörung der Mikrozirkulation (z.B. verminderte Vasokonstriktorenantwort) eine vermehrte transkapilläre Durchlässigkeit und dadurch die für Diabetiker typische Ödembildung (6, 33). In funktioneller Hinsicht ist daneben noch eine eingeschränkte reaktive Hyperämiereserve nach Verletzungen zu nennen, wodurch eine inadäquate Infektabwehr bzw. Wundheilung begünstigt werden kann. Die Blutkomponenten sind beim Diabetiker insgesamt in Richtung Viskositätssteigerung und Hyperkoagulabilität verändert (32).

In der Summe können die oben aufgeführten Störungen der Mikrozirkulation allein vermutlich keine kritische Ischämie im Fußbereich auslösen; ebenso ergeben sich daraus aber auch keine Kontraindikationen mehr für ein gefäßchirurgisches Vorgehen. Nekrosen und Gangrän dürften ganz überwiegend auf das Konto der diabetischen Makroangiopathie gehen, wobei vielfach schon isolierte Verschlüsse aller Unterschenkelarterien derartig schwere Veränderungen bewirken können.

Gefäßchirurgische Indikationen

Die Hauptindikation für rekonstruktive Eingriffe stellt dabei die Abwehr einer Majoramputation bei Patienten mit konservativ nicht behandelbarem Ruheschmerz bzw. akralem Gewebeuntergang (Nekrose/Gangrän) dar. Die hierbei zugrundeliegende kritische Ischämie ist nach dem Consensus-Dokument der Europäischen Gesellschaft für Gefäßchirurgie (ESVS) apparativ zumeist charakterisiert durch systolische Knöcheldrucke <50 mmHg bzw. einen transkutanen Sauerstoffpartialdruck <10 mmHg (23). Grundsätzlich bleibt aber zu beachten, daß – abgesehen von der allgemeinen OP-Fähigkeit – als Kandidaten für rekonstruktive Eingriffe nur Patienten mit potentiell funktionsfähigen Beinen ohne schwerwiegende Paresen bzw. Kontrakturen in Betracht kommen. Gleichermaßen gelten auch Fälle, in denen nach Absetzen der gangränösen Fußareale keine belastbaren Fußanteile mehr zurückbleiben, als klare Kontraindikation für eine Bypassoperation. Nach Taylor u. Porter (30) besteht beim heutigen Stand der gefäßchirurgischen Technik eine fehlende Rekonstruierbarkeit nur mehr in etwa 5 % der Fälle, wobei diese Quote sicher nur in ausgewählten Institutionen erreichbar ist. Insgesamt erscheint eine primäre Majoramputation heute nur mehr gerechtfertigt, wenn die Möglichkeit einer Bypassoperation von einem auf dem Gebiet der peripheren Gefäßchirurgie erfahrenen Zentrum verneint wird.

Therapieplanung

Nach den Empfehlungen der ESVS sollte bei Patienten mit fortgeschrittenen Schweregraden eines DFS zunächst ein Ausgleich der zumeist vorhandenen Dehydratation sowie in enger Kooperation mit den Diabetologen eine Einstellung der Blutzuckerwerte auf Nahe-Normoglykämie erfolgen (23). Gleichzeitig muß entsprechend dem IRA-Prinzip von Vollmar (35) eine Infektspaltung mit ausführlichem Wunddebridement sowie Eröffnung aller Retentionshöhlen vorgenommen werden, um eine zentrale Infektpropagation zu verhindern. Die Gabe von Antibiotika orientiert sich zunächst an dem zu erwartenden klinikeigenen Erregerspektrum, bei diabetischen Fußläsionen ist aber grundsätzlich von einer polymikrobiellen Besiedelung auszugehen und insbesondere faulig riechende Defekte weisen auf eine Anaerobierbeteiligung hin. Ergänzend können während der akuten Entzündungsphase zur Verminderung der Keimbesiedelung lokal Verbände mit in Antiseptika (z.B. verdünnte PVP-Jod-Lösung) getränkten Kompressen aufgebracht werden; die Einhaltung von Bettruhe ist in dieser Phase dringend erforderlich. Die Durchführung einer Röntgenaufnahme des Fußskelettes informiert über das potentielle Vorhandensein von

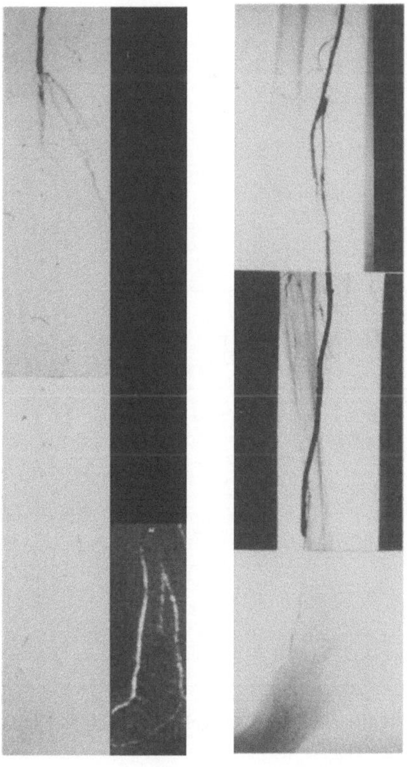

Abb. 1. „Leeres" Angiogramm im Fußbereich (links) bei Nachweis einer anschlußfähigen A. tibialis anterior in der MR-Angiographie (Mitte). Bei diesem Patienten konnte dann ein Bypass von der distalen A. femoralis superfizialis auf die so nachgewiesene A. tibialis anterior durchgeführt werden (rechts).

Fremdkörpern, das eventuelle Ausmaß einer Osteodestruktion bzw. über eine Gasbildung in den Weichteilen.

Zur Planung einer Gefäßrekonstruktion mit dazu erforderlicher Darstellung der Fußgefäße eignet sich derzeit am besten die Durchführung einer i. a. DSA mit Punktion der ipsilateralen A. femoralis. In Situationen mit einem sog. „leeren" Angiogramm im Fußbereich ist in Einzelfällen noch eine Darstellung anschlußfähiger pedaler Arterien mit Hilfe einer MR-Angiographie möglich (Abb. 1). Bei erhöhten Kreatininwerten ist an die Möglichkeit einer CO_2-Angiographie für die zentralen Arterienabschnitte zu denken; die Peripherie kann dann in diesen Fällen nach entsprechender Spülbehandlung (9) zur renalen Protektion mit minimalen KM-Mengen abgebildet werden.

Resultate nach Gefäßrekonstruktionen beim (neuro)ischämischen DFS

Die in der kontemporären Literatur (Tabelle 2) für Diabetiker angegebenen Offenheitsraten nach konventionellen infrainguinalen Revaskularisationen unterscheiden sich mehrheitlich

Tabelle 2. Offenheit nach infrainguinalen Rekonstruktionen bei Patienten mit (DM) und ohne (NDM) Diabetes

Autor	CLI (%)	Anzahl der Bypässe	Prim. kum. Offenheit (%) 12 Mo	36 Mo	60 Mo
Venenbypass					
Taylor et al. (31)	80	DM 230	89	84	84*
		NDM 286	86	73	69
Shah et al. (25)	100	DM 387	90	81	74
		NDM 294	89	84	76
Rosenblatt et al. (20)	100	DM 83	94	87	–
		NDM 58	79	72	–
Bergamini et al. (2)	93	DM 156	81	68	–
		NDM 200	75	63	–
Eugster et al. (8)	100	DM 77	62	48	48
		NDM 143	77	65	65
PTFE-Bypass					
AbuRhama et al. (1)	65	DM 45	–	52	–
		NDM 92	–	56	–
Unterschiedliche Bypassmaterialien					
Hurley et al. (14)	100	DM 148	84	74	65*
		NDM 111	66	58	52
Rutherford et al. (21)	84	DM 104	75	60*	–
		NDM 142	62	42	–
Stirnemann et al. (26)	100	DM 67	88	81	70
		NDM 133	86	77	77
Karacagil et al. (15)	k.A.	DM 120	61	46	–
		NDM 212	64	52	–
Grahtan et al. (10)	DM 92	DM 94	50	39	28§
	NDM 76	NDM 76	50	41	41§

* signifikant besseres Ergebnis; § nach 54 Monaten; CLI = Critical Limb Ischaemia; Mo = Monat; k.A. = keine Angaben

Tabelle 3. Beinerhaltung und Überleben nach infrainguinalen Rekonstruktionen bei Patienten mit (DM) und ohne (NDM) Diabetes

Autor	CLI (%)	Anzahl der Bypässe	Kum. Beinerhaltung (%) 12 Mo	36 Mo	60 Mo	Periop. Mortalität (%)	Kum. Überlebensrate nach 5 J (%)
Hurley et al.	100	DM 148	86	83	79*	6,5	k.A.
(14)		NDM 111	79	74	65	k.U.	
Shah et al.	100	DM 387	96	–	86	4	72
(25)		NDM 294	99	–	94	k.U.	70
Karacagil et al.	k.A.	DM 120	82	70	–	5	62$
(15)		NDM 212	80	62	–	1,4*	86$*
Bergamini et al.	93	DM 156	96	93	–	3	k.A.
(2)		NDM 200	92	88	–	k.U.	
Stirnemann et al.	100	DM 67	92	86	86	3	21
(26)		NDM 133	90	84	84	k.U.	53*
Grahtari et al.	DM 92	DM 94	–	–	88§	3,2	44
(10)	NDM 76	NDM 76	–	–	83§	1,4	82
Eugster et al.	100	DM 77	82	75	75	3,9	k.A.
(8)		NDM 143	94	94	94*	2,8	
Taylor et al.	80	DM 230	91	90	90	1,3	50
(31)		NDM 286	98	96	94*	k.U.	50

* signifikant besseres Ergebnis; $ nach 36 Monaten; § nach 54 Monaten;
k.U. = kein Unterschied; k.A. = keine Angaben; J = Jahre

nicht mehr von denen bei Nichtdiabetikern: Dabei werden z.B. für autologe femorokrurale Rekonstruktionen Durchgängigkeitsraten von bis zu 70 % nach 5 Jahren angegeben (25). Diese Feststellung gilt auch für Patienten mit reinen PTFE-Rekonstruktionen (1) ebenso wie für Serien, in denen ein Mix aus unterschiedlichen Bypassmaterialien zur Anwendung kam (Tabelle 2).

Die mitgeteilten Beinerhaltungsraten (Tabelle 3) – in manchen Serien über 80 % nach 5 Jahren – lassen zu einem großen Teil ebenfalls keine nachteiligen, diabetesbedingten Auswirkungen erkennen. Allerdings werden hierzu auch gegenteilige Beobachtungen berichtet: Sowohl bei Taylor et al. (31) als auch bei Eugster et al. (8) wird die beobachtete niedrigere Limb-Salvage-Rate auf die erhöhte Notwendigkeit von Majoramputationen bei Diabetikern trotz offenem Bypass zurückführt. Interessant ist auch der Hinweis von Gahtan et al. (10), wonach bei Diabetikern insgesamt ein längerer stationärer Aufenthalt sowie auch im Falle eines Beinerhaltes ein signifikant größerer Weichteilverlust am Fuß in Kauf zu nehmen ist: Als sehr aufwendige, aber aussichtsreiche Maßnahme bietet sich hier in Einzelfällen der Versuch an, größere, durch ausgedehntes Debridement entstandene Gewebedefekte im Fußbereich durch mikrovaskulären Lappentransfer zu versorgen (27). Einfacher, weil ohne die Notwendigkeit schwieriger Anastomosen bei erheblich veränderten Gefäßverhältnissen, ist dies auch durch gestielte Lappenplastiken möglich: Insbesondere der distal gestielte Suralislappen (22) erlaubt durch seinen großen Aktionsradius ausgedehnte Defektdeckungen, v. a. im häufig betroffenen Fersenbereich.

Nach den vorliegenden Mitteilungen (Tabelle 3) können Bypassoperationen bei Diabetikern mit einer Ausnahme (15) genauso sicher wie bei Nichtdiabetikern mit einer perioperativen Mortalität meist unter 5 % vorgenommen werden. Allerdings scheint das weitere Überleben bei Diabetikern nach den Ergebnissen zweier Studien deutlich eingeschränkt zu sein (15, 26), auch wenn einige Mitteilungen einer Nichtdiabetikern vergleichbare Lebenserwartung suggerieren (Tabelle 3). Insgesamt führt vor allem die Koexistenz einer dialysepflichtigen Niereninsuffizienz zu einer dramatischen Verkürzung der verbleibenden Lebenserwartung (19).

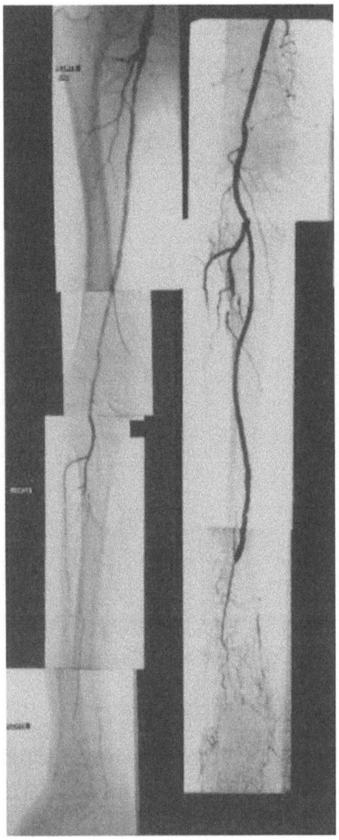

Abb. 2. Anlage eines „Distal-Origin-Bypass" von der A. poplitea zur A. fibularis (rechts) bei DFS und kritischer Fußischämie infolge Querschnittsverschluß der Unterschenkelarterien (links)

Die Behandlungsstrategie für das bei Diabetikern nicht selten anzutreffende, isolierte tibioperoneale Verschlußmuster (Abb. 2) wurde erst in der letzten Dekade standardisiert. Patienten mit diesem peripheren Verschlußtyp, die in der Vergangenheit eine kritische Fußischämie entwickelten, waren mit lokalchirurgischen Maßnahmen nur unzureichend zu therapieren und mußten letztendlich einer Majoramputation zugeführt werden. Ab Mitte der 80er Jahre erfolgten nun erste Veröffentlichungen, wonach in dieser klinischen Situation ein Beinerhalt durch kurze, autologe Bypassoperationen erzielt werden konnte, die ihren Ursprung von der infragenualen A. poplitea nahmen und distal an perimalleolären Arterien endeten. Dieses Konzept der sog. „Distal Origin"-Bypassoperationen (Abb. 2) wurde von unserer Klinik ab 1986 mit Erfolg übernommen: Alles in allem konnte damit bei einer geringen perioperativen Mortalität von 2,6 % eine primäre Offenheit von 60 % sowie eine Beinerhaltungsrate von 75 % nach 5 Jahren erreicht werden. Die mittlerweile aus größeren Serien vorliegenden Ergebnisse mit „Distal-Origin-Bypass" sind in Tabelle 4 zusammengefaßt und belegen den Wert dieses Vorgehens eindeutig. Die Ursache für die insgesamt exzellenten Resultate wird überwiegend in der kurzen Bypasslänge gesehen, welche einerseits die Verwendung optimaler Venensegmente erlaubt und zudem als wichtige Determinante einer überlegenen Transplantatfunktion zu gelten hat. Im Gegensatz zu früheren Ansichten wird auch die distale Lage der proximalen Bypassanastomosen heute nicht mehr als Schwachpunkt angesehen: Dies ergibt sich insbesondere aus den Beobachtungen von Brothers et al. (3) und Veith et al. (34), in deren Serien eine Progression der AVK im Einstrom nur in Ausnahmefällen für ein späteres Transplantatversagen verantwortlich zu machen war.

Tabelle 4. Literaturübersicht: Primäre Offenheit und Beinerhalt nach „Distal-Origin-Bypass“

Autor	Anzahl der Bypässe (Diabetiker %)	Bypassart	Prim. Kum. Offenheit (%) 1 Mo	12 Mo	60 Mo	Kum. Beinerhalt (%) 1 Mo	12 Mo	60 Mo	Periop. Mortalität (%)
Stonebridge et al. (28)	124 (100)	Popl. distal	93	88	–	Keine Angaben			0,8
Wengerter et al. (36)	153 (87)	Popl. distal	k.A.	71	55	k.A.	77	73	3,9
Shah et al. (24)	106 (78)	Popl. distal	90	77	74	97	93	93	2,8
Wölfle et al. (38)	115 (100)	Popl. mall./ tibiomall.	89	76	60	94	9	75	2,6

Popl. distal. = popliteo-distal; Popl. mall. = popliteo-malleolär; tibiomall. = tibio-malleolär;
Mo = Monat; k.A. = keine Angaben

Auch wenn der Diabetes mellitus möglicherweise gewisse nachteilige Auswirkungen auf Beinerhalt und späteres Überleben haben sollte, erlauben die derzeit verfügbaren gefäßrekonstruktiven Möglichkeiten doch ohne Frage die längst fällige Implementierung der Deklaration von San Vincente (37), wonach die Amputationsrate wegen diabetischer Gangrän in den nächsten 5 Jahren zu halbieren sei.

Literatur

1. AbuRhama AF, Robinson PA, Stuart SP, Witsberger TA, Stewart WA, Boland JP (1993) Polytetrafluoroethylene grafts in infrainguinal arterial revascularization. Factors affecting outcome. Arch Surg 128: 417–422
2. Bergamini TM, Towne JB, Bandyk DF, Seabrook GR, Schmitt DD (1991) Experience with in situ saphenous vein bypass during 1981 to 1989: Determinant factors of long-term patency. J Vasc Surg 13: 137–149
3. Brothers TE, Robison JG, Elliott BM, Arens C (1995) Is infrapopliteal bypass compromised by distal origin of the proximal anastomosis? Ann Vasc Surg 9: 172–178
4. Chantelau E (1993) Oblitierende diabetische Mikroangiopathie am diabetischen Fuß – Tatsache oder Trugschluß. Z ges Innere Med 48: 376–380
5. Conrad MC (1967) Large and small artery occlusion in diabetics and nondiabetics with severe vascular disease. Circulation 36: 83–91
6. Creutzig A (1994) Pathogenesis of peripheral diabetic microangiopathy. Critical Ischaemia 4: 79–86
7. Edmonds M (1991) Management of the diabetic foot. Critical Ischaemia 1: 5–3
8. Eugster T, Stierli P, Dittli U (1999) Beeinflußt der Risikofaktor Diabetes mellitus die Resultate der infrainguinalen arteriellen Rekonstruktionen? Gefäßchirurgie 4: 40–45
9. Friedrichsohn CB, Riegel W, Koehler H (1997) Was ist gesichert in der Prävention der Kontrastmittelnephropathie? Med Klinik 92: 329–334
10. Gahtan V, Harpavat M, Roberts AB, Kerstein MD (1988) Impact of diabetes mellitus on infrainguinal bypass grafting. Journal of Diabetes and its Complications 12: 197–200
11. Goldenberg S, Alex M, Joshi RA, Blumenthal HT (1959) Nonatheromatous peripheral vascular disease of the lower extremity in diabetes mellitus. Diabetes 8: 261–273
12. Haimovici H (1967) Patterns of ateriosclerotic lesions of the lower extremity. Arch Surg 95: 918–933
13. Hoffmann U, Franzeck UK, Bollinger A (1994) Gibt es eine kutane Mikroangiopathie bei Diabetes mellitus? Dtsch Med Wschr 119: 36–40
14. Hurley JJ, Auer AI, Hershey FB, Binnington HB, Woods JJ, Nunnelee JD, Milyard MK (1987) Distal arterial reconstruction: Patency and limb salvage in diabetics. J Vasc Surg 5: 796–800
15. Karacagil S, Almgren B, Bowald S, Bergqvist D (1995) Comparative analysis of patency, limb salvage and survival in diabetic and non-diabetic patients undergoing infrainguinal bypass surgery. Diabetic Medicine 12: 537–541
16. Largiader J (1984) Kruro-pedale Rekonstruktionen bei peripherem artereriellen Querschnittsverlust im distalen Unterschenkel. Vasa 13: 24–31

17. Lee KM (1995) Mönckebergsklerose und arterielle Verschlußkrankheit. In: Chantelau E (Hrsg) Amputation? Nein danke! Kirchheim. Mainz, pp 93–107
18. LoGerfo FW, Coffman JD (1984) Vascular and microvascular disease of the foot in diabetes. N Engl J Med 311: 1615–1619
19. Peltonen S, Biancari F, Lindgren L, Mäkisalo H, Honkanen E, Lepäntalo M (1988) Outcome of infrainguinal bypass surgery for critical leg ischaemia in patients with chronic renal failure. Eur J Vasc Endovasc Surg 15: 122–127
20. Rosenblatt MS, Quist WC, Sidawy AN, Paniszyn CC, LoGerfo FW (1990) Results of vein graft reconstruction of the lower extremity in diabetic and nondiabetic patients. Surg Gynecol Obstet 171: 331–335
21. Rutherford RB, Jones DN, Bergentz SE, Bergquist D, Comerota AJ, Dardik H, Flinn WH, Fry WJ, McIntyre K, Moore WS, Shah DJ, Yano T (1988) Factors affecting the patency of infrainguinal bypass. J Vasc Surg 8: 236–246
22. Schepler H, Sauerbier M, Germann G (1997) Der distal gestielte Suralislappen zur Defektdeckung posttraumatischer und chronischer Hautweichteilläsionen am „kritischen" Unterschenkel. Chirurg 68: 1170–1174
23. Second European Consensus Document on Chronic Critical Limb Ischaemia (1992) Eur J Vasc Surg 6 (suppl. A): 1–32
24. Shah DM, Darling RC, Chang BB, Bock DEM, Leather RP (1995) Durability of short bypasses to infragenicular arteries. Eur J Vasc Endovasc Surg 10: 440–444
25. Shah DM, Chang BB, Fitzgerald KM, Kaufman JL, Leather RP (1988) Durability of the tibial artery bypass in diabetic patients. Am J Surg 156: 133–135
26. Stirnemann P, Würsten HU, Krebs T (1991) Langzeitergebnisse nach infrainguinaler Arterienrekonstruktion bei Typ-II-Diabetikern und Nicht-Diabetikern. Dtsch Med Wschr 116: 1175–1179
27. Stober R (1995) Mikrovaskuläre Lappenchirurgie bei arterieller Verschlußerkrankung. Handchir Mikrochir Plast Chir 27: 292–296
28. Stonebridge PA, Tsoukas AI, Pomposelli FB, Gibbons GW, Campbell DR, Freeman DV, Miller A, LoGerfo FW (1991) Popiteal-to-distal bypass grafts for limb salvage in diabetics. Eur J Vasc Surg 5: 265–269
29. Strandness DE, Priest RE, Gibbons GE (1964) Combined clinical and pathological study of diabetic and nondiabetic peripheral arteriel disease. Diabetes 13: 366–372
30. Taylor LM, Porter JM (1992) Results of lower extremity bypass in the diabetic patient. Sem Vasc Surg 5: 226–233
31. Taylor LM, Edwards JM, Porter JM (1990) Present status of reversed vein bypass grafting: Five-year results of a modern series. J Vasc Surg 11: 193–206
32. Tooke JE (1989) Microcirculation and diabetes. Br M Bull 45 (1): 206
33. Tooke JE, Brash PD (1995) Microvascular aspects of diabetic foot disease. Diabet med 13: 26–29
34. Veith FJ, Gupta SK, Samson RH, Flores SW, Janko G, Scher LA (1981) Superficial femoral and popliteal arteries as inflow sites for distal bypasses. Surgery 90: 980–990
35. Vollmar JF (1996) Femoro-popliteale Aterienverschlüsse. In: Vollmar JF (Hrsg) Rekonstruktive Chirurgie der Arterien. 4. Aufl. Thieme, Stuttgart, S 242–283
36. Wengerter KR, Yang PM, Veith FJ, Gupta SK, Panetta TF (1992) A Twelve-year experience with the popliteal-to-distal artery bypass: The significance and management of proximal disease. J Vasc Surg 15: 143–151
37. WHO/IDF Europe (1990) Diabetes care and research in Europe – the Saint Vincent Declaration. Diabetic Med 7: 360
38. Wölfle KD, Bruijnen H, Limmer S, Reutemann S, Loeprecht H (1999) Autologe „Distal-origin-Bypasses" zur Überbruckung infrapoplitealer Verschlußprozesse bei Diabetikern mit kritischer Fußischämie. Gefäßchirurgie (angenommen 6. 4. 1999)

Anschrift des Verfassers:
Priv.-Doz. Dr. med. K. D. Wölfle
Klinik für Gefäß- und Thoraxchirurgie
Zentralkinikum
Stenglinstr. 2
86156 Augsburg

Diskussion[1]

Vorsitz: Schwilden, Loeprecht

Loeprecht: Vielen Dank, Herr Wölfle, für Ihre Ausführungen und die darin aufgezeigten doch recht ermutigenden Perspektiven. Wir haben noch fünf Minuten für die Vorträge über den diabetischen Fuß.

N.N.: Herr Scheffler, wir haben von Herrn Müller, dem Pathologen in Bochum, gehört, es gibt eine Mikroangiopathie, die sich morphologisch an den kleinen Arterien äußert. Haben Sie die bislang entdeckt?

Scheffler: Nein, die gibt es nicht. Es gibt beim Diabetiker eine funktionelle Mikroangiopathie. Diese äußert sich in den Symptomen, die hier jetzt schon wiederholt dargestellt wurden: Weitstellung der Peripherie, Blutfülle in der Mikrostrombahn, Verlangsamung der Strömung, Erschwerung der Passage von Erythrozyten, schlechter Sauerstoffaustausch über die verdickte Basalmembran und schlechtere Sauerstofftransportfähigkeit. Außerdem verstopfen Leukozyten die Mikrostrombahn. Sie wissen alle, daß der typisch neuropathische Fuß heiß bzw. warm ist, wenn man aber den transkutanen Sauerstoffdruck mißt, ist dieser reduziert und nicht erhöht. Das zeigt, daß der Sauerstofftransport hier gestört ist, der nun mal der wesentliche Faktor für die Heilung solcher Läsionen ist. Diese funktionelle Störung liegt bei sonst offener Strombahn vor. Beim rein neuropathischen Fuß, und da kommen wir auch noch mal auf das Prostavasin, können sie diese Störung nicht durch Vasodilatation allein verändern und auch rheologische Maßnahmen, wie wir aus langjährigen Therapien wissen, haben hier nichts gebracht.

Steckmeier: Soweit ich informiert bin, gibt es aber auch Berichte und pathophysiologische Anhaltspunkte dafür, daß die „advanced glycolized endproducts" sich als Komplexe an das Endothel der kleinen Gefäße setzen und dadurch eine Widerstandserhöhung hervorrufen, die dann additiv letztendlich auch als Mikrozirkulationsstörung interpretiert wird. Das ist aber nur eine Feststellung. Herr Scheffler, die Frage die ich anschließen möchte, ist, haben Sie Erfahrungen mit der retrograden Venenperfusion beim neuropathischen Ulkus oder bei der neuropathischen Zehengangrän? Sie hatten das, glaube ich, nicht in Ihrem therapeutischen Spektrum?

Scheffler: Nein, persönlich habe ich das nie gemacht, dies hat Herr Schoop früher schon mal im großen Stile durchgeführt. Aber nach den wenigen Erfahrungen, die ich habe und die berichtet wurden, ist es eine unter Umständen sehr schmerzhafte und langwierige Behandlung, die zudem vom pathophysiologischen Konzept her, auch beim neuropathischen Fuß, sicherlich nicht sehr erfolgversprechend ist.

Steckmeier: Das kann ich nicht bestätigen. Dies ist natürlich ein Statement, das man länger diskutieren müßte. Es ist ja durch verschiedene Arbeiten nachgewiesen worden, daß Sie durch diese Art der Therapie beispielsweise Antibiotikakonzentrationen im Ulkus-Bereich erreichen, die im Vergleich zur systemischen Applikation um ein vielfaches höher sind, weshalb letztere also unter Umständen aufgrund der Makro-Mikroangiopathie die Gangrän gar nicht erreicht. Es existieren eine Reihe von pathophysiologischen Gründen, die für die retrograde Venenperfusion sprechen. Die Indikation ist noch unklar. Es würde jetzt zu weit führen, diese im einzelnen zu diskutieren.

Loeprecht: Vielen Dank, Fragen an Herrn Arlt?

Schwilden: Eine Frage zum Thema Antibiotika. Die Patienten sind häufig nierenvorgeschädigt. Welches Antibiotikum applizieren Sie? Meistens liegt doch eine Mischflora vor. Und außerdem die Frage, ist die intraarterielle Gabe völlig out?

Arlt: Wir machen keine intraarteriellen Verabreichungen. Wir kürzen die Antibiotikumbehandlung auf das notwendigste. Wir geben in der Regel die gängigen, oral zu nehmenden Präparate. Ich habe das für Sotelin untersucht, das gibt innerhalb kurzer Zeit sehr gute Knochenspiegel, weshalb wir diese Gruppe bevorzugen. Die lokale Antibiotikumtherapie mit dem Sulmycinschwamm machen wir im infizierten Gebiet bei diesen Operationen generell.

Loeprecht: Herr Arlt, Sie haben ja in München auch Herrn Baumgärtner zum Thema Minoramputationen gehört. Halten Sie es genauso, daß Sie eher Rückfußamputationen machen, um die Fußsohle zu erhalten und hochzuschlagen?

[1] Die Beiträge Scheffler und Arlt wurden nicht eingereicht.

Arlt: Mit der Rückfußamputation habe ich selbst keine Erfahrung. Wir selektieren sehr stark, weil die Patienten in aller Regel von überregional kommen. Wir haben bei 50 Patienten, die wir ausgewertet haben, Malperforant, womit ich mich jetzt nur auf die Typ-B-Patienten beziehe. Unter diesen 50 Patienten waren nur 4 von einem Typ C; das zeigt bereits an, welches stark selektierte Krankengut wir bekommen, beziehungsweise fordern. Die gefäßchirurgische Grundversorgung wird im heimatnahen Krankenhaus gemacht und wir operieren dann in der Typ-B-Situation. Und ich darf vielleicht noch ein Wort zur Makro- und Mikroamputation sagen. Resektion ist nicht Amputation. Resektion heißt zurückschneiden, und dies ist der falsche Begriff.

Loeprecht: Vielen Dank. Dann noch letzte Fragen an Herrn Wölfle.

Arlt: Im gefäßchirurgischen Bereich wird die Einteilung nach Chantelau für den gangränösen AVK- und den infizierten neuropathischen Fuß verwendet. Das sind zwei Einteilungen, mit denen kann man eigentlich gar nichts anfangen. Es gibt weder Vergleichsmöglichkeiten noch eine Schwereeinteilung. Ich halte das für nicht akzeptabel.

Loeprecht: Vielen Dank für diese abschließende Feststellung. Ich bedanke mich bei den Vortragenden und bei den Diskutanten und schließe hiermit die Sitzung. Vielen Dank.

Position der Leiter der Abteilung für Gefäßchirurgie

Harmonisierung der Verhältnisse zwischen Fachabteilung und Krankenhausadministrative

H.-P. Niedermeier

Abteilung für Gefäßchirurgie, Krankenhaus München-Neuperlach

Das Verhältnis zwischen einer Fachabteilung und der Krankenhausadministrative war und ist häufig schwierig. In der Regel geht es um Geld- oder Organisationsfragen, die seit Einführung der gedeckelten Budgets noch brennender geworden sind. Wir haben nach wie vor erhebliche Probleme, mit diesem System zu arbeiten, zumal diese Budgets in der Tendenz weiter sinken. Sie schränken die therapeutischen Freiräume ein und führen zu erheblichen Schwierigkeiten im Betriebsablauf. Die Verwaltung dagegen nimmt dieses System relativ ungerührt hin und setzt es um. Die gegenwärtigen wirtschaftlichen und gesundheitspolitischen Umstände lassen aber die Frage aufkommen, ob es nicht sinnvoll ist, dieses Verhältnis zu harmonisieren und wie dies geschehen könnte.

Ich möchte diese Frage am Beispiel des Krankenhauses München-Neuperlach auf der Grundlage von Recherchen bei Verwaltungsmitarbeitern erörtern und Vorschläge zur Harmonisierung des Verhältnisses machen. Die Krankenhausadministrative ist ein äußerst vielschichtiger Partner mit vielen handelnden Personen auf verschiedensten Ebenen, in deren Zuständigkeiten man sich leicht verheddern kann. Die Landeshauptstadt München führt das Krankenhaus als Eigenbetrieb, also als ein Unternehmen ohne eigene Rechtspersönlichkeit, das aus der allgemeinen Verwaltung ausgegliedert und organisatorisch und wirtschaftlich selbständig ist. Der Stadtrat entwickelt politische Vorstellungen und ist mit dem Oberbürgermeister oberster Souverän. Das Referat für Gesundheit und Umwelt nimmt die Trägeraufgaben wahr, fällt also z.B. die Grundsatzentscheidung, wo eine gefäßchirurgische Abteilung entsteht oder vielleicht auch geschlossen wird und welche Größe sie hat. Auch gewisse Koordinationsaufgaben liegen beim Referat. Der Eigenbetrieb Krankenhaus führt die laufenden Geschäfte. Dazu hat er eine Administration, die aus elf Abteilungen und vier Stabstellen mit etwa 100 Mitarbeitern besteht. Das sind 6 % der gesamten Belegschaft. Dies entspricht dem Durchschnitt in Deutschland, wogegen in den Vereinigten Staaten 20–30 % der Mitarbeiter einer Klinik in der Verwaltung tätig sind. Die hohe Arbeitsteiligkeit in der Verwaltung bedingt eine Vielzahl von Berufen. In den entscheidenden Positionen sitzen häufig Verwaltungswirte, die eine Ausbildung auf Fachhochschulebene haben. Dann gibt es eine Reihe von Betriebswirten in den kaufmännischen Bereichen, Industriekaufleute in der Materialwirtschaft, Versicherungskaufleute in der Abrechnung, eine Juristin und einen Gesundheitsökonomen, viele Angestellte im mittleren Verwaltungsdienst und die technischen Berufe vom Medizintechniker bis zum Schlosser.

Ihnen allen ist gemeinsam, daß sie keine systematische und spezifische Weiterbildung für die Tätigkeit im Krankenhaus haben. Sie werden innerhalb von wenigen Wochen angelernt und sind in vielen Punkten Autodidakten. Bei allem Engagement und persönlicher Integrität sind sie deshalb manchmal schwierige Gesprächspartner, weil sie unsere speziellen fachlichen und organisatorischen Probleme nicht kennen und nachvollziehen können. Zur Vermeidung von Mißverständnissen und Irrtümern scheint es mir deshalb sinnvoll, der Administration – z.B. in einer kleinen Veranstaltung – die Aufgabenstellung der Fachabteilung sowie die angewandten Techniken und die Ergebnisse zu vermitteln. Die Verwaltung sollte z.B. wissen, daß Gefäßchirurgie mehr ist, als Varicen zu operieren.

Mit vielen Bereichen der Administration hat die Fachabteilung nichts zu tun. Die Problemfelder sind Personalfragen, Investitionsmittel, die Ausgaben des laufenden Verbrauchs und Fragen der Abrechnung. Hier wird die Verwaltung für manches verantwortlich gemacht, was sie nicht zu vertreten hat und auch kaum ändern kann.

Die Personalbemessungskriterien sind in den kommunalen Krankenhäusern Bayerns z.B. durch den Bayerischen Kommunalen Prüfungsverband festgelegt. Vertragsangelegenheiten sind durch das Arbeits- und Tarifrecht bestimmt und vom Abteilungsleiter wie von der Verwaltung nur wenig zu beeinflussen. Entscheidungen zu Struktur- und Organisationsfragen des Personals jedoch liegen beim Betrieb und sind gerne Gegenstand von Auseinandersetzungen mit einer auf Sparsamkeit verpflichteten Verwaltung.

Die Investitionsmittel werden vom Staat als pauschale Födermittel oder beantragte Sonderförderungen dem Krankenhaus zugewiesen und nach gemeinsamer innerbetrieblicher Abstimmung verteilt. Die Administration beansprucht dabei zumindest im Krankenhaus München-Neuperlach keine bestimmende Rolle. Die Kosten des laufenden Verbrauches gehen in das Abteilungsbudget ein und sind Gegenstand der Verhandlungen mit den Krankenkassen.

Viele entscheidende Ansprechpartner sitzen somit nicht innerhalb der eigenen Administration im Haus, sondern sind in externen Institutionen angesiedelt. Um diese Institutionen beeinflussen zu können, benötigt die Fachabteilung die Unterstützung der Verwaltung, durch deren Filter vieles geht – und schon deshalb ist die Harmonisierung nötig. Wir müssen sie als Verbündete gewinnen, wenn wir wollen, daß sie unsere Anliegen engagiert vertritt.

Besonders notwendig scheint dabei die Verbesserung der Kommunikationskultur zu sein, deren gegenwärtige Form von vielen – vor allem den weiblichen – Mitarbeitern der Administration beklagt wird. Die Fachabteilungen müssen mehr Vertrauen schaffen, offen und wahr informieren, zuhören und die Mitarbeiter der Administration mit Fachwissen und Argumenten unterstützen.

Dann müssen bestimmte eigene Defizite beseitigt werden, die die Harmonisierung nicht fördern. Wir Ärzte haben Lücken in Managementfragen und bewegen uns im Kontakt mit der Verwaltung auf unsicherem Terrain. Es fehlt uns an Wissen auch auf Gebieten, an denen wir an wesentlichen Entscheidungen beteiligt sind. Als besonders prekär erweisen sich mangelnde Kenntnisse im Arbeits- oder Tarifrecht. Die Verwaltung beklagt häufig mit Recht unsere Schwächen bei Dokumentation und Leistungserfassung, ganz generell beim Umgang mit Zahlen. Wir können hier noch einiges lernen.

Aus meiner Sicht ist es kontraprodutiv, auf die Verwaltung zu schimpfen und sie für alles verantwortlich zu machen. Wir müssen gemeinsam den Kontakt zu den eigentlichen Entscheidern in der Politik, den Trägerorganisationen und den Krankenversicherungen suchen. Ich habe den Eindruck, daß uns das im Moment noch zu wenig gelingt. Für die Ärzte führt der Weg meines Erachtens über unsere Kammern, die Fachgesellschaften und den Berufsverband.

Anschrift des Verfassers:
Dr. med. Hans-Peter Niedermeier
Abteilung für Gefäßchirurgie
Krankenhaus München-Neuperlach
Oskar-Maria-Graf-Ring 51
81737 München

Umgang mit den Kostenträgern

J. O. Jost

Franziskus Hospital gGmbH, Bielefeld

Das für einen Krankenhausarzt nicht ganz einfache Thema wird unter drei Aspekten dargestellt:

1. der Umgang mit den Kostenträgern im Krankenhausalltag (täglicher, bürokratischer Kleinkrieg)
2. der Umgang mit den Kostenträgern im Rahmen von Budgetverhandlungen
3. die Einschätzung des Einflusses der Kostenträger in der aktuellen Gesetzeslage

Die tägliche Auseinandersetzung mit den Kostenträgern

14,6 Mio. Menschen werden jährlich in deutschen Krankenhäusern stationär behandelt. Der kostenmäßigen Abwicklung dieser 14,6 Mio. „Krankenhausfälle" mit den Sozialleistungsträgern und auch mit privaten Krankenversicherungsunternehmen gehen nicht selten bürokratische Kleinkriege voraus. Die Leistungsfähigkeit der Krankenhausverwaltungen und vor allem der Ärzte, die letztlich immer die Sachauseinandersetzung argumentativ führen müssen, wird durch diesen Bürokratismus erheblich beeinträchtigt. Es gibt zahlreiche Hinweise, daß die Kostenträger gesetzliche Bestimmungen und Verträge oftmals nicht beachten, ohne daß dies den Patientenverwaltungen in den Krankenhäusern bewußt wird. Diese beugen sich häufig dem Machtmonopol der Kostenträger und verzichten gelegentlich auf die konsequente Durchsetzung ihrer Forderungen.

Das rechtliche Beziehungsgeflecht zwischen Krankenhäusern und Kostenträgern ist durch die Gesetzes- und Vorschriftenlawinen in den letzten 7 Jahren, nachdem im 21. Dezember 1992 Bundestag und Bundesrat das bekannte und viel diskutierte Gesundheitsstrukturgesetz beschlossen hatten, derart dicht geworden, daß nicht nur die Krankenhausverwaltungen und Krankenhausärzte, sondern auch insbesondere die Krankenversicherungsträger den Durchblick verloren haben. Die zuständigen Mitarbeiter sind oft nicht einschlägig geschult. Einen Ausbildungsberuf „Krankenhauspatientendatenverwalter" gibt es nicht.

Es gilt, in den Krankenhäusern auszumachen, wie häufig und bei welchen Diagnosen die Kostenübernahme abgelehnt wird. Hier müssen dann Strategien gegen diese Ablehnungstaktik entwickelt werden. Es gibt zahlreiche Beispiele, an denen sich die Praxis der Kostenträger darlegen läßt. Die Darstellung würde hier zu weit führen. Dem Interessierten wird das Buch von Peter Tischmann „So zahlen die Kostenträger" empfohlen (3).

Budgetverhandlungen

Der Umgang mit den Kostenträgern im Rahmen von Budgetverhandlungen ist heute in den meisten Fällen nicht mehr ärztliche Angelegenheit, da nicht mehr ein Arzt, sondern der Verwaltungsleiter oder Geschäftsführer das Krankenhaus als Vertragspartner in diesen Verhandlungen vertreten. Der Arzt ist in diesen Verhandlungen gefragt, wenn es um spezielle Fragen geht, die bestimmte Prozeduren oder Abteilungen betreffen. Nicht immer verlaufen Budgetverhandlungen wissenschaftlich präzise ab, gelegentlich besteht für den Zuhörer der Eindruck, hier werde auf einem orientalischen Basar gefeilscht: „Zahlst Du mir diese Millionen zurück, lege ich da noch einen drauf ...“

In diesem Zusammenhang möchte der Autor auf die Kritik eingehen, die gelegentlich von den Kollegen vorgetragen wird, wenn es darum geht, wie hoch bestimmte Leistungen bewertet werden, ob der Katalog der Fallpauschalen vollständig ist oder ob Sonderentgelte zu hoch oder zu niedrig bemessen sind.

Die korrekte Abbildung der Bewertung einer Krankenhausleistung ist solange nicht von primärem Interesse, wie die einzelne Leistung durch das Erlösabzugsverfahren letztendlich relativiert wird.

In diesem Zusammenhang noch einige Überlegungen zu Fallpauschalen und Sonderentgelten: Neben vielen anderen Neuregelungen wurde mit Verabschiedung des GSG im Dezember 1992 das Entgeltsystem für Leistungen im Krankenhaus grundlegend geändert. Grundsätzliche Überlegungen hatten zu dieser Änderung des Entgeltsystems geführt: Nach dem Grundsatz „Preis für Leistung“ mußte konsequenterweise das Selbstkostendeckungsprinzip und der tagesgleiche Pflegesatz für alle Abteilungen eines Krankenhauses fallen. Der durchschnittliche Pflegesatz je Tag hatte den gravierenden Nachteil, daß die Leistungsstruktur des Krankenhauses und ihr Verhältnis zu den Kosten nicht deutlich wurde. Die Vergütung hatte wenig Bezug zu den tatsächlich für den Patienten erbrachten Leistungen. Die Krankenhäuser waren oft nicht in der Lage, ihre Leistungen nachzuweisen und bei pauschal geführten Pflegesatzverhandlungen leistungsgerechte Pflegesätze zu erzielen.

Mit der 1992 getroffenen Entscheidung, so schnell wie möglich und so weitgehend wie möglich Fallpauschalen und Sonderentgelte einzuführen, wurde ein Weg eingeschlagen, der die wirtschaftlichen Rahmenbedingungen für die Krankenhäuser entscheidend veränderte. Die Höhe der Entgelte richtete sich nun nicht mehr nach den tatsächlichen Kosten des einzelnen Krankenhauses. Die grundsätzliche Bewertung der Entgelte sollte ursprünglich durch ein Punktesystem vom Gesundheitsministerium bundesweit festgelegt werden. Die tatsächlichen Preise sollten auf Landesebene durch eine Punktbewertung erfolgen. Da die Krankenkassen ursprünglich nicht akzeptierte Punktwerte anboten, kam über Schiedsstellen schließlich ein Punktwert zustande, der um 1,00 DM lag. Beim Start des neuen Entgeltsystems 1996 gab es 40 Fallpauschalen und 160 Sonderentgelte.

Für Leistungen, die von diesen neuen Entgelten nicht erfaßt wurden, vereinbarte man ein flexibles Budget. Für die bettenführenden Abteilungen wurden Abteilungspflegesätze vereinbart, in die auch die von den Funktionsabteilungen (z.B. Anästhesie, Labor, Röntgen) in Anspruch genommenen Leistungen einbezogen wurden. Die übrigen, nichtmedizinischen Leistungen werden über einen für das ganze Krankenhaus gleichen Basispflegesatz vergütet (Hotelkosten).

Das seit 1996 eingeführte Vergütungssystem ist also eine Mischung aus verschiedenen Entgeltformen:

- Basispflegesatz (für alle Abteilungen gleich)
- Abteilungspflegesatz

- Fallpauschalen
- Sonderentgelte

Fallpauschalen als Steuerungselemente

Ziel ist es, das System weiterzuentwickeln und nach Möglichkeit, ganze Abteilungen über Fallpauschalen zu finanzieren. Nach den Vorgaben des § 17 KHG müssen die Pflegesätze leistungsgerecht sein und einem durchschnittlichen Krankenhaus bei wirtschaftlicher Betriebsführung die Erfüllung des Versorgungsauftrages ermöglichen. Die Kosten des einzelnen Krankenhauses treten dabei in den Hintergrund; sie können bei der Vereinbarung von Basis- oder Abteilungspflegesätzen zur Orientierung herangezogen werden. Höhere als die landesweit vereinbarten Preise für Sonderentgelte und Fallpauschalen dürfen nur dann vereinbart werden, wenn bestimmte Leistungen für die Versorgung der Bevölkerung unverzichtbar sind und kein anderes Krankenhaus der Region die Versorgung übernehmen kann.

Dadurch sollte eine Diskussion über Leistungsstrukturen und Leistungsschwerpunkte des einzelnen Krankenhauses im Vergleich mit den benachbarten Krankenhäusern in der Region in Gang gesetzt werden. Das differenzierte Entgeltsystem sollte also zu einem Steuerelement der Versorgungsstruktur werden. Wir erleben z. Z., wie die Kostenträger ihr Wissen um das detaillierte Leistungsspektrum eines Krankenhauses nutzen, um in die Versorgungsaufträge einzugreifen.

Die Einführung von Fallpauschalen und Sonderentgelten war 1996 von Erwartungen und Befürchtungen begleitet. Positive Erwartungen wurden vor allem von Ökonomen und Politikern gesehen, während von ärztlicher Seite und von den Krankenhäusern eher die möglichen negativen Auswirkungen formuliert wurden.

Die positiven Erwartungen der Ökonomen und Politiker:

Sonderentgelte und Fallpauschalen setzen ökonomische Anreize, die die vorhandenen Wirtschaftlichkeitsreserven nutzen können und dadurch die Kostenentwicklung bremsen können.

Die Befürchtungen der Ärzte und Krankenhausträger:

Leistungsfähigkeit und Qualität der Krankenversorgung wird beeinträchtigt, ebenso die flächendeckende Versorgung; Ungleichbehandlung bei unterschiedlichen örtlichen und baulichen Voraussetzungen.

Der Gesundheitspolitiker Tuschen, einer der geistigen Väter des GSG unterstellte, daß zumindest bis 1996, vielleicht aber auch darüber hinaus, die einzelne Krankenhausleitung nicht in der Lage gewesen sei, Wirtschaftlichkeit oder Unwirtschaftlichkeit des eigenen Hauses zu erkennen. Daher müsse Kosten- und Leistungsstruktur auch nach außen transparent gemacht werden. Nachdem über Jahre immer wieder vergeblich nur der Kostenblock untersucht und beeinflußt worden sei, sollten nun Aufgaben und Leistungen verhandelt werden. Kostenträgern sei es früher kaum gelungen, Beziehungen zwischen Leistungen und dadurch verursachten Kosten zu erkennen.

Aufgabe des Entgeltsystems solle es daher sein, überschaubare Leistungseinheiten zu vergüten und mit den Leistungen anderer Krankenhäuser vergleichbar zu machen. Im Entgeltsystem müsse der Anreiz installiert werden, nicht nur Krankenhausleitung, sondern alle Mitarbeiter zu motivieren, ihre Leistungen mit möglichst geringen Kosten zu erbringen. Dieses Eigeninteresse würde jedoch nicht durch Selbstkostendeckung gefördert, sondern durch die Möglichkeit, Gewinne zu erzielen und das Risiko, Verluste zu erleiden. Die Sonderentgelte und Fallpauschalen, deren Höhe landeseinheitlich vereinbart werde und die nicht auf die Kostensituation des einzelnen Krankenhauses Rücksicht nehme, zwinge das Krankenhaus, sich über Art und Wirtschaftlichkeit der Leistungen Klarheit zu verschaffen und im eigenen Interesse ständig Verbesserungen in Organisation und Behandlungsabläufen vorzunehmen, soweit Tuschen.

Die Wirtschaftlichkeit im Krankenhausbereich kann durch veränderte Aufgabenteilung und Kooperation verbessert werden. Leistungen müssen dort erbracht werden, wo sie am günstigsten erstellt werden können. Folge ist eine gewisse Spezialisierung, aber auch eine Gefährdung der flächendeckenden, guten Notfallversorgung. Zentralisierung bedeutet jedoch nicht nur die Zusammenfassung von Leistungen an großen Krankenhäusern; es ist ebenso möglich, an mehreren Krankenhäusern unterschiedliche Schwerpunkte zu bilden.

Diese Verschiebungen im Leistungsangebot sollen überwiegend durch Fallpauschalen erzielt werden, weil sie einen hohen Anteil an Fixkosten enthalten. Krankenhäuser, denen es gelingt, Patienten mit kürzerer Verweildauer zu behandeln und mehr Leistungen als vorauskalkuliert zu erbringen, werden Gewinnchancen haben; andere mit rückläufigen Fallzahlen werden Verluste erleiden. Solange allerdings ein gedeckeltes Budget besteht und das Erlösabzugsverfahren nicht abgeschafft ist, werden die Vorstellungen des Herrn Tuschen nicht realisiert werden können.

Zusammenfassend lassen sich die Ziele der Einführung von Fallpauschalen und Sonderentgelten wie folgt darstellen:

1. Preis für Leistung
2. Mobilisierung von Wirtschaftlichkeitsreserven
3. Beeinflussung der Leistungsfähigkeit

Die ursprünglichen Bedenken seitens der Ärzte und Krankenhäuser konzentrieren sich auf die Frage, ob denn das Grundkonzept der Mobilisierung von Wirtschaftlichkeitsreserven nicht viel zu schwammig formuliert sei. Letztendlich führe die Verminderung der Mittel vowiegend zu einer Verknappung des ärztlichen und pflegerischen Personals, zu einer Behinderung des medizinischen Fortschrittes und zur Veschlechterung der Notfallversorgung.

Die Bedenken seitens der Krankenkassen beziehen sich auf eine Ausweitung der Indikation bestimmter Leistungen und das Unterlassen von Leistungen, die mit Fallpauschalen und Sonderentgelten eigentlich vergütet seien.

Ausweitung der Indikation – als Beispiel – obwohl falsch, aber nicht ausrottbar, ist der angebliche Anstieg der laparoskopischen Cholezystektomie.
Angemessenheit der Leistung sei nicht sicher gestellt – Beispiel: In den Fallpauschalen 17.01–17.04 ist als Kostenelement die Physikalische Therapie enthalten. Befürchtung der Kostenträger: Krankenhäuser geben diese Leistung nicht ab.

Um Indikation und Angemessenheit der Leistung zu überprüfen, soll die Qualitätssicherung bei Fallpauschalen und Sonderentgelten eingeführt werden – ein Unterfangen, das bisher nicht realisiert werden konnte, lediglich dazu geführt hat, daß eine der ältesten und erfolgreich arbeitende Projektgeschäftsstelle Qualitätssicherung bei der Ärztekammer Baden-Württemberg geschlossen werden mußte.

Tatsächlich ist schon jetzt eine Behinderung des medizinischen Fortschrittes durch die Kostenträger eingetreten. Als Beispiele hierfür sind die endovaskuläre Aortenchirurgie, die laparoskopische Chirurgie und die Roboterchirurgie zu nennen. Dagegen kommt es zur Verschlechterung der Personalsituation, da Einsparungen überwiegend nur im Personalsektor möglich sind. Konterkarrierend zu den ursprünglichen Absichten wirkt im wesentlichen das gedeckelte Budget mit dem Erlösabzugsverfahren, das Leistungssteigerungen bestraft und Leistungsschwäche abmildert. Die geplanten Steuerungselemente können bis heute nicht im beabsichtigten Umfang wirken, da der Anteil der über Fallpauschalen und Sonderentgelte abgewickelten Erlöse bisher nur zwischen 25 und 40 % bewegt.

Abschließend sollen die Überlegungen zum Umgang mit den Kostenträgern mit einer kurzen Vorstellung zur geplanten Weiterentwicklung der Entgeltsysteme ergänzt werden:

Derzeit ist keine umfassende, insbesondere auch keine verbindliche Aussage möglich. Kein Mensch weiß, in welche Richtung das Entgeltsystem weiter entwickelt werden soll. Tatsache ist, daß von 93 Fallpauschalen 34 und von 145 Sonderentgelten 70 in ihren Preisen abgesenkt wurden, was den Krankenhäusern ca. 300 Mio. DM entzieht. Die Kostenträger deklarieren diesen Mittelentzug als „Kostenersparnis".

Die Teilung der Fallpauschalen in sog. A- und B-Pauschalen bei der Hüftendoprothetik, den Schenkelhalsfrakturen und in der Herzchirurgie hat erhebliche Konflikte mit den Kostenträgern gebracht. In Erkenntnis dieser Problematik ist daran gedacht, die Teilung der Fallpauschalen in diesen Bereichen wieder zurück zu nehmen und wieder Komplexpauschalen – diesmal aber mit deutlich abgesenkten Preisen, zu vereinbaren.

Aus ökonomischer Sicht soll ein Vergütungssytem an folgenden Kriterien beurteilt werden:

- Finanzierungsfunktion
- Steuerungsfunktion
- Wettbewerbsfunktion.

Derzeit werden 4 verschiedene Systeme eines künftigen Entgeltsystems diskutiert:

1. das modulare Entgeltsystem (MES)
2. das modulare Klassifikations- und Kalkulationssystem (MOKKA)
3. das diagnosebezogene Allpatienten-Gruppierungssystem (AP-DRG)
4. das leistungsbezogene Krankenhaus-Finanzierungssystem (LKF) (2, 3)

MES

Das modulare Entgeltsystem kennt 4 verschiedene Abrechnungseinheiten

- eine Grundpauschale, welche die Vorhaltungskosten abdecken soll und pro Patient entsprechend der Verweildauer abgerechnet wird;
- eine Hotelpauschale pro Patiententag
- Katalogpauschalen (ähnlich den heutigen Sonderentgelten)
- Abteilungsfallpauschalen

Es stehen sich somit in diesem Vorschlag einerseits fallbezogene und andererseits tagesbezogene Abrechnungseinheiten gegenüber. Ähnlich gemischt sind die Bewertungsverfahren.

Die Grundpauschale ist kostenorientiert und wird hausindividuell verhandelt; die Hotelpauschale ist eher leistungsorientiert und wird ebenfalls hausindividuell verhandelt; die Katalogpauschalen werden kostenorientiert kalkuliert und hausindividuell vereinbart. Zusätzlich sind Zu- und Abschläge möglich, die allerdings abweichend von der derzeit geltenden Regelung begründet werden. Generell sind mengenabhängige Preisstaffeln vorgesehen, die nur Sinn machen, wenn sie pro Krankenkasse oder Kassenverband möglich sind. Insgesamt folgt das MES weitgehend der Kompromißphilosophie der BPflV '95.
Das MES wird vom Deutschen Krankenhausinstitut (DKI) favorisiert.

MOKKA

Modulares Klassifikations- und Kalkulationssystem

Das MOKKA-System, vorgeschlagen von der Gesellschaft für Systemberatung im Gesundheitswesen (GSbG), Kiel, hat eine einheitliche Abrechnungseinheit, den Behandlungsfall, als Zielrichtung. Als Zwischenetappenbewertungssystem werden für die „kleinen Fächer" und für die begonnenen Fachgebiete mit Hilfe medizinischer Experten Patientengruppen gebildet. Ein Nebeneinander verschiedener Abrechnungseinheiten ist damit auf die Dauer der Umstellung begrenzt.

Die Bewertung der Patientengruppen und damit die Ermittlung der Erstvergütung von neuen Fallgruppen erfolgt auf der Basis von Sollmengen/-kosten und stellt eine vereinfachende Weiterentwicklung der Fallkostenkalkulation nach der BPflV '95 dar. Die Preisfindung erfolgt zunächst landesweit, räumt aber den einzelnen Krankenkassen bzw. Kassenverbänden eine fallbezogene und mengenabhängige Nachverhandlung ein. Das MOKKA-System stellt eine konsequente Weiterentwicklung der BPflV '95 dar.

Diagnosebezogenes „All-Patienten"-Gruppierungssystem (AP-DRG)

Mit dem AP-DRG liegt ein flächendeckendes Fallgruppensystem bereits vor. Der Zusatz „All-Patienten" (AP) besagt, daß alle Patienten eines Krankenhauses einer definierten Fallgruppe zugeordnet werden können. Mit der Einführung der AP-DRG können sämtliche Krankenhausleistungen über die Leistungseinheit Fall bzw. Fallgruppe abgerechnet werden. Für das System liegen aus den USA 10jährige Erfahrungen vor, die allerdings nicht ohne weiteres auf Deutschland übertragbar sind. US-Krankenhäuser rechnen nur im Ausnahmefall ausschließlich nach dem DRG-System ab. In der Regel werden verschiedene Abrechnungseinheiten mit verschiedenen Krankenversicherungen angewendet. Die medizinische Plausibilität der Gruppenbildung rangiert im Konfliktfalle hinter den ökonomischen Zielsetzungen.

Für das DRG-System sind verschiedene Bewertungsverfahren möglich. Faktisch sind für die einzelnen Fallgruppen Relativgewichte entwickelt worden, die auf amerikanischen empirischen Werten basieren. Einzelne Fallkosten werden zu einem Durchschnittswert in

Relation gesetzt. Zum Beispiel hat die Blinddarmoperation das Relativgewicht 0,8, was bedeutet, daß eine Blinddarmoperation 20 % unter den Kosten eines durchschnittlichen Krankenhauspatienten liegt. Diese Relativpreise können rasch in absolute Preise umgesetzt und somit längerfristig spezifisch kalkuliert werden. Genau genommen entsprechen die Relativpreise den Punktezahlen bei den Fallpauschalen und Sonderentgelten.

Das Leistungsorientierte Krankenhaus-Finanzierungssystem (LKF)

Das LKF wurde in Österreich 1997 eingeführt und stellt eine eigene Mischung verschiedener Elemente dar. Als dominierende Abrechnungseinheit fungieren Fallpauschalen, die allerdings eine fallabhängige und eine tagesbezogene Leistungskomponente beinhalten, also eher den deutschen Sonderentgelten gleichen als den Fallpauschalen. Die sog. leistungsorientierten Diagnosefallgruppen (LDF) sind flächendeckend, d.h. alle Patienten einer von insgesamt 848 LDF zugeordnet werden können.

Weiterentwicklung und Ausblick

Angesichts der ungenauen Kenntnisse über die unterschiedlichen Effekte erscheint es als sinnvoll, zunächst eine Testphase für die verschiedenen Vergütungssysteme durchzuführen. Schließlich ist der Krankenhaussektor mit einem Jahresumsatz von 100 Mrd. DM ein schwergewichtiger Wirtschaftsfaktor, in dem sich Experimente mit überflüssigen Risiken verbieten. Wenn durch ein neues Vergütungssystem nur 1 % des Umsatzes neu verteilt wird, fließt 1 Mrd. DM in eine zunächst noch unbekannte Richtung. Allein diese Überlegung gebietet es, mit der notwendigen Sorgfalt vorzugehen.

Aus ärztlicher Sicht muß betont werden, daß die Suche nach einem Vergütungssystem nicht den Eindruck erwecken darf, als seien damit die Probleme der Krankenhausversorgung gelöst. Nach wie vor bleiben die staatlichen Investitionsleistungen, verbunden mit den staatlichen Krankenhausplänen, eine ordnungspolitische Herausforderung ersten Ranges.

Stellungnahme des Konvents der leitenden Krankenhauschirurgen

Der Konvent der Leitenden Krankenhauschirurgen hat große Bedenken gegen die Ausstattung der Kostenträger mit übergroßer Machtfülle, wie dies in den Eckpunkten der neuen Bundesregierung zum Ausdruck kommt.

Beispiele sind das ablehnende Verhalten bei technischen Neuerungen (z.B. endovaskuläre Aortenchirurgie), bei Konsequenzen in den Änderungen der Versorgungsaufträge –

die Kenntnisse ziehen sie aus dem System der Sonderentgelte und Fallpauschalen – (z.B. Eingriff in die Abrenzung Unfallchirurgie/Orthopädie) und schließlich die monistische Finanzierung. Ein Blick in die Geschichte der Krankenhausfinanzierung sollte zur Vorsicht mahnen: Die monistische Finanzierung mußte in den 70iger Jahren aufgegeben werden, da die Krankenkassen ihren Investitionsaufgaben nicht nachkamen und Krankenhäuser verrotten ließen. Diese Fehlentwicklungen durch Investitionsunterlassung wurde durch die Einführung der dualen Finanzierung beendet, die den Ländern auf der anderen Seite bedeutend mehr Mitsprache in der Krankenhausplanung einräumte. Vor diesem Hintergrund ist angesichts der heute viel knapperen Mittel nicht davon auszugehen, daß die Kostenträger ihren Aufgaben heute besser nachkommen können.

Mit diesem Beitrag wurde versucht, die verschiedenen Aspekte des Umganges mit den Kostenträgern im Spannungsfeld zwischen täglichen Problemen und Weiterentwicklung des Gesundheitssystems darzulegen. Am Ende bleibt jedesmal die bedrückende Einsicht, daß Ärzte bei der Beeinflussung des Verhaltens der Kostenträger wenig gefragt sind. Trotzdem müssen sie sich immer wieder im Interesse ihrer Patienten zu Wort melden. Sie müssen klar stellen, daß sie die eigentlichen Interessenvertreter der ihnen anvertrauten Patienten sind und daß es primäre Aufgabe der Krankenkassen ist, das Geld, nicht aber das Gesundheitssystem zu verwalten. Außerdem müssen sie auf die Fehlentwicklung hinweisen, wenn die Politik sich aus der Gesundheitsplanung zurückzieht und der Kassenwart die Planung und Leitung des sensiblen und wichtigen Gesundheitssektors in der Bundesrepublik Deutschland übernehmen soll.

Literatur

1. Neubauer G (1998) Kriterien zur Bewertung und Auswahl eines Krankenhaus-Vergütungssystems. Das Krankenhaus (Heft 10): 578–581
2. Neubauer G (1998) Systematische Bewertung der wichtigsten Vorschläge zur Weiterentwicklung der Krankenhausvergütung. Das Krankenhaus (Heft 11): 652–656
3. Tischmann P (1997) Krankenhausbehandlung '97 – so zahlen die Kostenträger. Krankenhausdrucke-Verlag, Wanne-Eickel GmbH, Herne

Anschrift des Verfassers:
Prof. Dr. med. Johannes O. Jost
Chefarzt der Chirurgischen Klinik
Franziskus Hospital gGmbH
Vorsitzender des Konvents der leitenden Krankenhauschirurgen
Kiskerstr. 26
33615 Bielefeld

Diskussion[1]

Vorsitz: Maurer, Betzler

Eckstein: Herr Ruffing, Sie haben die Folie gezeigt von der GKV mit den Ausgaben 1998 und festgestellt, daß die Krankenhausbehandlung um 3,4 % teurer geworden ist. Weiter unten stand, daß die Verwaltungskosten um 5,4 % zugenommen haben. Sind das die Verwaltungskosten der Kassen?

Ruffing: ... der Kassen, genau.

Eckstein: Gut. Daran schließt sich nämlich meine Frage an. Wer kontrolliert eigentlich die Effizienz der Kassen?

Ruffing: Sie haben recht, es sind 5 % und das insbesondere MDK. Der MDK läuft bei Krankenkassen unter Verwaltungskosten. Wer aus Hamburg kommt, weiß, daß der MDK dort den kompletten Arbeitsmarkt bei den Ärzten leer gefegt hat, um eben hier Personal einzusetzen. Deswegen ist er relativ stark gestiegen. Dann zur zweiten Frage: Wer überprüft die Krankenkassen? Die AOK zum Beispiel ist eine Körperschaft des öffentlichen Rechts und wird damit vom Landesrechnungshof geprüft. Geprüft. Sie wird aber nicht auf Effizienz überprüft.

Eckstein: Da haben wir doch eine Imbalance. Die ist doch evident. Die Krankenhäuser müssen sich alle rechtfertigen, für jede Mark, die sie umdrehen. Es wird Transparenz etc. gefordert, und die Kassen und diejenigen, die sich hier in die Kontrollrolle reinarbeiten, zu Recht und zu Unrecht, sehen sich offensichtlich dieser Aufgabe nicht ausgesetzt.

Ruffing: Sie haben vollkommen recht. Die Krankenkassen sind sicherlich, was die Leistungsausgaben anbelangt, relativ intransparent. Es gibt eine einzige Kontrollfunktion, die wir im Krankenkassenbereich haben. Sie erinnern sich vielleicht noch an die Diskussion um die AOK, die irgendwelchen Mitgliedern kostengünstige Mallorca-Reisen usw. angeboten hat. Die einzige Kontrolle, die wir haben, ist, daß man dieses öffentlich angeprangert hat und gesagt hat, so geht das nicht, daß Versicherungsgelder für solche Dinge verschwendet werden. Aber was AOK-intern läuft, da haben wir leider keinen Einfluß darauf, wie gesagt, die Verwaltungskosten, die hier unten gestiegen sind, sind zu – sage ich jetzt einfach mal – 3,4 % von den 5,4 % auf Grundlage der MDK Anstellungen. Wissen Sie überhaupt, wieviel der MDK mittlerweile in Deutschland kostet? 7 Milliarden mittlerweile.

Balzer: Ich wundere mich ein bißchen, daß Sie diese Zahlen für die angebliche Zunahme der Krankenhausbehandlung als Mitglied der Krankenhausgesellschaft so übernehmen. Von unserem Verwaltungsdirektor weiß ich eigentlich, daß das nicht stimmen kann. Und ich nehme auch seit Jahren an diesen Budgetverhandlungen teil. Die Krankenkassen erfüllen noch nicht einmal ihre Pflicht der Bruttolohnsummenanpassung. Das heißt, wir kriegen weniger Geld heraus als uns eigentlich gesetzlich zusteht, und viele Pflichten, die früher im Krankenhausfinanzierungsgesetz und in der Bundespflegesatzverordnung festgeschrieben waren, sind im Moment teilweise aufgehoben. Und diese Kosten verbergen sich darunter. In Wirklichkeit haben wir ein gedeckeltes Budget, und die Kosten werden überhaupt nicht erhöht.

Ruffing: Exakt. Ich muß leider doch ein bißchen ausholen. Vom Grundsatz her haben Sie recht. Diese Zahl von 3,4 % prangern wir natürlich auch an, das ist gar keine Frage. Da stecken aber auch andere Dinge drin. Krankenkassen grenzen zum Beispiel nicht ab. Sie machen also keine kaufmännische Abgrenzung, so wie wir das z.B. im Krankenhaus oder in einem Betrieb machen würden. Krankenkassen grenzen grundsätzlich nicht ab. Das ist kaufmännisch falsch, aber sie machen es nicht. Das heißt also, hier sind vielleicht noch Effekte, die aus dem Jahr 1997 resultieren, in das Jahr 1998 verlagert worden. Dann die zweite Frage. Das ist Quelle BMG vom Statistischen Bundesamt. Das kommt nicht direkt von den Krankenkassen. Das Problem hierbei ist nur, das BMG, also Frau Fischer, hat genau diese Zahl im Hinterkopf, ohne sich mit der Buchhaltung, ohne sich mit der Abgrenzung, ohne sich mit Bilanzierung usw. zu beschäftigen. Das ist das große Problem, der Politik klar zu machen, daß die 3,4 % in Wirklichkeit überhaupt nicht stimmen. Dann muß ich noch ganz kurz was zu Ihrer zweiten Frage sagen. Wir haben gedeckelte Budgets, das ist korrekt, aber die sind individuell pro Krankenhaus gedeckelt. Wir haben individuelle Budgets, und Sie wissen, im letzten Jahr, also 1998, hatten wir die Möglichkeit, zumindest theoretisch, und das haben auch einige Krankenhäuser gemacht, die Budgets auszuweiten. Wir haben Häuser, die bis zu 10 % ihrer Budgets ausgeweitet haben. Und denken Sie daran, Sie haben die Möglichkeit – oder Sie hatten die Möglichkeit – darüberhinaus Ihr Budget auszuweiten z.B. auf Grund eines Neubaus, für die Betriebskosten oder Sie haben einen neuen OP-Saal in Betrieb genommen. Das war oder ist weiterhin Ausnahmetatbestand. Das heißt also, diese

[1] Der Beitrag Ruffing wurde nicht eingereicht.

Kosten werden refinanziert über die Pflegesätze, über ein höheres Budget. Wir haben noch ein paar kleine Löcher im System ... Sie schütteln jetzt den Kopf, aber es ist so.

Lange: Der Linksherzmeßplatz ist bei uns eingeführt worden, das Budget wurde nicht erhöht, es wurde nichts genehmigt, das mußte erst einmal so durchgezogen werden.

Ruffing: Das kann ich auch direkt beantworten. Sie wissen ja, die Großgeräteplanung gibt es nicht mehr. Früher, vor zwei Jahren, also 1996 und 1997, hatten wir noch die Großgeräteplanung. Wenn Sie dann im Rahmen einer Großgeräteplanung einen Linksherzkathetermeßplatz angeschafft haben, CT, MR oder was auch immer, dann wurde das budgeterhöhend refinanziert. Aber die Großgeräteplanung ist weggefallen, damit kann sich jedes Krankenhaus theoretisch jedes Großgerät hinstellen, aber es ist kein Ausnahmetatbestand. Es wird also nicht refinanziert. Kein Automatismus.

Balzer: Ich möchte da noch mal nachhaken. Was Sie gerade beschrieben haben, ist ja eigentlich Aufgabe des Landes.

Ruffing: Operationssaalbaukosten sind Investitionskosten. 10 Millionen bewilligt Ihnen das Land. Die Investitionskosten sind selbstverständlich hier nicht drin, sondern nur die Betriebskosten. Das heißt, Sie brauchen pro OP-Saal Betriebskosten von etwa 500.000, das ist etwa die Größenordnung pro OP-Saal, um den Betrieb aufrecht zu erhalten. Personalkosten, Sachkosten, Energiekosten für die Klimaanlage und so weiter.

Stelter: Ich habe eine Bemerkung für Sie und vielleicht eine Anregung. Erstens, diese Zunahme der Gefäßchirurgien im Raum Frankfurt. Das erscheint ja, so wie Sie das sagen, als wäre das eingetreten, weil sie so lukrativ sind für die Krankenhäuser. Also, das kann sein. Ich will Ihnen nur was anderes dazu sagen. Es gibt eine Untersuchung von Hans-Martin Becker, die ist allerdings schon einige Jahre alt, daß der Bezirk mit der Postleitzahl 6, das ist der Raum Frankfurt, gefäßchirurgisch in Deutschland am schlechtesten versorgt war. Das entspricht auch meiner Erfahrung. Ich bin nämlich in Höchst. Da gibt es die sogenannten Hessenfüße, die wir kennen, davon haben wir heute gehört, die gibt es da massenhaft. Aber jetzt habe ich eine andere Anregung. Wenn man Ihren Vortrag hört, dann ist man als Chefarzt ja eigentlich schon gewillt, die Frührente anzustreben. Ich vertrete in meiner Abteilung den Standpunkt, daß diese Leistungsstatistiken idiotischer Quatsch sind. Und ich unterschreibe auch alles. Mit anderen Worten, man kann eigentlich nur mit Betrug auf diese staatlichen Maßnahmen antworten. Meine Anregung an Sie wäre, wir brauchen in den Krankenhäusern Leute, die gut ausgebildet sind, so wie Sie, die den Chefärzten sagen, was sie noch für die Diagnosen im Krankenhaus brauchen. Verstehen Sie. Ich sehe das nämlich anders als Sie, dies ist nämlich nicht meine Aufgabe. Ich müßte einen kaufmännischen Hintergrund haben, das ist aber nicht meine Aufgabe. Das ist die Aufgabe eines neuen Berufszweigs, den es mal geben muß.

Betzler: Wenn ich vielleicht dazu etwas Konkretes aus meinem Krankenhaus sagen kann, wo es ja auch viele Disziplinen gibt und wir gerade auch in der inneren Medizin das Problem haben. Aber es gibt auch in der Chirurgie diese Fehlbelegungsproblematik, zumindest theoretisch. Transparent ist diese für die Kostenträger dadurch, daß es eben ICD-Verschlüsselungen sind, die auf dieser Schiene liegen, z.B. Alkoholintoxikation und ähnliches. Wir haben über unseren Medizininformatiker ein PC-Programm entwickeln lassen, mit dem wir die ganzen suspekten ICD-Diagnosen erkannt haben. Und insofern hast Du völlig recht, hier ist die Administration gefordert, uns zu unterstützen. Das können wir jetzt unmöglich anfangen, in dem Buch nachzuschlagen oder das im Kopf zu haben. Das können auch nicht wir Chefärzte machen. So ein Programm kann man sicher auch selbst stricken ... dann wird sowas sozusagen eliminiert. Also, diese Anregung von Dir halte ich für ausgesprochen wichtig und richtig und vielleicht wurde es auch schon bei dem einem oder anderen von Ihnen entsprechend umgesetzt.

Ruffing: Ich habe es eben ganz zu Anfang gesagt. Wir machen auch Schulungen, selbstverständlich. Wir machen auch Weiterbildung. Gerade für Ärzte. Ich bin kein Mediziner, aber ich versuche, auch für Ärzte eben diese Thematiken zu erläutern.

Stelter: Ich habe noch eine Anregung an die Krankenhausgesellschaft. Wie wäre es denn, wenn sie z.B. in Hessen, das könnte man aber für jedes Bundesland machen, so eine Börse machen, wo am Ende des Jahres zwischen den Krankenhäusern die Fälle so lange hin- und hergeschoben werden, bis jeder auf seine 100% Punktlandung kommt. Ja, ich meine, so was muß man machen. Das ist für uns Ärzte sehr schwer. Das ist für unser Ego schwer, weil wir dann nämlich so und so viel Patienten woanders hinverlegen. Das muß zentral gesteuert werden. Die Regierung will das so, dann wird sie auch entsprechend behandelt.

Fraedrich: Zu Herrn Jost und zu Herrn Ruffing. Sie haben gesagt, die Modelle ändern sich. Sie haben zum Beispiel auch das österreichische LKF-Modell angeführt, was primär gar nicht schlecht ist, weil es mehr als die Fallpauschalen auf die individuellen Probleme des Patienten eingeht. Also es gibt eine Diagnose, aber die Punkte erhöhen sich, wenn der Patient zusätzlich Diabetiker oder alt ist oder sonst irgend etwas. Und auch diese Tagespauschale ist ganz sinnvoll. Aber, was haben wir gesehen. Die Deckelung bleibt gleich. Das heißt, wenn Abteilungen gut arbeiten oder ihre Punkte gut auswerten, und das wird sogar mittlerweile von den Qualitätssicherungskommissionen der Länder, denen ich auch angehöre, angegangen, läßt man Optimierungsprogramme laufen, um möglichst viele Punkte rauszuholen. Nun gut, zu was hat das geführt? Der Punkt war initial einen Schilling wert, inzwischen ist der Punkt noch 60 Groschen wert. Das heißt, es sind durch Optimierungsprogramme viele Punkte rausgeholt worden, aber der Deckel ist einfach da, für den Tiroler, für den steirischen Krankenhausfonds. Und deshalb meine Frage jetzt, es wird sich letztendlich nichts ändern, es wird nur wieder für zwei oder drei Jahre für die eine oder andere Abteilung oder Struktur die Möglichkeit geben, mehr Punkte zu kriegen, bis entdeckt wird, die werden zu gut bezahlt, und dann wird es wieder umverteilt.

Ruffing: Wir werden sicherlich mit Einführung eines neuen Vergütungssystems zu ganz erheblichen, wie Sie das auch gesagt haben, Verwerfungen kommen. Ich sage mal einfach, die Fachabteilungen, die hohe Fallzahlen haben (Sie werden ja im Prinzip fallzahlabhängig bezahlt), werden dann natürlich ihr Budget auch entsprechend erhöhen können und die Fachabteilungen, die weniger Fallzahlen haben, werden es entsprechend nach unten fahren müssen.

Betzler: Ich glaube, das ist der entscheidende Punkt. Und ich meine, trotz aller Polemik oder Emotionalität, wir müssen uns über einen Faktor im klaren sein. Es wird nicht mehr Geld zur Verfügung stehen und wir müssen mit dem Geld auskommen. Und da technologischer Fortschritt Geld kostet, wird hier ein Einsparpotential realisiert werden müssen. Wie geht so was? Ich meine, Sie als Kaufmann können das ja wahrscheinlich nur bestätigen, indem das Geld auf weniger verteilt wird. Und das ist eben der Mut, der dann von Politikern und Kostenträgern realisiert werden muß. Als Stichwort seien nur Versorgungsaufträge genannt, Herr Jost hat es ja kurz angesprochen. Und es wird sicher in absehbarer Zukunft so sein, daß nicht mehr in jedem Krankenhaus alles gemacht werden kann, was die dort tätigen Ärzte können, das ist eindeutig. Und Ihr Beispiel mit dem Linksherzkathetermeßplatz, das Ding da hinzustellen und dann mal los zu katheterisieren, das wird in Zukunft nicht mehr bezahlt, denn auch dort gibt es die klassischen Zahlen. Es müssen tausend Untersuchungen im Jahr sein, damit sich das überhaupt rentiert. Und da werden uns die Kostenträger, nicht jeden, aber doch manchen, in die Knie zwingen, weil nicht mehr Geld zur Verfügung steht. Und da hilft nichts, ob man dann Patientenrochade macht oder sonst was, es spielt gar keine Rolle. Es steht nur so viel Geld zur Verfügung, und die müssen einfach den Mut haben, daß sie den starken, daß sie den leistungsfähigen Kliniken das Geld geben, das die Leistung dort erfordert. Und die schwachen, und die gibt es, da müssen wir ehrlich sein, das hat mit Kollegialität nichts zu tun, müssen dann eben andere Versorgungsmodelle etablieren. Aber ich meine, das ist die Realität, da hilft kein Rumreden.

Bertum: Einerseits haben Sie gesagt, Fallzahlausweitung soll ja nicht sein ...

Betzler: Das kann man nicht sagen ...

Bertum: Gut, sagen wir, das Fach Gefäßchirurgie oder die Gefäßkrankheiten ist eine der boomenden ICD-Nummern. Das wird ganz einfach mehr. Je älter die Leute werden, desto mehr haben davon auch eine AVK, es ist abzusehen, es werden ganz einfach mehr. Ohne daß irgend etwas anderes von den übrigen Krankheiten wegfällt. Zwangsläufig steigt also die Fallzahl. Die Leute werden also immer mehr krank, speziell unser Fachgebiet. Wie wollen Sie Fallpauschalensonderentgelte vorausplanen, unabhängig davon wie der Gesetzgeber das macht? Sie haben nur 100 % Planung gemacht und Sie wissen genau, im Laufe des Jahres wird es mehr.

Betzler: Das können Sie doch kalkulieren. Das ist die Herausforderung an Sie.

Bertum: Das geht eben nicht kontinuierlich, sondern geht in Wellen. Ich meine, Sie haben kalkuliert, dieses Jahr will ich 30 Carotisoperationen mehr machen.

Betzler: Es geht nicht darum, was Sie wollen, sondern womit Sie rechnen können.

Bertum: Ja klar. Man berechnet es so. Sie haben nur 10 mehr Carotiden, dafür 40 mehr Aorten. Und zwangsläufig kommen Sie in die negativen Zahlen.

Betzler: Nein, wenn Sie 40 mehr Aorten haben und 30 weniger Carotis-Eingriffe, dann können Sie das immer noch irgendwie hinkriegen. Das kommt ganz darauf an ...

Jost: Sie müssen doch eines ganz klar sehen. Die Organisation des Entgeltsystems ist wirklich sekundär. Was im Augenblick mit dem Entgeltsystem erzielt oder erreicht werden soll, ist die Transparenz unserer Leistungen. Und die wird von den Krankenkassen gesteuert. Und das Entgeltsystem soll dazu dienen, daß die Krankenkassen möglichst exakt wissen, was an unseren Krankenhäusern los ist, und sie wollen steuern. Sehen Sie die Eckpunkte an. Ein Horrorkatalog. Die Krankenkassen werden festlegen, was an unseren Krankenhäusern läuft. Dazu brauchen sie Erkenntnisse und die kriegen sie aus dem Entgeltsystem. Wo dann zum Beispiel solche Dinge drinstehen wie Neuerungen in der Medizin werden nur noch nach Rücksprache und nach Vereinbarung mit den Krankenkassen „vergütet". Das heißt, Sie können in Zukunft keine endovaskuläre Prothese mehr machen, wenn Sie das nicht vorher mit den Krankenkassen vereinbart haben. Oder Sie können nicht laparoskopisches Operieren einführen, ohne daß Sie das mit den Krankenkassen vereinbart haben. Übrigens, ausgenommen davon sind die Universitätskliniken. Es heißt also, an den kommunalen Krankenhäuseren wird Fortentwicklung der Medizin nicht mehr stattfinden, wenn diese Eckpunkte so durchkommen. Und ich meine nur, über diese Dinge muß man reden, damit man auch Stimmung macht und in allen Diskussionen über diese Probleme redet und nicht immer sagt, es wird schon alles nicht schlimm werden. Ich erinnere an das 630 Marks-Gesetz. Jetzt, nachdem es verabschiedet ist, erkennt plötzlich jeder, was für ein Kind in den Brunnen gefallen ist. Hier geht es um 630 Mark, im Gesundheitssystem geht es vielleicht noch um mehr.

Brandl: Herr Ruffing, ich möchte noch mal auf die Eckpunkte 2000 zurückkommen. Darin ist ja unter anderem auch die Idee erwähnt, daß die Vergütung sektorübergreifend erfolgen könnte. Für den Gefäßpatienten wäre also denkbar, daß wir gemeinsam mit Radiologen, mit interventionellen Radiologen, aus einem Topf vergütet werden. Halten Sie so etwas für möglich?

Ruffing: Also ich glaube eher, Sie sprechen die Verzahnung an. Die Verzahnung des ambulanten und stationären Bereiches.

Brandl: Das war jetzt nicht so sehr meine Idee. Halten Sie es für möglich, daß man diese Eckpunkte so verstehen kann, im Gefäßsektor?

Ruffing: Kann ich mir nicht vorstellen, nein. Ich kann mir das im Prinzip nur vorstellen als Verzahnung ambulant – stationär, wie ich es eben kurz gesagt habe. Sie müssen ja auch eines bedenken, in diesem Strukturreformgesetz im Jahr 2000 soll ja der niedergelassene Hausarzt das sogenannte „gate keeper" Prinzip haben, also er entscheidet, wohin der Patient kommt. Kommt er in die Klinik, kommt er zu einem niedergelassenen Facharzt, oder wo auch immer hin. Also, ich sehe das nicht so positiv wie Sie es sehen.

Betzler: Sie hatten vorher diese Hauptpunkte Megatrends genannt. Nach meiner Einschätzung haben Sie einen Megatrend unter irgend etwas anderem subsummiert. Ich glaube, die Rolle der KV wird in Zukunft geschwächt sein und geschwächt werden. Ich glaube, daß das politische Ziel ist, den Kostenträgern, sprich den gesetzlichen Krankenversicherungen, mehr Macht zu geben und das ist wie eine Waage. Wenn die Kostenträger mehr Macht bekommen, dann wird die andere Seite geschwächt, und das sind eben ganz wesentlich die kassenärztlichen Vereinigungen und die Zerstrittenheit – ich komme nur deshalb darauf, weil Sie gerade die Allgemeinmediziner und die praktischen Ärzte und diese „gate-keeper" Funktion ansprechen – weist ja darauf hin.

Jost: Also, Herr Betzler, da kann man ganz klar sagen, das glauben Sie nicht, das ist so. Herr Schulte-Sasse hat auf dem diesjährigen Konvent der leitenden Krankenhauschirurgen ein halbstündiges Referat gehalten, das überwiegend sehr schwammig war. Er hat aber zwei Kernaussagen gemacht. Ganz knallhart formuliert. Erstens, es kommt kein Geld ins System, es ist nämlich genug Wirtschaftlichkeitsreserve da. Und zweitens, die kassenärztlichen Vereinigungen werden aufgelöst.

Betzler: Ja gut, so schnell wird es nicht gehen. Aber sie werden auf jeden Fall geschwächt.

Fehrenkemper. Herr Müller-Wiefel hat vorhin in seinem Eingangsvortrag gesagt, warten auf bessere Zeiten sei eine schlechte Überlebensstrategie. Da kann man ja nur beipflichten. Was können wir denn tun?

Betzler: Herr Kollege, Sie haben die Referate gehört. Aus meiner Sicht und aus meiner Erfahrung haben mir zwei Aspekte gefehlt. Im letzten Referat wurde Ihnen ein Diagramm gezeigt, indem es hieß, die Kostenkurve und Erlöskurve treffen sich nur bei 100 % und sonst nicht. Herr Jost hat gesagt, egal was Sie machen, wenn Sie mehr machen, wird Ihnen was weggenommen. Ganz so ist es nicht. Sie können Geld verdienen. Das Krankenhaus und nicht Sie als Privatliquidierer hat Einnahmemöglichkeiten und Sie können mit Ihrem Krankenhausträger durchaus verabreden, daß Ihnen das als Klinik, als Abteilung auch zugute kommt. Ich nenne Ihnen nur vier Beispiele: (1) ambulantes Operieren, (2) prä- und poststationäre Behandlung von Patienten, was natürlich eine gute Organisation voraussetzt, weil Sie diese Patienten in diesem Intervall dann auch stationär aufnehmen oder operieren müssen, (3) Ein-Bett-Zimmer, (4) ausländische Patienten. Das sind vier Einnahmequellen, die außerhalb des Budgets sind, die Sie realisieren können, mehr oder weniger. Was jeder sofort kann, ist prä- und poststationäre Behandlung, da brauchen Sie ja keine Zulassung, gar nichts, das hat der Gesetzgeber vorgesehen. Ich kann Ihnen sagen, dort können Sie Zahlen realisieren, die je nach Größe Ihrer Klinik, Ihrer Abteilung, Ihres Patientenaufkommens, ganz erheblich sind. Zumindest machen sie einen nicht unerheblichen Prozentsatz aus und wenn Sie das mit Ihrem Krankenhaus besprechen, wenn Sie mit diesen Summen nicht andere Löcher Ihres Krankenhauses stopfen müssen, dann kommt Ihnen das zugute, dann können Sie investieren oder Personal beschäftigen oder wie auch immer. Außerhalb des Budgets.

Jost: Das ist aber ein bißchen problematisch.

Betzler: Dann sagen Sie mir, wo das Problem liegt.

Jost: Das Problem ist, daß, wenn ich insbesondere mein poststationäres Behandeln ausweite, dann lege ich mich mit meinen Einweisern an. Und meine Einweiser sind letztendlich dafür verantwortlich, ob meine Klinik floriert oder nicht.

Betzler: Das kann ich so nicht sehen. Dieses poststationäre Behandeln ist überhaupt nicht das Problem. Das ist, daß Sie den Patienten noch zwei oder drei Mal einbestellen. Dafür gibt es einen Pauschalbeitrag. Das ärgert keinen Niedergelassenen. Den Niedergelassenen ärgert, wenn Sie den AVK-Patienten in Ihre Gefäßsprechstunde einbestellen und dann mit Dusotril behandeln. Aber wenn Sie die Wundkontrolle machen, wenn Sie noch mal eine Duplexkontrolle machen, das ärgert den Hausarzt überhaupt nicht.

Roth: Wenn ich das Ganze richtig gesehen habe, haben wir ein Wort bis jetzt noch nicht genannt. Wir meinen alle, wir würden frei arbeiten. Aber wenn ich das richtig sehe, arbeiten wir im Gesundheitswesen in der Planwirtschaft. Und wir arbeiten in einer Planwirtschaft und meinen, wir können die Planwirtschaft durch freies Unternehmertun regeln. Das geht nicht. Und daran scheitert alles. Und der Herr Stelter hat das ganz klar gesagt. Es muß so sein, wenn Sie in dem System weiterarbeiten wollen, und das wollen wir ja allem Anschein nach, dann müssen wir uns zusammenschließen. Die erste Möglichkeit wäre, daß wir wirklich auf den Knopf drücken und sagen, wenn der Patient kommt und der muß eine Varize haben, müssen wir sagen, Sie müssen ins Nordkrankenhaus und im Nordkrankenhaus sagen sie, Carotis – Sie müssen ins Südkrankenhaus. Und dann läuft das. Das heißt, wir sind in der Planwirtschaft und wir müssen uns genauso verhalten. Oder aber wir machen das, wenn ich das wieder richtig gehört habe, es geht sowieso ins Desaster, dann kann es nur eine Erholung geben im Kollaps. Also müssen wir es schnell kollabieren lassen, dann erholt es sich.

Betzler: Wenn ich das auch kommentieren darf, Herr Roth, absolut wichtig, das sogenannte Schlagwort ist „strategische Allianzen“, das wird es in der Zukunft sein. Und wir Universitätskliniker sind auch da, aber ich sage Ihnen, dieser Ball wird uns von den Universitätskliniken zugespielt werden, uns kommunalen Häusern, weil die Universitätskliniken zuerst in die Bredouille kommen. Und deshalb werden diese strategischen Allianzen sicher kommen. Aber das kann natürlich auch auf dem kommunalen Krankenhaussektor oder mit Niedergelassenen oder mit nicht operativ Tätigen, wie auch immer, in Form solcher Allianzen realisiert werden. Das sehe ich genauso.

Eckstein: Ich habe noch eine Frage an Herrn Ruffing. Wir reden die ganze Zeit über letztendlich unmittelbare Kosten, die überschaubar sind oder Kosten, die im Jahresbereich anfallen. Nun ist es in der Gefäßchirurgie ja so, daß sehr viel prophylaktische Chirurgie betrieben wird, und damit Kosten möglicherweise aufgefangen werden, die erst in mehreren Jahren oder nach einem Abstand von Jahren entstehen würden. Beispielsweise Amputationskosten, Pflegekosten nach Apoplex, der irgendwann nach vielleicht drei oder vier Jahren auftritt. Welche Möglichkeiten haben wir speziell für unser Fach, diese Botschaft besser zu transportieren und auch den zuständigen politischen Gremien oder den Krankenkassen klar zu machen, welchen Langzeiteffekt und welche Langzeitersparnisse möglicherweise durch eine Ausweitung von Gefäßchirurgie möglich ist?

Ruffing: Die Vermeidung von volkswirtschaftlichen Kosten, spielt heute, um es mal ganz klar zu sagen, keine Rolle. Es gibt einen Punkt, wo es eine Rolle spielt, das ist die Neuzulassung von neuen Medikamenten. Da spielen volkswirtschaftliche Kosten durchaus eine Rolle. Aber im Krankenhaus direkt spielen volkswirtschaftliche Kosten, das heißt also Präventionsmaßnahmen, zur Zeit keine Rolle. Wobei in diesem Gesundheitsreformgesetz Präventionsmaßnahmen budgetmäßig gefördert werden sollen. Ich will nur einen ganz kleinen Aspekt dazu anbringen. Wir haben in Frankfurt zumindest etwa 10 Chefärzte, die sich regelmäßig mit den Krankenkassen treffen. Dies ist ein erster kleiner Ansatz, gebe ich gerne zu. Es kommt natürlich budgetmäßig nichts dabei heraus, gar keine Frage, aber es ist eine Gelegenheit, wo wir diese Dinge auch durchaus besprechen, wo wir auch dann besprechen, was kommt zukünftig auf die Krankenkassen, was kommt zukünftig auf die Krankenhäuser zu, wo wir dann auch bestimmte Leistungsspektren absprechen können. Also, das ist so ein kleiner Gesprächskreis, in dem sich die Krankenhausärzte, Chefärzte mit den Leistungsträgern, also mit den Krankenkassen, zusammenzusetzen und sich über bestimmte Dinge unterhalten.

Fraedrich: Ja, ich wollte den Herrn Niedermeier nicht zu kurz kommen lassen. Ich wollte eigentlich nur noch einen eigenen Erfahrungsbericht dazu abgeben. Das habe ich in Freiburg und in Innsbruck gemacht. Das hat sich außerordentlich bewährt. Ich habe die Leute, z.B. von der Beschaffungsabteilung, einfach in den OP kommen lassen oder eingeladen und habe ihnen mal gezeigt, was für wichtige Sachen wir machen, und welche Prothesen da eingesetzt sind und so fort. War eine ganz andere Antwort da, obwohl bei uns die Frauenquote nicht so hoch ist. Und das zweite ist, wenn man von der Verwaltung z.B. aufgefordert wird, einen anderen Port zu nehmen, der billiger ist, dann habe ich den halt zweimal eingesetzt und habe dann einen anonymisierten Bericht an den Verwaltungsmann geschrieben, und habe gesagt, die und die Komplikation ist aufgetreten oder fast aufgetreten, wollen Sie die Verantwortung übernehmen. Und auf dieser Basis geht schon, auf zwischenmenschlicher Ebene, manchmal eine ganze Menge. Das nur als Empfehlung.

Betzler: Vielen Dank. Ich darf Ihnen auch im Namen von Herrn Brandl für die Diskussionbereitschaft und den drei Referenten für ihre Ausführungen danken. In der vorletzten Diskussionsbemerkung von Herrn Eckstein ist klar geworden, daß wir natürlich Defizite haben, auch in unseren Argumenten. Wie können wir in diesem Qualitätsmanagement, von Ihnen als ein Megatrend aufgeführt, uns Wort, Respekt und Gehör verschaffen? Das können wir solange nicht, solange wir das Ergebnis unserer Arbeit nicht bewerten. Das heißt, die sogenannte „outcome research" leidet. Ein paar Gruppen machen es, der eine untersucht den Bypass, der andere vergleicht das, aber wir können wirklich nicht belegen. Was wir tun mit dem, was wir unseren Patienten anbieten, und welche Ergebnisse wir erreichen. Wir sind doch überzeugt, daß wir einige präventive oder zumindest sekundär-präventive Ansätze in der Gefäßchirurgie realisieren und unseren Patienten anbieten. Aber wir können sie nicht nachweisen. Und das ist meines Erachtens die Aufgabe der wissenschaftlichen Gesellschaften, diese „outcome research" wirklich auf die Beine zu bringen. Es ist uns allen klar, daß wir froh wären, wenn manche Patienten früher zu uns kämen, zu einer Rekonstruktion oder wie auch immer, weil dann Kosten erspart werden können. Herr Jost hat in seinem Referat gesagt, Kosten der Krankenhäuser spielen keine Rolle. Dem würde ich abschließend widersprechen. Die einzige Chance unser Krankenhaus bei diesem gedeckelten Budget und bei diesen Rahmenbedingungen führen zu können, ist, daß wir Kosten senken. Insofern ist es das ganz Entscheidende im Moment, damit wir einigermaßen über die Runden kommen, daß wir Einsparpotentiale bei den Kosten nutzen, also kostenverursachende Dinge eliminieren. Vielen Dank.

Mitarbeiterorganisation – Motivationsstrategien, Delegationsmöglichkeiten

M. Betzler

Klinik für Allgemeine Chirurgie, Unfallchirurgie und Gefäßchirurgie,
Alfried Krupp Krankenhaus, Essen

Die praktischen Erfahrungen zum Thema begründen sich auf eine zwischenzeitlich fast 26jährige Tätigkeit im chirurgischen Fachgebiet und der über 8jährigen Leitung der Klinik für Allgemeine Chirurgie, Unfallchirurgie und Gefäßchirurgie am Alfried Krupp Krankenhaus in Essen. Die Klinik hat 114 Planbetten mit 8 chirurgischen Intensivbetten; im Jahr 1998 wurden 3.609 Patienten stationär behandelt; insgesamt wurden 3.879 Operationen im stationären Bereich und 165 ambulante Operationen durchgeführt.

Die Klinik besitzt eine unbefristete komplette Weiterbildungsermächtigung für das Gebiet Chirurgie sowie eine komplette Weiterbildungsermächtigung für die Schwerpunkte Viszeralchirurgie und Gefäßchirurgie.

Das ärztliche Mitarbeiterteam besteht neben dem Leitenden Arzt aus 6 Oberärzten, 10 Assistenten und 3 Ärzten im Praktikum; abgesehen von dem Oberarzt der Allgemeinen und Notfallambulanz besitzen sämtliche Oberärzte mindestens eine chirurgische Schwerpunktanerkennung bzw. fakultative Weiterbildung wie beispielsweise chirurgische Intensivmedizin oder Phlebologie.

Die schonungslosen Veränderungen der Krankenhauslandschaft in den 90er Jahren durch das Gesundheitsstrukturgesetz und seine Folgen zwingen das Management der Kliniken über Strukturen und Strategien wie beispielsweise Mitarbeiterorganisation, Motivationsstrategien und Delegationsmöglichkeiten nachzudenken. Ein reibungsloses und funktionsgerechtes Zusammenwirken der ärztlichen und nichtärztlichen Mitarbeiter des Krankenhauses ist Voraussetzung, die Herausforderung zu bewältigen und die unternehmerischen Ziele eines Krankenhauses zu erreichen:

- Qualität als Bedingung für Patientenzufriedenheit,
- Effizienz als Voraussetzung für wirtschaftlichen Erfolg und
- Arbeitsatmosphäre als Ausdruck von Mitarbeitermotivation.

Diese häufig miteinander konkurrierenden Handlungsmaxime sollten gleichrangig angestrebt werden, ungeachtet der Kostendruckkaskade, die ausgelöst von der Politik über die Krankenkassen bei den Krankenhäusern ankommt und dort nicht einfach an die Patienten weitergegeben werden kann. Die Aufgabe des Klinikmanagements liegt darin, diese 3 Zielsetzungen vom hohen Abstraktionsniveau in vermittelbare zeitbezogene meßbare und erreichbare Vorgaben zu übertragen, unter Berücksichtigung der jeweiligen Funktionsbereiche der Klinik. Angesichts leistungsabhängiger Entgelte und eines zumindest in Ballungszentren wie im Ruhrgebiet zunehmenden Wettbewerbs kommt es darauf an, das Leistungsangebot ständig zu überprüfen und anzupassen; beispielhaft sei erwähnt:

- Die gezielte Beobachtung sich wandelnder Versorgungsangebote im Umfeld,
- das Erkennen neuer wissenschaftlicher Trends und
- das Wägen eigener Stärken und Schwächen.

Nur dadurch ist eine bedarfsgerechte Positionierung des Krankenhauses möglich. Das Krankenhausdirektorium wie auch die Leitenden Ärzte prägen den Führungsstil über alle Hierarchiestufen hinweg und den mehr oder minder rücksichtsvollen Umgang der verschiedenen Berufsgruppen untereinander. Wichtig für die Mitarbeitermotivation ist eine funktionierende interne Kommunikation, die weder dem Zufall noch der nächsten Führungsebene überlassen werden kann. Es ist sinnvoll, Informationspflichten zu definieren und stichprobenartig zu beobachten, ob Informationen bei den betroffenen Mitarbeitern nicht nur angekommen, sondern auch verstanden worden sind.

Zur ärztlichen Richtlinienkompetenz im Krankenhaus gehören:
- Medizinische Ergebnisverantwortung,
- Regeln interdisziplinärer Kooperation,
- Regeln berufsgruppenübergreifender Kooperation,
- Etablierung von Standards für Diagnostik, Therapie, Ablauforganisation,
- Medizinische Dokumentation,
- Komplikationsmanagement und
- Handhabung arztbezogener Beschwerden/Risk Management.

Eine Schlüsselfunktion bei der Erreichung von Wirtschaftlichkeit unserer Kliniken und Krankenhäuser liegt bei uns Ärzten durch Einflußnahme auf die Leistungsstruktur und die damit verbundene Erlössituation. Die Überwachung dieser betriebswirtschaftlichen Kriterien wird künftig überlebensnotwendig für die Abteilung bzw. in der Summe der Abteilungen für das gesamte Krankenhaus sein. Darüber hinaus gewinnen die Leistungsqualität als Wettbewerbsfaktor sowie das Ansehen der Klinik in der Öffentlichkeit und bei niedergelassenen Kollegen zunehmend an Bedeutung. Die Frage, inwieweit diagnostische und therapeutische Entscheidungsfreiheit als finanzielle Verfügungsmacht ausgeübt werden darf, ist der klassische Interessenkonflikt zwischen Ärzten und Verwaltung. Den Leitenden Ärzten nimmt keiner die Verantwortung für die Patienten ab. Der finanzielle Verfügungsrahmen ist jedoch insgesamt begrenzt. Stichworte für die Lösung des Dilemmas sind Offenlegung der Erlösstrukturen und vorausschauende Leistungsplanung. Turnusmäßige Informationen zu Erlösprognosen, Soll-Ist-Vergleichen, d.h. Erlöscontrolling, stellen die Bringschuld der Administration dar.

Bei diesem Szenario sind wir Ärzte einem regelrechten Worthülsen-Bombardement wie beispielsweise Lean-Management, TQM, Delegation von Verantwortung, flache Hierarchien, Targetcontrolling, Prozeßkostenrechnung, Benchmarking, Profit-Center ausgesetzt. Dies sind alles moderne Führungskonzepte aus der Industrie. Wir sollten uns jedoch von diesen plakativen Managementinstrumenten nicht zu sehr beeindrucken lassen, da die Bilanz der in der Industrie geborenen Managementmethoden eher ernüchternd ist: Ca. 80 % der sog. Re-Engineering-Ansätze des fundamentalen Überdenkens und radikalen Re-Design von Unternehmen oder wesentlichen Unternehmensprozessen sind in der industriellen Praxis gescheitert. Auch schneidet ein anderer „fortschrittlicher“ Managementbeitrag nicht besser ab: Etwa 70 von 100 Qualitätszirkeleinführungen haben sich spätestens nach 7 Monaten als Flop erwiesen und daß bei 2/3 der TQM-Einführungen der Aufwand in keiner Relation zum Nutzen steht, muß doch eigentlich sehr nachdenklich stimmen.

Ein Kenner der Krankenhausszene, Professor von Eiff, stellte deshalb fest: „Es gibt keine modernen oder zeitgemäßen Führungskonzepte; es mangelt nicht an Erkenntnisproblemen sondern am Umsetzungswillen." Und im Zusammenhang mit TQM stellt von Eiff fest: „Traue keinem Berater, der glauben machen will, nur im Totalen, im Ganzheitlichen liege der wahre Königsweg des Managementerfolgs; TQM und mit ihm die ISO-9000 Zertifizierung droht durch oberflächliche Manager und ganzheitsbesessene Berater zu Etiketten ohne Nutzwert zu degenerieren".

Vielmehr kommt es darauf an, Qualität als Kostenfaktor zu erkennen in dem Sinne, daß durch uns Ärzte und Mitarbeiter im Krankenhaus eine Kostenvermeidung durch einen kontinuierlichen Verhaltensprozeß beeinflußt wird. Kostensenkungen und Ertragsverbesserungen, die durch unternehmerisches Engagement einer Klinik oder eines Krankenhauses erreicht worden sind, müßten künftig zur Finanzierung von Innovationen, zur Qualitätsverbesserung, zum Ausbau von Serviceleistung sowie zur leistungsorientierten Anpassung der Mitarbeitervergütungsstrukturen nutzbar gemacht werden.

Nun zurück zum Thema Zusammenspiel von Chef und Mitarbeitern.

„Unzufriedene Mitarbeiter schaffen unzufriedene Patienten."

Bei einer Kompetenzanalyse von Spitzenmanagern, und ich sehe Leitende Ärzte als solche an, in knapp 200 globalen Unternehmen hat sich herausgestellt, daß nur jeder zehnte Unternehmensführer herausragende intellektuelle Fähigkeiten und weit überdurchschnittliches Wissen besaß, die seine Leistungen erklärten. Alle anderen verschafften sich dagegen Anerkennung und Gefolgschaft, in dem sie intelligent und einfühlsam mit ihren Mitarbeitern umgehen. Für Daniel Goleman, der im Auftrag der Rutgers University für Angewandte Berufspsychologie in New Jersey das Profil des beispielhaften Unternehmensleiters nachzeichnete, sind letztgenannte nicht immer die „geistigen Überflieger". Überdurchschnittliche Leistungen im Unternehmen seien nach seiner Ansicht nachweisbar der emotionalen Intelligenz der Führungskräfte auf ihrer jeweiligen Ebene zuzuordnen. Gutes Fachwissen und schnelle Auffassungsgabe würden zwar gebraucht, um die Karriereschwelle zu den Führungsebenen zu nehmen, aber die „höheren Weihen" werde nur erreichen, wer reibungslos mit anderen zusammenarbeite und das als notwendig Erkannte auch durchsetze. Dazu gehöre, daß Führungspersonen ihre Wirkung auf andere abzuschätzen wissen. Die eigenen Launen, Gefühle und Triebkräfte zu erkennen und zu beherrschen, sei hierfür ein unverzichtbares Schlüsselerlebnis. Leichter tun sich damit Führungskräfte, denen Selbstkritik und Geselligkeit angeboren sind. Für den Umgang mit Mitarbeitern kommt es darauf an, Selbstbeherrschung bei Herausforderungen zu bewahren, sich mit Kritik so lange zurückzuhalten, bis ein Urteil feststeht und die Folgen überdacht sind, sowie selbstlose Energie und Stehvermögen mit beispielgebendem Arbeitseinsatz, und d.h. für Chirurgen Präsenz im Operationssaal, zu verbinden, ohne auf den persönlichen Nutzen zu achten und Verständnis für die Mitarbeiter, ihre Denkmuster und Reaktionen zu entwickeln.

Dieses ziemlich altruistische Rüstzeug eignet sich auch für Führungskräfte im Krankenhaus; daß eine Prise Humor auf eigene Kosten dabei recht hilfreich sein kann, steht außer Frage.

Um den heutigen Anforderungen eines Klinikmanagements und der damit verbundenen Verantwortung für kostengünstige Leistungserbringung, d.h. die in der Klinik verursachten Kosten, eine korrekte und angemessene Abrechnung durch Angabe der Entlassungsdiagnosen und Therapieformen (ICD- bzw. ICPM-Schlüssel) gerecht zu werden, müssen Mitarbeiter integriert werden. Eine solche effiziente Mitarbeiterführung betrifft aber auch eine abgestimmte Leistungsplanung beispielsweise bei der Festlegung der Anzahl von Fallpauschalen- und Sonderentgelteingriffen. Sinn der Leistungsplanung ist, durch Spezialisierung und Schwerpunktbildung ggf. mit Einführung neuer diagnostischer und therapeutischer Verfahren ein Leistungsbild einer Klinik zu entwerfen, das medizinisch schlüssig und rentabel ist und mit dem sich die Mitarbeiter identifizieren. Ein solches Leistungsbild entsteht auf der Basis einer Analyse der bisherigen Leistungs-, Kosten- und

Erlösstrukturen, des Konkurrenzumfeldes, des Versorgungsbedarfs in der Bevölkerung, der eigenen Leistungsfähigkeit sowie der Definition der eigenen medizinischen Ziele und Möglichkeiten. Daß Klinikmitarbeiter nicht nur an solchen Planungsüberlegungen beteiligt werden, sondern sich auch in dem Leistungsbild einer Klinik wiederfinden, und dies betrifft gerade die Leistungsträger der Klinik wie Oberärzte und erfahrene Fachärzte, ist ein wesentliches Motivationselement. Dazu kommt, daß die monatlichen Erlöscontrollingdaten (Soll-/Ist-Vergleich von Fallzahlen, Verweildauer, Pflegeaufwand, Fallpauschalen, Sonderentgelte, ambulante Operationen, Materialverbrauch) den Mitarbeitern transparent gemacht und mit ihnen diskutiert werden.

Im Rahmen der Ergebnissteuerungsmöglichkeiten steht die Kostensenkung bei medizinischem Bedarf an erster Stelle. Die Entwicklung des Bewußtseins bei den Mitarbeitern sparsam und eigenverantwortlich mit Material und Arzneimitteln umzugehen, muß entwickelt, insbesondere aber auch anerkannt, d.h. gelobt werden. Wirtschaftlichkeit muß in diesem Sinne als positives Verhältnis von Qualität und Nutzen zu den verursachten Kosten verstanden werden.

Gerade die neuen pauschalierten Entgelte (Fallpauschalen, Sonderentgelte) zwingen zu effektiven Organisationsformen in der Klinik. Dabei ist festzustellen, daß es nicht *die* Organisation gibt; eine Organisation ist nie fertig, sie ist individuell und kontinuierlich den spezifischen Rahmenbedingungen anzupassen. Dabei kommt es darauf an, daß Routineabläufe organisiert und mögliche Reibungsverluste verhindert werden. Dazu noch einige exemplarische Mitteilungen bzw. Informationen aus der eigenen Klinikarbeit:

1. Mitarbeiterorganisation

- Pünktliches Einhalten von Terminen (Besprechungen, Visiten)
- Fort- und Weiterbildungskonferenzen
- Mitarbeiterrotation im 9monatigen Intervall
- Besetzung von Schlüsselstellen/Aufgabenverteilung mit älteren *und* jüngeren Mitarbeitern (z.B. Kontrolle der Datenerfassung, Komplikationsstatistik, Infektions-/Resistenzstatistik)
- Abteilungsinterne Fort- und Weiterbildungsprogramme (Literatur-Review)
- Arztarbeitsplätze integriert in krankenhausinterne EDV-Netzwerkstrukturen
- Kontinuierliche Aktualisierung von Leitlinien (z.B. Dekubitusprophylaxe, postoperative Schmerztherapie)

2. Motivationsstrategien

- Transparenz bei Planung, Entscheidungen, Leistungen, Komplikationen, Problemen
- Adäquates chirurgisches Ausbildungsprogramm mit Weiterbildungsmöglichkeiten in chirurgischen Schwerpunkten
- Klinikinterne und -externe Fort- und Weiterbildungsmöglichkeiten (Hospitationen)
- Förderung des Teamgeists durch gemeinsame Aktivitäten (z.B. Rudern)
- Faire und differenzierte Bezahlung/Poolbeteiligung

3. Delegationsmöglichkeiten

- Mitspracherecht bei Neueinstellungen
- Vorschläge für Investitionsplanungen und Erneuerungen
- Repräsentanz der Klinik in Gremien (Arzneimittelkommission, Einkaufskommission)
- Beteiligung an Unterrichtsveranstaltungen

Es steht außer Frage, daß „Management by Delegation“ ein wesentliches Führungskonzept darstellt; dies bedeutet, daß abgegrenzte Teilaufgaben mit allen Kompetenzen und Teilverantwortung auf bestimmte Mitarbeiter übertragen werden. Durch Soll-/Ist-Vergleiche, Dienstaufsicht und Erfolgskontrollen kann eine kontinuierliche Überwachung erfolgen.

Aus meiner Sicht ist die Führungsorganisation allein nach dem Direktorialprinzip effizient und verantwortlich zu gestalten, d.h. eine Person entscheidet und verantwortet letztinstanzlich. Das in den letzten Jahren immer wieder ins Spiel gebrachte „Kollegialprinzip", d.h., daß einzelne Mitglieder eines Führungssystems gleichzeitig entscheiden und verantworten, ist in der Führungsfunktion eines leitenden Krankenhausarztes, insbesondere in einem operativen Fach, abzulehnen. Letztinstanzliche Verantwortung in medizinisch-ärztlichen Fragen ist nicht teilbar.

Um eine effiziente Mitarbeiterorganisation mit Auswirkung auf klinikinterne Abläufe, sinnvolle Motivationsstrategien und Aufgabendelegation umzusetzen, ist die Definition von Leistungszielen in Verbindung mit einer innerklinischen Transparenz erforderlich, um nicht zu sagen Grundvoraussetzung.

Das Führen mit Zielen (Management by Objectives) ist eine bewährte Führungstechnik, die nur erfolgreich sein kann, wenn die Mitarbeiter genügend Entscheidungsfreiheit haben. Wenn nicht, können mit ihnen zwar Aufgaben und Maßnahmen besprochen, nicht aber qualifizierte Ziele zufriedenstellend erreicht werden.

Anschrift des Verfassers:
Professor Dr. med. M. Betzler
Leitender Arzt der Klinik für Allgemeine Chirurgie,
Unfallchirurgie und Gefäßchirurgie
Alfried Krupp Krankenhaus
Alfried-Krupp-Straße 21
45117 Essen

Diskussion

Vorsitz: Gruß, Torsello

Gruß: Vielen Dank, Herr Betzler, für dieses wirklich umfassende und kritische Referat. Da die Themen aller Vorträge verschieden oder sehr divergierend sind, sollten wir die einzelnen Vorträge diskutieren.

Lange: In der ganzen, von Ihnen doch sehr transparent dargestellten Form der Führungsmöglichkeiten, die man ausnutzen muß, wie schaffen Sie es, in der Umsetzung des Arbeitszeitgesetzes all diese Forderungen konkret und ordentlich einzuhalten?

Betzler: Es ist so, daß wir das Arbeitszeitgesetz umgesetzt haben. Das geht ja dann mit einer gewissen Stellenvermehrung einher, aber wir sind uns darüber im klaren, daß das natürlich lang nicht dieses Loch füllt, das dadurch entsteht. Ich habe mit meiner Administration vereinbart und das betrifft auch die anderen Kliniken, die das umgesetzt haben, daß die Diensthabenden, die am nächsten Tag nach Hause gehen, nicht vor zehn, halb elf nach Hause gehen und diese 2 1/2 Stunden bezahlt bekommen, weil die Kontinuität der Stationsversorgung usw. gewährleistet sein muß und das sonst nicht möglich ist. Ich kann nicht morgens bei der Rapportbesprechung von nicht anwesenden Kollegen irgendwas in Erfahrung bringen. Das ist völlig unmöglich. Also, die machen Visite, machen ihre Schreibarbeiten oder was sonst notwendig ist, gehen dann zehn, halb elf nach Hause und bekommen das bezahlt.

Gruß: Vielen Dank. Weitere Fragen? Wenn das nicht der Fall ist, vielen Dank. Wir kommen zu Herrn Hupp, Öffentlichkeitsarbeit.

Öffentlichkeitsarbeit

T. Hupp, A. M. Endisch

Klinik für Gefäßchirurgie, Katharinenhospital, Stuttgart

Stellt man sich die Frage „Was tue ich bzw. die Klinik an Öffentlichkeitsarbeit?", bleibt außer den Versuchen von lanzierten Zeitungsmeldungen über den einen oder anderen veranstalteten Kongreß oder vielleicht über eine neu eingeführte diagnostische oder therapeutische Maßnahme im Prinzip ein großes Fragezeichen übrig. Wir sind verunsichert über unsere rechtlichen Möglichkeiten! Fühlen wir uns doch auf der einen Seite durch unsere Berufsstandsvorgaben verpflichtet, keine Außendarstellung (Reklame) zu machen, werden wir auf der anderen Seite sogar vom Gesetzgeber gedrängt, eine Öffentlichkeitsarbeit zu initiieren, damit ein Kliniks-/Leistungsvergleich (zumindestens erst einmal für die Kostenträger) möglich wird. Die neuerlichen gesetzlichen Rahmenbedingungen im Gesundheitswesen verlangen und ermöglichen ja den Leistungsvergleich mit Hilfe der ICDs und der ICPMs sowie durch die Dokumentation der Fallpauschalen (FP) und Sonderentgelte (SE) (9, 12). Das Krankenhaus wird transparent, die Leistungen werden/müssen offengelegt werden!

„Wer nicht vergleicht, ist blöd!" – ein wohl allen bekannter Werbespot aus der Computer- und Unterhaltungselektronik-Discounter-Branche. Vergleichen liegt im Trend! Wie sieht das aber bei der Gesundheit aus? Werden hier nicht zunehmend auch solche Fragen laut?"

Der Vergleichs-Trend macht nicht Stop vor dem Gesundheitswesen. Bezeichnend dafür ist das Motto des 21. Deutschen Krankenhaustages auf der Interhospital 1998: „Fortschritt im Krankenhaus – Wettbewerb zum Wohle des Patienten!" Mit diesem Motto soll ausgesagt werden, daß eine Konkurrenzsituation der Kliniken leistungsfördernd sei, fortschrittlich soll das sein und obendrein auch noch dem Wohle der Patienten dienen! Sogar Gerhard Schröder hat bei seiner Regierungserklärung am 11. November 1998 den Wettbewerb auf seine Fahnen geschrieben: „Wissensgesellschaft, d.h. für mich Qualifikationsgesellschaft! Das ist der Grund, warum die Bundesregierung die Aufgabe einer Bildungs- und Qualifizierungsoffensive rasch anpacken wird. Wir wollen ... mehr Effizienz, aber auch mehr Wettbewerb!"

Gilt das auch für das Gesundheitswesen? Wenn ja, gerät es damit vielleicht aus den Fugen? Oder ist es nicht einfach so: Indem wir uns dem Wettbewerb stellen müssen/sollen, steigt auch die Qualität der medizinischen und pflegerischen Versorgung, steigt das Ambiente der stationären Unterbringung, steigt der Krankenhausservice – und das kann uns doch allen eigentlich nur recht sein!

Neben den genannten Leistungen, die es sicherlich in einigen Kliniken noch zu verbessern gilt, ist natürlich die Öffentlichkeitsarbeit ein ganz wichtiger Bestandteil, um auf das Krankenhaus bzw. die Klinik überhaupt aufmerksam zu machen und um die Leistungen, die erbracht werden, nach außen darzustellen.

Möglichkeiten der Öffentlichkeitsarbeit

Prinzipiell gibt es verschiedenste Möglichkeiten der Öffentlichkeitsarbeit:

1. An erster Stelle steht besonders für die chirurgischen Fächer die sog. *„Mundpropaganda“*. Das gute Resultat chirurgischer Arbeit, das Ergebnis ohne Komplikationen, das spricht sich herum und ist aus der Sache und dem Ergebnis heraus natürlich die beste Reklame.
2. *Klinik-Darstellung* innerhalb der Klinik-Räumlichkeiten. Dieses Medium der Reklame oder besser gesagt die Leistungsdarstellung innerhalb der eigenen Wände wird erstaunlicherweise so gut wie gar nicht genutzt. Hiermit ist gemeint: Die öffentliche Darstellung des Leistungsspektrums (Schautafel mit Übersicht über die einzelnen Kliniken/ Abteilungen und ihren Angebotsspektren, Patienten-Informationsblätter, Info-Wandtafeln, Visitenkarten der Kliniken mit wichtigen Telefonnummern für Patienten und Angehörige etc.).
3. Das *Internet* als neues Informationsmedium weicht die gesetzlichen Rahmenbedingungen etwas auf. Hier ist eine Außerdarstellung der Klinik im erweiterten Sinne durchaus möglich (s. u.).
4. Mit der Einrichtung einer sog. *„Hot-Line“* und *„Info-Line“* sowohl im Internet als auch im Telefonnetz ergibt sich auch die Möglichkeit der Außendarstellung. Sie kann entsprechend dem medizinischen Inhalt zu einer nicht zu vernachlässigenden Quelle der Patientenrekrutierung werden.
5. Gezielte *Presse-Informationen*, lokal oder überregional, über spezielle Behandlungsverfahren oder -möglichkeiten in der Klinik dienen ebenso einer Öffentlichkeitsarbeit bzw. Außendarstellung der Klinik. Hierbei sind natürlich die standesrechtlichen Begrenzungen bezüglich einer nicht erlaubten Reklamewirkung zu beachten!
6. Öffentlichkeitsarbeit in Form eines *„Tag der offenen Tür“*.
7. Verfassung eines *Klinik-Jahresberichtes*, um mit einer Information für die zuweisenden Kollegen eine Leistungs-/Profil-Darstellung der Klinik nach außen abzugeben. Hierin enthalten sein sollten neben der Quantität der erbrachten Leistungen/Eingriffe unbedingt auch Angaben zur Qualität bezogen auf einzelne Eingriffe/Therapieformen. Zu bestimmten, fachspezifischen Tracer-Diagnosen sollten Angaben über Morbidität und Mortalität der Eingriffe enthalten sein. Dies stellt heutzutage eine immer mehr geforderte Transparenz dar, um die einzelnen Kliniken bezüglich ihrer Leistung vergleichen zu können. Wer gute Ergebnisse abliefert, kann und sollte diese auch offenlegen!
8. Die Teilnahme an *Qualitätssicherungsmaßnahmen/Qualitätsmanagement* geht in die gleiche Richtung. Sie stellen für das Vergleichen von einzelnen Kliniken/Abteilungen ein gutes Kriterium dar. Wer an solchen Qualitätssicherungsmaßnahmen teilnimmt, sollte diese auch nach außen darstellen, sei es in einem Kapitel im Jahresbericht, über einen Link im Rahmen der Kliniksdarstellung im Internet oder über entsprechende Informationstafeln innerhalb der Klinik (1, 3).
9. *Fördervereine/Stiftungen*, die einer Klinik oder Abteilung assoziiert sind, tragen natürlich auch zu einem erheblichen Teil der Öffentlichkeitsarbeit bzw. der Außendarstellung der Klinik bei. Über solche Fördervereine/Stiftungen kann eine intensive Öffentlichkeitsarbeit in Form von Informationsveranstaltungen, Presseinformationen oder Tagungen erfolgen, wobei natürlich der eigentliche Zweck die Spenden- bzw. Drittmittelakquirierung darstellt. Diese Drittmittelbeschaffung hat in Deutschland noch

nicht so den Stellenwert wie z.B. in USA, wo eine Klinik bzw. ein Kliniksleiter nicht unerheblich daran gemessen wird, wieviele Gelder über solche Möglichkeiten dann in die Klinik fließen.

10. *„Managed Care“*, eine Bewegung – besser gesagt ein „raffinierter“ Versuch, ein Versicherten-/Patientenkontingent von der Basisversorgung (inkl. Vorsorge) bis zur Spezialbehandlung (auch Krankenhausbehandlung) kostengünstig und letztendlich gewinnbringend zu verwalten –, die aus USA auf uns zukommt, setzt durch die erforderliche Transparenz der Leistungen und Ergebnisse aus Sicht der Krankenhauspartner natürlich auch eine Öffentlichkeitsarbeit voraus, um für die sog. „managed care“-Netze als Partner überhaupt in Frage zu kommen (7).

Der Hauptgrund, warum es sozusagen „in“ ist, über solche Öffentlichkeitsarbeiten nachzudenken, sind natürlich die engerwerdenden Ressourcen und ein damit verbundener, sich langsam entwickelnder Wettbewerbskampf zwischen den einzelnen Kliniken, um die Patientenströme zu sichern. Unterstützt haben diesen Trend viele kleine Einzelentscheidungen, die im Ganzen gesehen die heutige Krankenhauslandschaft doch zunehmend beeinflußen, so z.B. ein Schiedstellenbeschluß in Baden-Württemberg, in dem festgelegt wurde, daß ein fehlender Krankenhausvergleich im Schiedsstellenverfahren zu Lasten des Krankenhauses geht (6, 11, 12); so auch u.a. das Urteil des Europäischen Gerichtshofes von 1998, in dem die Kostenerstattung von medizinischen Leistungen in anderen EU-Mitgliedsländern legalisiert wurde. Besonders in der Zahnmedizin und für uns Gefäßchirurgen im Sektor der Varizenchirurgie hat dieses Urteil zum Nachdenken und mancherorts zum Handeln veranlaßt, das Schlagwort „Medizin-Tourismus“ macht dies ein wenig deutlich.

Es wird somit von uns in kleinen Schritten die Darstellung unseres Leistungsspektrums und unserer Behandlungsergebnisse abverlangt; d.h. in anderen Worten Außendarstellung bzw. Öffentlichkeitsarbeit. Dem gegenüber steht die traditionelle Zurückhaltung in Bezug auf Informationsvermittlung durch die Ärzteschaft nach außen. Die in Deutschland recht rigiden Einschränkungen des Wettbewerbsverbotes für Ärzte sind mittlerweile fast beispiellos in Europa. Dem regen Informationsfluß innerhalb der Medizin steht ein auffallend unterentwickelter Informationsfluß nach außen gegenüber! Durch die schleichenden Veränderungen im deutschen Gesundheitssystem mit der zunehmenden Ausprägung marktähnlicher Strukturen sehen sich nicht nur die niedergelassenen Ärzte, sondern auch die Kliniken einer echten Wettbewerbssituation gegenüber. Im „Chefärzte-Brief“ 3/99 (10) wird in einem Artikel über das Krankenhausmarketing schon so weitgehend argumentiert, daß kaum eine Klinik es sich wohl in der Zukunft leisten kann, in der gewohnten Weise das eigentliche Leistungsspektrum einfach nur aus sich heraus wirken zu lassen! Die Klinik bzw. die Abteilung muß sich also dementsprechend nach außen öffnen, sie muß den Patienten oder die potentiellen Patienten informieren! Dazu ist das Ergebnis einer kanadischen Studie mit einer Befragung von 5.000 Klinikpatienten interessant: Auf die Frage „Welche Information halten Sie für wirklich wichtig?“ haben 75 % der Befragten bemängelt, daß sie nicht wüßten, wer die Ärzte sind, die sie untersuchten/behandelten!

Wir haben an der eigenen Klinik dieser Tatsache entsprochen, indem wir eine Informationstafel entworfen haben, auf der sich das Ärzteteam den Patienten mit Lichtbild und einem kleinem beruflichen Werdegang vorstellt. Stellt diese neuere Form der Patienteninformation vielleicht einen Erfolgsfaktor im Wettbewerbskampf dar?

Auf Befragung der Redaktion der Zeitung „Chefärzte-Brief“ (10) interessierten Patienten Angaben einer Klinik über:

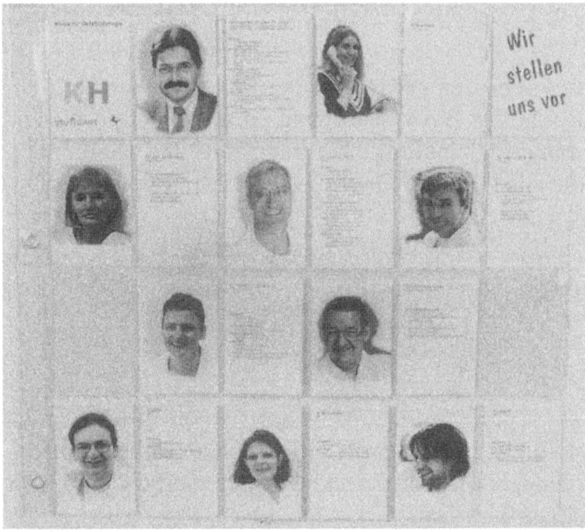

Abb. 1. Informationstafel. Die Ärzte der Gefäßchirurgie stellen sich den Patienten mit beruflichem Werdegang/Ausbildung vor.

- Wie häufig werden welche Erkrankungen in welcher Klinik behandelt
- Ergebnisse/Komplikationen der Behandlung
- Angaben über die behandelnden Ärzte
- Neue medizinische Verfahren, die in der Klinik eingesetzt werden
- Kooperation mit anderen klinischen Einrichtungen
- Technische Ausstattung der einzelnen Kliniken/Institute
- Teilnahme an externer Qualitätssicherung
- Verzahnung mit ambulanten Diensten/niedergelassenen Ärzten
- Stationäre Liegezeiten für einzelne Erkrankungen
- Durchführung und Teilnahme an Weiterbildungsveranstaltungen

Wenn man diese Aussagen bzw. Forderungen auf sich wirken läßt, fragt man sich: Geben wir überhaupt den Patienten die gewünschten Informationen aus unserer Klinik weiter? Welche sollten wir vielleicht weitergeben, was ist sinnvoll, wo liegen die gesetzlichen Grenzen?

Die Weitergabe von Informationen nach außen kann natürlich sehr vielgestaltig und in ihrer Endwirkung aus der Sicht des Informanten sehr ungewiß sein. Bei dem Thema „Klinik-Darstellung durch Presseinformationen" sind ja die Wogen sehr hoch geschlagen. Die Medizin-Serie im Nachrichtenmagazin FOCUS (5) – die große Klinik-Liste – wurde ja in der Öffentlichkeit viel diskutiert. Kommentare wie „Hilfe für Patienten oder dummes Zeug?" als Überschrift eines Zeitungsartikels (8) oder sogar Hinweise, daß Kliniken diese Listung zur Beeinflußung von Budget-Verhandlungen mit den Krankenkassen benutzt haben sollen, zeigt, daß ein Krankenhausvergleich in der Öffentlichkeit und vielleicht sogar von der Ärzteschaft bereits gewollt wird. Daß der Gesetzgeber den Krankenhausvergleich will, spiegelt sich in der Bundespflegesatzverordnung wieder. Diese räumt dem Krankenhausvergleich einen ganzen Paragraphen ein! Der Gesetzgeber will damit jedoch keinen Vergleich der medizinischen Behandlungsqualität erreichen, sondern zielt auf die „Bemessung von medizinisch leistungsgerechten Budgets und tagesgleichen Pflegesätzen" (Paragraph 5, Absatz 1, Satz 1 BPflV). Der Krankenhausvergleich soll und kann also durch die verordnete Angabepflicht der ICDs, ICPMs sowie der Fallpauschalen und Sonderentgelt-Angaben bei den Budget-Verhandlungen eingesetzt werden (9, 10, 11).

Der Krankenausvergleich erhält dadurch eine ganz brisante Zielrichtung: Er kann so zu einem Instrument der Umverteilung von schlechten zu leistungsgerechten Kliniken aus der Sicht der Geldgeber werden. Dieser Vergleich hat natürlich wenig mit einer gewollten Öffentlichkeitsarbeit zu tun; dieser uns aufdoktrinierte Vergleich zielt wohl eher auf einen erbarmungslosen Konkurrenzkampf der Medizin-Leistungs-Anbieter in der Zukunft aus! Öffentlichkeitswirkung im eigentlichen Sinne hat ein jüngst erschienener Kliniksvergleich im „New England Journal of Medicin“ (4) bewirkt. Angaben zur 30-Tage-Mortalität nach Herzinfarkt im Vergleich unter kardiologischen Kliniken der USA haben für Aufregung gesorgt, da den als „Top“ gelisteten kardiologischen Kliniken eine signifikant niedrigere Mortalität bescheinigt wurde. Solch eine Klinik-Listung zieht dann natürlich eine Umverteilung der Patientenströme nach sich!

Außendarstellung im Internet

Bleiben wir aber bei den Möglichkeiten der gewollten Außendarstellung. Hier bietet das Internet als neues Informationsmedium, als Patienten- und Ärzte-Informationssystem neue und ganz legale Möglichkeiten der Eigen- bzw. Kliniksdarstellung:

Die Berufsordnung zur beruflichen Kommunikation in § 27 (unerlaubte Werbung, erlaubte sachliche Information über die berufliche Tätigkeit) und § 28 (Öffentliches Wirken und Nebentätigkeit) regelt die Möglichkeiten der Darstellung der Freiberufler (2). Um den neuen Möglichkeiten der Außendarstellung in Computer-Kommunikationsnetzen gewissermaßen Einhalt zu gebieten oder hier eine Ordnung zu bewirken, hat der 100. Deutsche Ärztetag 1997 in Eisenach eine Neufassung der (Muster-)Berufsordnung verabschiedet, die in Kapitel D I Nr. 6 ergänzende Bestimmungen für öffentlich abrufbare Arztinformationen in Computer-Kommunikationsnetzen regelt. Für öffentlich abrufbare Arztinformationen in Computer-Kommunikationsnetzen (sog. virtuelle Schaufenster) gelten die Vorschriften der §§ 27 und 28 sowie des Kapitels D der (Muster-)Berufsordnung. Die Veröffentlichungen von nur für die Patienteninformation in Praxisräumen zugelassenen Mitteilungen ist in Computer-Kommunikationsnetzen gestattet, wenn durch verläßliche technische Verfahren sichergestellt ist, daß der Nutzer beim Suchprozeß zunächst nur Zugang zu einer Homepage des Arztes erhalten kann, welche ausschließlich die für das Praxisschild zugelassenen Angaben enthält, und er erst nach einer weiteren Nutzerabfrage an zusätzliche Praxisinformationen gelangen kann. Es muß zwischen den Angaben auf der Homepage (1. Basis-Angaben des Arztes) und denjenigen Angaben differenziert werden, die erst über eine zusätzliche Schaltfläche (Link) auf der Homepage abgefragt werden können (2. Erweiterte Informationsmöglichkeiten):

1. Angaben auf der Homepage:
   - Name und Bezeichnung als Arzt oder Angabe einer führbaren Arztbezeichnung (Facharzt, Schwerpunkt und Zusatzbezeichnung)
   - Medizinische akademische Grade sowie andere akademische Grade in Verbindung mit Fakultätsbezeichnung
   - Ärztliche Titel
   - Anschrift der Praxis einschl. Telefon- und Fax-Nummer, E-mail, Internetadresse
   - Sprechstunden (Art- und Zeitangaben)
   - Gemeinschaftspraxis, Partnerschaft
   - Privatwohnung und Telefon-/Fax-Nummer

- Zulassung zu Krankenkassen, Durchgangsarzt (soweit zutreffend)
- Belegarzt, ggf. Name des Krankenhauses
- Ambulante Operationen (soweit Voraussetzungen vorliegen)
- Praxis-/Beleg-Klinik/Klinik (soweit Voraussetzungen vorliegen)

2. Weitere Praxisinformationen (zu erfahren über eine gesonderte Schaltfläche):
Wenn technisch zuverlässig sichergestellt ist, daß der Nutzer beim Suchprozeß zunächst nur Zugang zu einer Homepage des Arztes erhält, welche ausschließlich die vorstehend unter Ziffer 1. genannten Angaben enthält, sind auf einer oder mehreren weiteren Seiten folgende Informationen berufsrechtlich zulässig, sofern sie der ausgeübten Tätigkeit entsprechen:

- Sachliche Informationen über bestimmte Vorgehensweisen, die in der Praxis des Arztes zur Vorbereitung des Patienten auf spezielle Untersuchungs- und Behandlungsmaßnahmen für zweckmäßig erachtet werden.
- Hinweise auf einzelne besondere Untersuchungs- und Behandlungsverfahren des Arztes im Rahmen seines Fachgebiets, die nicht den Kern der Weiterbildung ausmachen.
- Fakultative Weiterbildung und Fachkunde sowie durch die Ärztekammer anerkannte Qualifikationen
- Geburtsjahr des Praxisinhabers
- Zeitpunkt der Approbation und Zeitpunkt der Facharztanerkennung, die geführt wird, sowie Zeitpunkt der Niederlassung
- Sprachkenntnisse und Konfession
- Sonder-Sprechstunden, besondere Einrichtungen für Behinderte
- Praxislage in Bezug auf öffentliche Verkehrsmittel, Angabe von Parkplätzen
- Erreichbarkeit außerhalb der Sprechstunden
- Logo der Praxis und Bilder des Praxisteams
- Zugehörigkeit zu einem Praxisverbund oder Selbsthilfegruppen
- Anzeigen über Niederlassung, Urlaub, Vertretung etc.

Im geschlossenen Netz, d.h. in solchen Computer-Kommunikationsnetzen, die nur Ärzten offenstehen, z.B. *Intranet*, darf über das Leistungsangebot des Arztes bzw. der Praxis noch umfassender informiert werden.

Hier besteht eine Möglichkeit der interkollegialen Außendarstellung! Die Gestaltung der Richtlinien obliegt der jeweiligen Landesärztekammer. Bisher liegt nur die vom Deutschen Ärztetag verabschiedete Muster-(Berufsordnung) zur Gestaltung einer Seite im Internet als Vorschlag den Landesärztekammern vor, lediglich die Bayerische Landesärztekammer hat die Gestaltung der Internet-Seiten auf der Grundlage des Beschlußes des Deutschen Ärztetages bereits verabschiedet.

Hier liegt also noch erhebliche gestalterische Freiheit oder evtl. spitz ausgedrückt „Wildwuchs-Möglichkeiten“ vor!

Wir haben im Katharinenhospital in Stuttgart unsere Homepage nach den entsprechenden Vorgaben gestaltet; sie ist einzusehen unter http://www.katharinenhospital.de. Über die Gesamt-Krankenhaus-Homepage des Katharinenhospitals kann über einen Link (zusätzliche Schaltfläche) in die Homepage der Klinik für Gefäßchirurgie weiter geschaltet werden. Detaillierte Informationen sowie Leistungsberichte können hier eingesehen werden. Querhinweise zum Operationsaufkommen, zu Qualitätsergebnissen anhand von Tracer-Diagnosen (z.B. nach Carotis-Eingriffen und Bauchaorten-Aneurysma-Eingriffen) ermöglichen die Einsicht der Komplikations- und Mortalitätsraten.

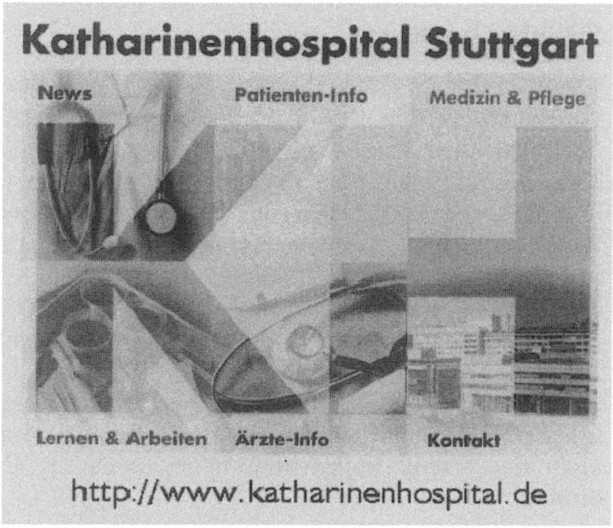

Abb. 2. Internet-Homepage Katharinenhospital Stuttgart

Ein der Klinik für Gefäßchirurgie angegliederter Förderverein (Bürger helfen Bürgern – Förderer von Prophylaxe, Diagnostik und Therapie der Gefäßerkrankungen e.V.) kann über eine Sonderschaltfläche auf der Homepage eingesehen werden. Hier wird auf diesen Verein und seine Ziele und auf die Spendenakquirierung aufmerksam gemacht. Der Hauptbestandteil des Inhaltes der Vereins-Broschüre, der auch auf der Homepage einzusehen ist, dient der Patienteninformation, insbesondere der Aufklärung der Patienten über verschiedene Gefäßerkrankungen und deren Prävention. Dieser Text, der durch einen Lektor in Medizin-Laien-Deutsch übersetzt wurde, stellt eine interessante Öffentlichkeitsarbeit und -Aufklärung dar!

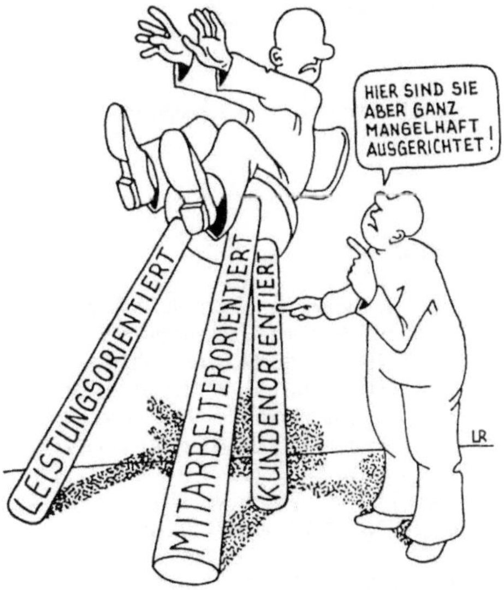

Abb. 3. Karikatur Medical Tribune (8)

Schlußbetrachtung

Das Hauptziel einer Öffentlichkeitsarbeit sollte letztendlich die Patientenorientierung und -Information sein. Diese ist bei uns in Deutschland entsprechend der Karikatur (8) doch sehr schwach ausgerichtet. Nach all den vorausgegangenen Ausführungen muß man jedoch kritisch anmerken, daß die Patientenorientierung bzw. die Öffentlichkeitsarbeit nicht in einem Werbefeldzug bzw. einer Schlacht um Patienten enden sollte. Das ist nicht unsere ärztliche Aufgabe, das ist letztendlich unkollegial und unethisch. In Anlehnung an einen Werbespot einer Aktien-Verwaltungsgesellschaft sollte unsere Öffentlichkeitsarbeit nicht in einem „Patientenfang“, wie in der Bildmontage (Abb. 4) demonstriert, enden!

Bei aller ärztlichen Bescheidenheit in Bezug auf die Außendarstellung, nicht zuletzt bedingt durch die gesetzlichen Rahmenbedingungen und in Beschränkung auf die wesentliche ärztliche Tätigkeit, nämlich die Behandlung der Patienten, gilt natürlich trotzdem das Motto eines amerikanischen Multimillionärs, das sog. Carnegie-Motto: „Arbeite viel, rede darüber!“

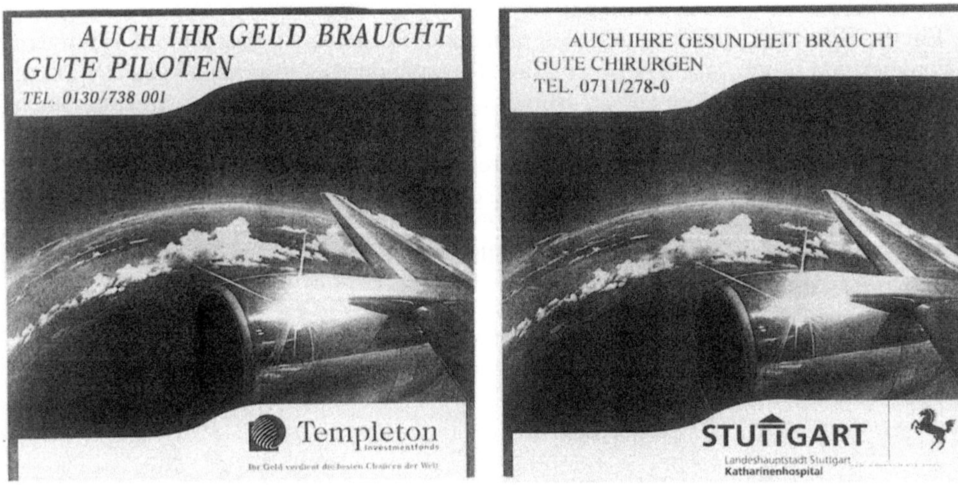

Abb. 4. Falsch verstandene Außendarstellung

Literatur

1. Bauer H, Kramer H (1999) Qualitätsmanagement und Zertifizierung im Krankenhaus – ein Marketinginstrument? Arzt und Krankenhaus 3: 65–68
2. Baur U (1998) Ärztliche Berufsordnung: Arztinformation im Internet. Chefarzt aktuell 4: 14–16
3. Bundesärztekammer (1997) Leitfaden Qualitätsmanagement im deutschen Krankenhaus. Zuckschwerdt Verlag, München Bern Wien New York
4. Chen J, Radford MJ (1999) Do „America's Best Hospitals“ Perform Better for Acute Myocardial Infarction? N Engl J Med 340: 286–292
5. FOCUS (1998) „Die große Klinik-Liste. Erste bundesweite Vergleichsstudie, 350 empfohlene Krankenhäuser“. Nr. 42 (Oktober): 176–201
6. Hecht L (1998) Die Arbeit mit dem f&w-Kompaß hat sich bezahlt gemacht – alternativer Vergleich führt zu erfolgreichem Verhandlungskorridor. f&w Nr. 3 (15): 202–205

7. Kraus T, Weber W, Funk H, Klar E, Herfarth C (1998) „Managed care“ – Ein Beispiel für zukünftige strukturelle Entwicklung im Gesundheitswesen. Chirurg 69: 404–411
8. Medical Tribune (1998) Eine Hitliste der Krankenhäuser. Nr. 11: 18
9. Neumann U (1997) Budgetverhandlungsmanagement aus Kostenträgersicht. In: Thiele G, Illig I (Hrsg) Krankenhaus-Management – Budgetverhandlung, Herne. S 52–57
10. Overbeck W, Keil J, Becker C (1999) Krankenhausmarketing. Chefärzte-Brief. IWW-Institut für Wirtschaftspublizistik Verlag, Nordkirchen 3: 7–9
11. Overbeck W, Keil J, Becker C (1999) Bundespflegesatzverordnung. Chefärzte-Brief. IWW-Institut für Wirtschaftspublizistik Verlag, Nordkirchen 4: 4–6
12. Schiedsstelle BW vom 16. Februar 1996, Aktenzeichen 20 S. 95; Beschluß: Fehlender Krankenhausvergleich geht im Schiedsstellenverfahren zu Lasten der Krankenhäuser

Für die Verfasser:
Priv.-Doz. Dr. med. Thomas Hupp
Ärztlicher Direktor
Klinik für Gefäßchirurgie
Katharinenhospital
Kriegsbergstraße 60
70174 Stuttgart

Diskussion

Vorsitz: Gruß, Torsello

Gruß: Vielen Dank, Herr Hupp, für dieses sehr schöne Referat. Gibt es dazu Ergänzungen, Ausweitungen, Kritik, Fragen?

Jost: Haben Sie schon einmal Post von Ihrer Ärztekammer gekriegt?

Hupp: Nein, noch nicht.

Jost: Also, in Westfalen-Lippe ist es so, da gibt es eine eigene Abteilung, da sitzt nur einer, der sammelt alle Zeitungen die in Westfalen-Lippe erscheinen, in jedem kleinen Kaff, und wenn so etwas erschienen wäre, hätten wir sofort Schwierigkeiten mit unserer Ärztekammer.

Roth: Ich habe eine Frage. Und zwar haben Sie jetzt nur über Öffentlichkeitsarbeit Ihrer Abteilung, Ihrer Klinik gesprochen. Das ist die eine Seite der Öffentlichkeitsarbeit, die andere Seite wäre, wie stellt sich die Gefäßchirurgie in der Öffentlichkeit dar? Können Sie dazu bitte Stellung nehmen? Das ist ja viel wichtiger, meine ich.

Hupp: Gut, das ist natürlich ein Folgethema. Zwanzig Minuten. Ich kann ja nur davon ausgehen, was kann ich erst mal für mich tun. Ich bin ja Gefäßchirurg. Wie kann ich die Klinik positionieren, wie soll ich sie positionieren, wo sind die Grenzen? Wenn ich das tue, mache ich ja auf Gefäßchirurgie aufmerksam. Das ist so ein schlummerndes Kind, keiner weiß so richtig, was da gemacht wird. Das wäre jetzt natürlich ein weiteres Thema. Wie könnte man das fachgesellschaftsspezifisch ausdehnen, was sollte man da tun und wo liegen die Grenzen? Teilweise sind das ja auch hypothetische Dinge, die ich da aufgezeigt habe, und ich zeige auch wie gefährlich es ist. Da ist sicherlich Absprachbedarf. Im Prinzip, von der Internetkiste her, gibt es nur in Bayern eine dingende Richtlinie. In allen anderen Bundesländern können Sie im Moment tun was Sie wollen. Es gibt keine Regel.

Loeprecht: Herr Hupp, ich habe das Problem schon mal erlebt gehabt mit dem Bild in der Zeitung. Da habe ich aber postwendend vom ärztlichen Kreisverein Protest gehabt. Sie müssen goldene Zeiten haben in Stuttgart. Aber mich interessiert die Homepage. Wir haben große Schwierigkeiten damit, daß in der Klinik Geräte bereit gestellt werden. Es geht darum, daß auch von außen jemand in Patientendaten reinkommen könnte. Da müssen Sie einen Firewall oder irgend etwas dazwischen haben, damit sie nicht weiter können. Und da macht unsere EDV-Abteilung furchtbare Klimmzüge mit dieser Problematik.

Hupp: Das kann ich sofort beantworten. Die ganzen Internetgeräte sind eine eigene Maschine. Wir haben also ein eigenes Netz, über das die einzelnen Kliniken ans Internet angeschlossen sind, das ist ein separates Netz. Über dieses Netz kommt kein Hacker irgendwie in Patienteninformationsdaten rein. Das mit diesem Firewall machen wir im Prinzip, wenn wir nach Hause gehen und dort arbeiten. Dann muß ein Firewall zwischengeschaltet sein, damit sich, wenn wir zu Hause noch arbeiten und Managementwork machen und uns in die Klinik einloggen, nicht auch ein anderer einloggen kann. Das ist genau richtig, das kostet einen Haufen Geld. Das muß aus Datenschutzgründen zwischengeschaltet werden.

Betzler: Thomas, das war schön, was Du uns da gezeigt hast. Aber für mich sind die zwei wichtigsten Aspekte der Öffentlichkeitsarbeit vergessen worden. Der eine ist der Patient, sprich Mundpropaganda. Und der zweite ist die Zusammenarbeit mit dem zuweisenden und einweisenden Arzt. Und das sind meines Erachtens die wesentlichen Elemente einer funktionierenden Öffentlichkeitsarbeit. Wenn wir Patienten und Hausärzte oder zuweisende Kollegen zufriedenstellen – und da gibt es ja verschiedene Instrumente, telefonieren und sich Zeit nehmen für den Patienten und, und, und, ja – das ist meines Erachtens eine nicht abzuschätzende, positive Öffentlichkeitsarbeit. Natürlich haben wir auch so eine Homepage und so weiter, das ist eben der Trend. Aber da satteln auch viele drauf und wollen ihr Geld verdienen. Das ist ein ganzer Zweig.

Hupp: Die Klinikdarstellung besteht aus vielen Positionen. Die wichtigste Position für uns Chirurgen ist natürlich die, daß unser Handwerk spricht. Über Mundpropaganda. Wenn wir gut operieren und das ist gut geworden, dann werden wir weiter empfohlen. Da bin ich nicht drauf eingegangen, das ist natürlich die Grundbasis. Das ist unsere herkömmliche Öffentlichkeitsarbeit, daß wir gute Arbeit abgeben, dann kommen auch die Patienten. Und natürlich der Kontakt mit den Hausärzten, die einweisen mit entsprechenden Zirkeln, mit den Neurologen zusammen. Das geht im Prinzip im Pingpong-System, man hat die Carotiden, wenn man mit denen die Fälle bespricht. Zum zweiten Punkt, der Patienteninformation. Den habe ich weggelassen, weil das im Prinzip die Basis ist.

Gruß: Sicher ganz wichtig sind die Fortbildungsveranstaltungen in der Klinik für die zuweisenden Ärzte. Ich glaube, das ist ein ganz wichtiger Imagefaktor.

Stelter: Zwei Bemerkungen. Erstens zu den Zeitungsmeldungen. Das ist bei uns in Hessen anders. Und Herr Hupp, ich kann Sie nur warnen. Ich habe da auch meine Erfahrungen. Im Zusammenhang mit der Einführung laparoskopischer Verfahren kam auch eine Zeitungsmeldung. Und in dem Moment, wo ein Kollege Sie verklagt, sind Sie dran. Bei uns in Hessen gibt es da eine Kommission, der ein ehemaliger Richter vorsitzt, der mir gesagt hat, es tut mir leid, Sie sind dran. Ich mußte dann 1200 Mark an irgendeine Schule bezahlen. Der Richter hat gesagt, es tut mir leid, es ist ein Quatsch, ich finde das überhaupt nicht weiter schlimm, aber wo ein Kläger ist, sind Sie dran. Da gibt es ganz klare Richtlinien. Ich kann Sie nur warnen. Die nächste, zweite Bemerkung zum Internet. Das ist sicher eine Sache der Zukunft. Wir haben inzwischen auch eine große Homepage gestartet. Und ich kann jedem nur raten, machen Sie das ja nicht über die eigene Klinik. Die eigenen Verwaltungen haben keine Ahnung wie das geht. Und es ist relativ einfach, das irgendwo zu positionieren. Zum Beispiel, wir sind ein Lehrkrankenhaus, sind Sie wahrscheinlich auch, damit haben Sie an der entsprechenden Universität einen freien Platz, da können Sie das unterbringen und gestalten wie Sie wollen. Wenn Sie das über die Klinik machen, dann sitzt irgendeiner in der Verwaltung, mäkelt daran rum, was Sie dürfen, was Sie nicht dürfen. Da kommt nichts bei rum.

Hupp: Das ist bei uns geregelt. Wir haben also eine Kh-Homepage und über die geht der Link und das Ganze ist angegliedert an die Uni Tübingen, weil wir natürlich ein Lehrkrankenhaus sind und dann hat man damit Freiheit.

Niedermeier: Ich möchte noch mal zu den niedergelassenen Ärzten kommen und dazu eine Bemerkung machen. In München ist es ziemlich schwierig, die niedergelassenen Ärzte in die Fortbildungsverstaltungen zu bekommen. Und ich wundere mich immer, warum wir Gefäßchirurgen unseren Arztbriefen nicht Flyer beilegen, wo wir über unsere Arbeit informieren. Wenn man sich vorstellt, in unserem Krankenhaus gehen etwa 70.000 Arztbriefe pro Jahr raus, was das für ein gigantisches Werbemedium ist, wenn man da ein bißchen was beilegt.

Hupp: Das muß man ganz vorsichtig machen. Das ist gefährlich. Da gibt es ja auch Vorschriften. Eines meiner Kinder war jetzt, wie jedes Kind, zu einer 1000 Mark teuren Zahnregulierung, und ich habe richtig gestutzt. Auf der Rechnung steht hintendrauf: Für die Arbeit fünf Jahre Garantie. Das ist weit mehr als gesetzlich vorgeschrieben ist. Wir garantieren, daß die Produkte in deutscher Arbeit hergestellt worden sind, also keine Fremdprodukte, die irgendwo sonst wohin geschickt wurden, z.B. die Laborarbeiten. Und da habe ich gedacht, wo liegt da die Grenze? Das ist natürlich die ideale Werbung. Sie brauchen noch nicht einmal Porto zu bezahlen, sondern es ist praktisch auf der Rechnung hintendrauf. Aber da bin ich nicht ganz sicher, wo die Grenzen sind.

Niedermeier: Was hindert uns zum Beispiel daran, die Nascet-Ergebnisse den Hausärzten mitzuteilen? Die wissen das gar nicht so genau. Und deshalb sind sie mit den Carotisindikationen oft zu unsicher. Und das wäre so ein Medium, in dem man das gut rüberbringen und außerdem noch seine eigenen Ergebnisse darstellen kann.

Hupp: Das ist richtig. Das ist eine strenge Information. Das darf man machen und das ist auch keine Werbung. Damit wirbt man ja indirekt, weil man sagt, wir haben den gleichen Standard. Das kann man ja wieder anders durch einen Ärzteinformationsabend oder so etwas machen.

Gruß: Vielen Dank, Herr Hupp, ich glaube wir müssen weiter und ich übergebe an Herrn Torsello.

Torsello: Ich weiß es nicht, ob es Ihnen so geht wie mir. Ich kann das Thema Carotis nicht mehr hören. Und nach einer wissenschaftlichen Veranstaltung gehe ich nach Hause und denke, was hast Du überhaupt darüber gelernt? Und wir handeln zu Hause genauso wie vorher. Jeder behandelt den Patienten so gut wie er kann und so gut wie die Möglichkeiten in dem Krankenhaus das erlauben. Ich freue mich deshalb, daß sich einige Kollegen gefunden haben, die mit Mut über Tabuthemen sprechen und ich möchte mich bei allen Referenten dieser Sitzung bedanken und Herrn Balzer bitten, zu dem Thema „Geräteinvestition: Top oder Flop?“ zu sprechen.

Geräteinvestition: Top oder Flop?

K. Balzer

Gefäßchirurgische Klinik, Evangelisches Krankenhaus Mühlheim an der Ruhr

Einleitung

Deutsche Krankenhäuser und Praxen sind mit Geräten hervorragend ausgestattet. Um eine Überversorgung der Bevölkerung zu vermeiden, bestand während der 70er Jahre die Großgeräteverordnung, die das Aufstellen von teuren Geräten nur an bestimmten Einrichtungen erlaubte. Mit der Außerkraftsetzung dieser Verordnung kam es rasch zu einem beispiellosen Investitionsschub nicht nur in Krankenhäusern, sondern auch in Praxen, so daß heute jedes kleine Kreiskrankenhaus über modernste Diagnose- und Therapiegeräte verfügt, die früher nur Universitätskliniken vorbehalten waren.

Da Geräteinvestitionen über die Erlöse aus den Untersuchungen erwirtschaftet werden müssen, werden sie als ein wesentlicher Faktor für die Kostensteigerung im Gesundheitswesen verantwortlich gemacht. Seit einem gedeckelten Budget besteht keine unbegrenzte Möglichkeit mehr, ein Gerät im Krankenhaus über die Nutzung zu amortisieren. Dies gelingt nur, wenn in anderen Bereichen diese Kosten eingespart werden können. Einschränkungen von Seiten der Kassenärztlichen Vereinigung führen zudem dazu, daß die Überweisung in Krankenhäuser zunehmend nicht mehr möglich ist und somit eine wichtige Säule für die Finanzierung von Großgeräten weggebrochen ist.

Wie soll also in schwierigen Zeiten die Investition in aufwendige und teure Diagnosegeräte und in medizinische Großgeräte erfolgen?

Bedeutung der Medizin-Technologie

Nie zuvor hat sich der technologische Fortschritt in der Medizin in einem so rasanten Tempo vollzogen wie in den letzten Jahren. Die Entwicklung zahlreicher medizinischer Geräte und Einrichtungen aufgrund digitaler Technologien ermöglicht es, neue medizinische Konzepte, Strategien und Visionen schneller als zuvor umzusetzen und so zum heutigen hohen Standard der Gesundheitsversorgung beizutragen. Die Technik steht in einer dynamischen Wechselbeziehung zur Medizin, so daß die neuen technischen Möglichkeiten die moderne Heilkunde beeinflussen und prägen. Obwohl in der Vergangenheit häufig die Rede von der „seelenlosen Apparatemedizin" war, ergab eine VDE-Studie von 1994 zur Technikakzeptanz in der Bundesrepublik, daß die Medizintechnik sowohl in gesellschaftspolitischer als auch wirtschaftlicher Hinsicht von 64 % aller Befragten als sehr wichtig und noch 20 % als wichtig bewertet wurde.

Die Palette der nahezu 400.000 unterschiedlichen Medizinprodukte, die im Krankenhaus oder in der ärztlichen Praxis eingesetzt werden, reicht vom Absauggerät bis zum Zyklotron. In Anbetracht der wachsenden Gesundheitsausgaben wurde vermutet, daß die Medizintechnik eine wesentliche Ursache für diese Entwicklung sei. Die Kostenexplosion im Gesundheitswesen wurde jedoch nicht von der Hochleistungsmedizin mit ihren technisch aufwendigen Systemen bzw. Verfahren ausgelöst, sondern von fehlenden Gesamtkonzepten bzw. betriebs- und volkswirtschaftlichen Managementfehlern. Die Erfahrung hat gezeigt, daß der Anteil der Medizintechnik an den Ausgaben für Gesundheit zumeist sehr stark überschätzt, das Potential zur Kostensenkung dagegen unterschätzt wird.

Nach Angabe des Fachverbandes Elektromedizinische Technik im Zentralverband der Elektrotechnik- und Elektronikindustrie e. V. (ZVEI) betragen die Ausgaben, die durch Investitionen und die medizinische Anwendung dieser Techniken entstehen, in Deutschland nur ca. 5 % der Gesamtausgaben für Gesundheit gemäß der Zusammenfassung des Statistischen Bundesamtes.

Der Anteil der medizintechnischen Großgeräte – z.B. CT, NMR, Herzkatheter-Meßplätze, Lithotripter und Strahlentherapieanlagen – beträgt lediglich 1 % der Gesamtausgaben. Bei einer gezielten Anwendung von modernen Hochleistungsgeräten können sogar erhebliche Kosten eingespart werden, da häufig auf eine Reihe von sonst üblichen Methoden verzichtet werden kann.

Bereits heute sind 65 % aller Röntgeneinrichtungen in Deutschland älter als 10 Jahre. Überalterte Technologie bedeutet vielfach auch erhöhte Folgekosten, wie das Beispiel CT zeigt: 21 % aller installierten Computertomographen sind älter als 10 Jahre, was zu jährlichen Mehraufwendungen von etwa 40 Millionen Mark führt.

Einsparung durch verbesserte Diagnostik

Die zunehmende Spezialisierung in der Medizin erfordert eine verstärkte Koordination der gesundheitlichen Versorgung. Dies ermöglicht die moderne Datenverarbeitung und die Vernetzung durch Informationssysteme. Hierdurch können für den Patienten belastende und unnötige sowie kostenintensive Doppleruntersuchungen und Mehrfachbehandlungen vermieden werden.

Einen weiteren Beitrag zur Kostensenkung kann die Telemedizin – genauer Telematik – zukünftig leisten. So ermöglichen etwa Telekonsultationen das kurzfristige Einholen von medizinischen Zweitmeinungen und Expertenrat und dienen damit der gesicherten, präzisen Diagnosestellung sowie der erforderlichen abgestimmten Therapieplanung.

Innovation und Ökonomie

Begrenzte finanzielle Ressourcen der Krankenhäuser lassen es heute nur noch selten zu, alle technischen Neuerungen und Möglichkeiten einzuführen bzw. auszuschöpfen. Daher ist es für den Nutzer unerläßlich, eine Investitionsentscheidung leistungsbezogen und kaufmännisch zu beurteilen – beispielsweise durch prozeßorientierte Technologiebewertung sog. technology assessment, die in erster Linie Kriterien wie Leistungsfähigkeit, Effektivität und Effizienz berücksichtigt. Insbesondere im Hinblick auf die Vorteilhaftigkeit einer Sachinvestition ist es wichtig, daß nicht emotionale, sondern rationale Entscheidungskriterien im Vordergrund stehen.

Schrittmacher des medizinischen Fortschrittes sind unangefochten die bildgebenden Systeme. Sie charakterisieren in der Medizin besonders den medizinischen Fortschritt sowie das technisch Machbare. Eines der bedeutendsten nichtinvasiven Diagnostikverfahren ist die Ultraschalluntersuchung. Sie hat sich als ergänzende und unterstützende Untersuchung in unterschiedlichen medizinischen Fachdisziplinen etabliert und wird zukünftig in vielen Fällen eine echte Alternative zu wesentlich teureren Untersuchungsmöglichkeiten wie Magnetresonanztomographie, Computertomographie oder nuklearmedizinische Verfahren bieten.

Mit rund 500 Ultraschallgeräten pro eine Million Einwohner ist Deutschland weltweit führend. Von allen installierten Ultraschallgeräten – die Preise bewegen sich zwischen 20.000 und 350.000 DM – entfallen 60 % auf Kliniken und Krankenhäuser und 40 % auf ambulante Praxen. Die größte Anwendergruppe von Ultraschallgeräten ist die Innere Medizin, dies sind etwa 34 %, gefolgt von der Kardiologie mit 30 % und der Gynäkologie mit 17 %.

Im niedergelassenen Bereich wurden bereits im Jahr 1995 etwa 46 Millionen Ultraschalluntersuchungen durchgeführt, während die Anzahl der Röntgenuntersuchungen mit 39 Millionen entsprechend rückläufig ist. D.h. in der Häufigkeit der Anwendung hat bereits eine Ablösung stattgefunden.

Auch ohne den Einsatz von Kontrastmittel ist es bereits heute möglich, mittels Ultraschall den Blutfluß in den Koronararterien und den übrigen Körperarterien zu untersuchen, was bisher aufwendigen und kostenintensiven angiographischen Untersuchungen vorbehalten war. Die Duplex-Sonographie ist bereits zum zweiten Goldstandard neben der Röntgenuntersuchung in verschiedenen Bereichen für die gefäßchirurgische Diagnostik geworden. Bei der jüngsten Generation von Ultraschallgeräten ist weiterhin die Panorama-Technologie, die eine topographische Darstellung komplexer und weiträumiger Prozesse als Ganzes ermöglicht sowie spezielle Signalverarbeitung, die Bewegungsartefakte – hervorgerufen durch Atmung und Pulsation – unterdrückt, eine technische Weiterentwicklung. Der Trend sowie die technologische Innovation auf dem Ultraschallsektor ist weiter ungebrochen. Dreidimensionale Sonographie im Realtime-Modus, automatische Borderline-Detection (Grenzflächenerkennung) in Realtime, Tissue Doppler Imaging (TDI), kabellose Sonden, großformatige Flachbildschirme, Differenzierung bösartiger bzw. gutartiger Tumore mittels Dopplerverfahren, Powerflow-Doppler, implantierbare Minisonden sowie computergestützte Gewebedifferenzierung werden zukünftige Ultraschallsysteme bieten. Auch Angiographiesysteme für vaskuläre und interventionelle Verfahren haben wieder an Bedeutung zugenommen.

Investitionsmodelle und Kostenvergleich

Es darf festgehalten werden, daß ein kurzfristiger Investitionsstau aufgrund fehlender Geldmittel zwar dazu führt, daß die Budgets der Krankenhäuser akut nicht belastet werden, auf lange Sicht wird aber die Konkurrenzfähigkeit eines Krankenhauses leiden und die Kosten für auswärts einzukaufende Leistungen werden das Budget zusätzlich belasten, ganz abgesehen von der Tatsache, daß mit modernen Diagnoseverfahren eben auch, wie oben ausgeführt, unnötige Diagnostik und vielleicht auch unnötige Therapie vermieden werden kann.

Für den Kostenvergleich gelten folgende Voraussetzungen: Es wird – unabhängig vom System der dualen Finanzierung – von Vollkosten ausgegangen, damit ein Vergleich mit den

Gebühren für z.B. computertomographische Fremduntersuchungen vorgenommen werden kann. Die Vollkosten werden untergliedert nach Fixkosten und variablen Kosten, um eine Betrachtung der Grenzkosten zu ermöglichen. Zu den Fixkosten zählen als größter Posten die Anschaffungskosten. Aus der Anschaffung eines Computertomographen oder eines anderen Gerätes resultieren die Kosten für Abschreibung und Finanzierung des Kaufpreises. Bei der Ermittlung der Kosten für die Abschreibung wird üblicherweise von einem Zeitraum von 5–8 Jahren ausgegangen. Bei der Finanzierung gibt es die Möglichkeit der Fremdfinanzierung, der Finanzierung aus Investitionsmitteln des Landes, der Finanzierung aus eigenen Mitteln oder von Kombinationen dieser Alternativen. Die Fremdfinanzierung wird oft von den Anbietern der Computertomographen in Verbindung mit dem Kauf eines solchen Gerätes vermittelt. Weitere Fixkosten treten in Form von Wartungskosten auf. Zu den Fixkosten zählen ferner die für die Installation aufzuwendenden Bau- und Umbaukosten.

Wichtigste Komponenten der variablen Kosten sind die Personalkosten und zwar die Personalkosten für den ärztlichen Dienst, den medizinisch-technischen Dienst und den Schreibdienst. Weitere variable Kosten fallen an in Form von Energiekosten, Röhrenkosten, Kosten für Materialien etc.

Quantitative und qualitative Aspekte der Nutzung eines krankenhauseigenen Computertomographen

Zur Beurteilung des wirtschaftlichen Nutzens eines eigenen Großgerätes (z.B. Computertomographen) sind die damit verbundenen Kosten den Aufwendungen gegenüberzustellen, die für computertomographische Fremduntersuchungen anfallen. Die Kosten für Fremduntersuchungen beinhalten ärztliche Honorarrechnungen zuzüglich in Rechnung gestellter Sachkosten. Ferner fallen in Verbindung mit den Fremduntersuchungen Kosten für Krankentransporte an. Ohne auf Einzelheiten eingehen zu wollen, kann mit Ermittlung dieses Zahlenmaterials eine Kostenvergleichsrechnung aufgemacht werden. Im vorliegenden Falle bedeutet dies, daß bei mehr als 1000 Untersuchungen pro Jahr die Anschaffung eines eigenen Computertomographen sinnvoll ist.

Neben der zahlenmäßig erfaßbaren wirtschaftlichen Seite sind insbesondere qualitative Kriterien bei der Nutzung eines krankenhauseigenen Computertomographen zu sehen. Dabei geht es in erster Linie um die Qualitätssicherung und Verbesserung bei der Diagnostik und Therapie. Als positive Effekte können genannt werden

- sofortige Untersuchung mit Sicherstellung der Diagnostik
- Möglichkeit der sofortigen Therapieeinleitung, z.B. bei lebensbedrohlichen Zuständen
- Vermeidung strapaziöser Transporte für die Patienten bei oft lebensbedrohlichem Zustand
- Vermeidung unnötiger Wartezeiten für Patienten bei Untersuchungen in Fremdinstituten.

Kauf von gebrauchten diagnostischen Großgeräten

Die Leistungsfähigkeit gebrauchter medizinischer diagnostischer Großgeräte kann nicht einfach mit der Leistungsfähigkeit von höherwertigen Neugeräten verglichen werden. Es muß untersucht werden, für welche Klientel eigentlich diese hohen Anforderungen erfüllt sein müssen. Nachdem sich jetzt Firmen in Deutschland etabliert haben, die neben dem Verkauf bzw. der Vermittlung von gebrauchten Großgeräten auch den entsprechenden Service von Wartung und Fehlerbehebung und Geräteverbesserung durchführen, gibt es keine Gründe mehr, nur neuwertige Geräte in die Kaufentscheidung einzubeziehen. In gewisser Weise ist der Vergleich von gebrauchten diagnostischen Großgeräten mit Gebrauchtwagen zulässig. Ein gepflegtes Auto von einem vertrauenswürdigen Händler gekauft, der eine Garantie anbietet und selber Service-Leistungen durchführt, ist sehr wahrscheinlich eine zuverlässige, aber ungleich billigere Alternative zum Kauf eines neuwertigen Modells. Im Krankenhaus erlaubt dies bereits mit einer geringeren Auslastung eine positive Wirtschaftlichkeitsanalyse. So ist bei einem Pflegesatz von ca. 350 DM die Durchführung einer kernspintomographischen Untersuchung bei Eintageseinweisungen, die keine anderen Leistungen erhalten, wirtschaftlich vorteilhaft für das Krankenhaus.

Wichtig ist, daß bei der Anschaffung von Großgeräten unabhängig vom Finanzierungsmodell Krankenhäuser zusammenarbeiten. Dies fördert die Auslastung, senkt die individuellen Kosten und erlaubt stets die Anschaffung der modernsten Geräte. So wurde in unserer Stadt bereits vor 20 Jahren ein Krankenhausinstitut gegründet, dem beide örtliche Krankenhäuser zu gleichen Teilen angehören. Die dort aufgestellten Geräte werden von beiden Krankenhäusern, die sonst in heftigem Wettbewerb stehen, gemeinsam genutzt. Selbstverständlich hat eine derartige, über den Krankenhäusern stehende Institution auch bessere Chancen einer wirtschaftlichen Förderung durch öffentliche Mittel.

Finanzierungsmodelle

Heute bietet nahezu jeder Hersteller oder Lieferant neben seinem Produkt ein Leasing-Dienstleistungspaket an, das von der Wartung bis zur Versicherung und Finanzierung oder sogar bis zum Outsourcing-Modell reicht. Ziel dieser marketing-strategischen Dienstleistungskomponente ist, daß die Kundenbindung langfristig gesichert wird und Preiskalkulationsspielräume geschaffen werden. In der Praxis bedeutet das in der Regel, daß die angebotenen Nutzungskonzepte komplex werden und Einzelleistungen schwer bewertet werden können. Nachdem viele Beratungsunternehmen mit dem Thema Outsourcing vor Jahren in der gewerblichen Wirtschaft eine Entwicklung angestoßen haben, die zwischenzeitlich rückblickend in bezug auf ihre Vor- und Nachteile beurteilt werden kann, werden auch in der medizinischen Versorgung derartige Konzepte angeboten und geprüft. In einer Zeit, in der man nicht selbst Kapital binden kann oder will, sucht man sich einen Investor. Diese Konzepte können z.B. beeinhalten, daß die gesamte Röntgenabteilung auf ein praktizierendes Ärzteteam ausgelagert wird. Das Ärzteteam wird so zum Subunternehmer für medizinische Leistungen und das Krankenhaus bezieht Fremdleistungen. Bei solchen Kooperationen sollten jedoch die Abhängigkeiten in jeder Hinsicht sorgfältig analysiert und bewertet werden. Nicht nur bei einzelnen, definierbaren Vorhaben, sondern auch bei

Großprojekten wie z.B. ein Neubau eines Krankenhauses sind bereits Konzeptionen vorstellbar, die eine Aufspaltung in Besitz und Betreibergesellschaft vorsehen. Nicht das Eigentum an Produktionsmitteln generiert einen Ertrag, sondern der effiziente Nutzen. Wem die abnutzbaren Produktionsmittel letztendlich gehören, ist bei diesem Denkansatz unwichtig. Übertragen auf Investitionen im medizinischen Bereich bedeutet das, daß diese bei der Besitzgesellschaft (Leasinggeber/Vermieter) bilanziert werden und dort über die betriebsgewöhnliche Nutzungsdauer abgeschrieben werden.

Schlußfolgerung

Noch nie war die medizinische Technologie so wichtig wie heute. Die Kombination von High-Technology und minimalinvasiven Verfahren wie beispielsweise in der Kardiologie, Gefäßchirurgie und Allgemeinchirurgie (Ballondilatation, Stent-Implantation, minimalinvasive Chirurgie) erspart vielfach aufwendigere und damit auch teurere und den Patienten vermehrt belastende Operationen. Eine strenge Indikationsstellung muß sichern, daß dieses Rechenexempel sich nicht durch ausufernde Diagnostik und Therapie selbst als adsurdum führt. Bei einer sorgfältigen, auf entsprechende Zentren beschränkten Investition ist die Verteuerung unseres Medizinsystems durch Großgeräteinvestition nicht zu befürchten. Die Politik hat dies inzwischen erkannt und ist dabei, gezielt unter dem Konzept „OP 2000" Investitionen zu fördern, die durch im Operationssaal aufgestellte Großgeräte zur optimalen, weniger invasiven Therapie auch dem Chirurgen in Zukunft ein Betätigungsfeld mit einer in die Zukunft weisenden Technologie ermöglichen. Nur wenn wir diesen Zug besteigen, können wir auch mitfahren. Wir müssen uns nicht wundern, wenn andere Fachdisziplinen uns unser angestammtes Krankengut streitig machen, weil wir vor dem Hintergrund von Investitionshemmnissen und Technologie-Ängsten einmal mehr als Chirurgen den Anschluß verpaßt haben. Vergessen wir nicht, daß die einzige Einnahmequelle für das Krankenhaus der Patient ist.

Literatur

1. Behrens W, Schlüchtermann J, Thiede J (1989) Wirtschaftslichkeitsanalyse für medizin-technische Großgeräte. f&w 5: 381–385
2. Bergmann KP (1993) Überlegungen zum Einsatz eines Computertomographen im Krankenhaus. das Krankenhaus 10: 444–448
3. Bruckenberger E (1987) Großgeräte: Anzahl weiter gestiegen. f&w 2: 66–67
4. Grimm B (1988) Kosten eines NMR-Systems. das Krankenhaus 4: 170–171
5. Habermehl A, Graul EH (1982) Kernspinresonanz-Tomographie. Dtsch Ärzteblatt 30: 17–29
6. IABG (1989) Zwischenauswertung multizentrischer Studie zur Evaluierung der Kernspintomographie, Kostenrechnung Kernspintomographie. Universität Münster, Ottobrunn
7. Kramme R (1998) Höchste Technik für den Menschen. Krankenhaus Technik: 48–50
8. Luiten AL (1991) Nuklearmagnetische Resonanz: Eine Einführung. Röntgenstrahlen 46: 36–39
9. Reinhardt ER (1987) Kernspintomographie – neue Bilder aus dem menschlichen Körper. Siemens-Zeitschrift 6: 16–19

Anschrift des Verfassers:
Dr. med. Klaus Balzer, Chefarzt
Gefäßchirurgische Klinik
Evangelisches Krankenhaus Mühlheim an der Ruhr
Wertgasse 30
45466 Mühlheim/Ruhr

Diskussion

Vorsitz: Gruß, Torsello

Torsello: Danke, Herr Balzer, für den interessanten Vortrag. Eine Frage vorweg: Unter uns sind viele junge Kollegen, die aber Budget-Verantwortung und auch Einflußnahme auf Investitionen haben. Und die schlichte Frage, die ich an Sie habe als Person, die seit vielen Jahren eine große Abteilung leitet, ist, welche Geräte haben sich gelohnt anzuschaffen und welche nicht? Wenn Sie das einmal Revue passieren lassen und sagen, das eine oder das andere nicht.

Balzer: Ich sage jetzt mal was ganz Provokatives. Das Gerät, das sich für uns am allermeisten gelohnt hat, hat eigentlich überhaupt nichts getaugt. Das war die Anschaffung des Lasers im Operationssaal. Das hat uns die intraoperative, transluminale Angioplastie eröffnet, und damit eigentlich den Zugang zur endovaskulären Operationstechnik. Da wurden 350.000 Mark in den Sand gesetzt und eigentlich hat sich die Investition trotzdem über all die Jahre gelohnt. Ich bin ganz sicher, hätte dieses Gerät bei dem Radiologen gestanden, die ganze Geschichte unserer Klinik wäre anders verlaufen. Insofern ist also ein echter Flop doch noch gut für die Klinik ausgegangen. Dann würde ich folgendes sagen. Die ganzen Großgeräte, die bei uns über dies Institut angeschafft wurden, haben sich dermaßen gelohnt, daß inzwischen neben der eigenen Betreibergesellschaft auch in jedem Krankenhaus noch ein CT und ein NMR steht. Das heißt also, das lohnt sich auf jeden Fall. Die Abschreibung geht ohne weiteres, wenn entsprechendes Patientenklientel vorhanden ist, und das ist vorhanden. Also, die Großgeräte haben sich auf jeden Fall gelohnt. Gelohnt hat sich auch jedes Ultraschallgerät, das wir angeschafft haben. Das ist überhaupt keine Frage. Man muß natürlich immer aufpassen, daß die Kosten nicht so groß werden, daß man sich verkalkuliert, und man muß auch immer die Abschreibung berücksichtigen. Aber sicher ist ein Investitionshemmnis im Moment, wie bei vielen Krankenhausträgern weit verbreitet, völlig unanbracht. Im Gegenteil, wer jetzt nicht in Geräte der Zukunft investiert, wird den Anschluß verlieren und wird tatsächlich von den Kliniken abgehängt werden, die die entsprechenden diagnostischen und therapeutischen Möglichkeiten zur Verfügung haben. Ich bin insofern sehr dankbar, daß ich dieses Referat halten durfte. Ich habe mich zuerst über das Thema geärgert, weil ich damit nichts anzufangen wußte – aber ich habe meinem Verwaltungsdirektor mein Referat schon geschickt und ihn darauf hingeweisen, daß die Innovationsausschußsitzung, die bei uns wegen des gedeckelten Budgets seit drei Jahren ausgefallen ist, in diesem Jahr stattfinden muß, und daß wir auch wieder ordentliche Investitionen tätigen wollen. Also, ich denke, es ist völlig falsch, sich da Zurückhaltung aufzuerlegen, wenn es ein gesundes Krankenhaus und eine vernünftig laufende Klinik ist. Und wir als Chirurgen müssen besonders aufpassen, daß wir tatsächlich den Zugang zu diesen Hightech-Geräten erhalten, daß also, wenn so ein Operationsaal im Jahr 2000 eingerichtet wird, auch der Chirurg Zugang zu diesem Saal hat und nicht der Radiologe dann derjenige ist, der darin wirkt und wirtschaftet, nur weil da ein CT-Bogen mit einer Röntgenröhre läuft. Also, ich denke schon, daß wir da auch sehr vorsichtig sein müssen, wenn wir den Anschluß an die Zukunft nicht verpassen wollen.

Fraedrich: Es gibt ja noch eine Art der Finanzierung, die so ein bißchen verschleiernd ist. Die hast Du nicht erwähnt. Wie stehst Du dazu? Das ist zum Beispiel ein Gerät über die Verbrauchsmaterialien, klassisches Beispiel das intravasale Ultraschall, wo ja die Katheter so teuer sind, daß das Gerät dann sozusagen umsonst hingestellt wird.

Balzer: Ich weiß, daß das im Prinzip saubere Finanzierungsmodelle sein können, aber letztlich ist es eben nichts anderes als ein versteckter Rabatt, und da macht unser Krankenhaus zum Beispiel nicht mit. Es geht nur über eine ganz saubere Finanzierung und auch nicht über eine Bindung an einen bestimmten Lieferanten. Das machen wir nicht.

Roth: Klaus, habe ich Dich richtig verstanden, daß die Anschaffung eines Großgerätes nur dann sinnvoll ist, wenn es auch ausgelastet wird?

Balzer: Klar.

Roth: … und diese Wirtschaftlichkeitsberechnung. Wenn es jetzt ein mittleres Haus ist, sagen wir mal ein kleineres Haus, das das nicht ganz schafft, bietet sich da nicht das Outsourcing an? Und dann hätte ich gerne noch einmal gefragt, was ist denn mit dem Leasing eines Gerätes? Leasing hätte ja den Vorteil, daß ich immer die neueste Technologie bekomme.

Balzer: Ich hatte ja auf das Leasing hingewiesen, nur ist es schwer, die Kosten dann so zu berechnen, daß man dann auch tatsächlich auf seine Kosten kommt und es ist natürlich wesentlich teurer. Man muß das also wissen, Leasing ist erheblich teurer, auch wenn man neuere Geräte hat. Und die andere Sache. Ein kleines Haus soll sich solche Geräte nicht anschaffen. Die sollen Kooperationsmodelle eingehen oder sollen sehen, wo sie ihre Leistungen anschaffen. Das heißt, nur wenn die Wirtschaftlichkeitsprüfung belegt, daß es wirklich gebraucht wird, dann soll es auch angeschafft werden. Wer sich also zum Beispiel – ich habe das eben da gehört – wer sich einen Herzkathetermeßplatz hinsetzt und vorher nicht prüft, ob der erstens bezahlt und zweitens gebraucht wird, der ist irgendwo in der heutigen Zeit auch selber schuld. Ich sage das ganz bewußt, weil bei uns auch ein Herzkathetermeßplatz eingerichtet wurde, aber natürlich erst dann als es vom Land genehmigt wurde. Ich denke, man muß sich schon an die Spielregeln halten, die uns allen aufgetragen sind.

Roth: Darf ich noch mal nachfragen. Outsourcing. Macht das Sinn oder macht das keinen Sinn? Weil das Krankenhaus natürlich dann nicht über die Geräte selbst verfügt, sondern die Leistung einkaufen muß. Macht Outsourcing Sinn?

Balzer: Was wir machen mit unserem Krankenhausinstitut, ist prinzipiell eine Form von Outsourcing. Und trotzdem gehört es dem Krankenhaus, denn die Leistung wird bei diesem Institut bezahlt, und die schreiben das über die bezahlte Leistung ab und sind völlig unabhängig vom Krankenhaus, gehören aber zu 100 % den beiden Krankenhäusern. Und die sind finanziell so potent. Wir müssen in unserem Bereich heute um jede Schere kämpfen und die reden darüber, ob sie vielleicht doch einen vierten Computertomographen aufstellen.

Torsello: Die Zeit läuft davon. Es tut mir wirklich leid, aber ich muß die Diskussion unterbrechen. Um sechs Uhr müssen wir den Saal räumen. Und ich bitte dann Herrn Fraedrich zu seinem Beitrag „Was muß ein leitender Arzt können?“

Was muß ein leitender Arzt können?

G. Fraedrich

Klinische Abteilung für Gefäßchirurgie, Universitätsklinik für Chirurgie, Innsbruck, Österreich

Einleitung

Die Frage lautet, was muß ein leitender – oder sollte es eher heißen – ein „leidender“ Arzt können?

Betrachtet man die in Ärzteblättern üblichen Ausschreibungstexte, so wird der vielseitige „Alleskönner“ gesucht; er soll fachlich und menschlich qualifiziert, dynamisch, kollegial, engagiert, flexibel und ökonomiebewußt sein, außerdem mehrere Schwerpunkte beherrschen und überhaupt leicht und unproblematisch führbar sein.

Offensichtlich ist dies nicht so einfach, denn die Statistik zeigt, daß z.B. 10–20 % der chirurgischen Chefärzte die Probezeit nicht überstehen (5, 9). Dies mag teilweise daran liegen, daß die Reizschwelle, sich von einem Chefarzt zu trennen, deutlich niedriger liegt als noch vor Jahren und der Chefarzt nicht mehr der unantastbare Halbgott in Weiß ist. Dies liegt aber im wesentlichen auch daran, daß der zur Bewerbung anstehende Oberarzt völlig unzureichend auf die häufig sehr stark ökonomieorientierte Position vorbereitet wird. Er wird sogar, insbesondere bei universitärer Ausbildung, zu einer gewissen, vielleicht durch Impactfaktoren unterstützten Selbstüberschätzung erzogen und „aalt“ sich dann gewissermaßen in seinen wissenschaftlichen Hobbies (5).

Eine erste und wesentliche Aufgabe des leitenden Arztes muß also darin bestehen, seine potentiell für eine Endstelle qualifizierten Mitarbeiter aufzubauen und vorzubereiten. Der Kandidat sollte in das Klinikmanagement mit Budgetierung und Personalplanung einbezogen werden, im Idealfall sollten ihm abgegrenzte eigenverantwortliche Bereiche delegiert werden, in denen er Erfolge und Mißerfolge erfahren und kritisch bewältigen kann. Ein Managementkurs, heute vielfach angeboten, erscheint nicht nur zur Vorbereitung auf eine Abteilungsführungsposition, sondern auch vor dem ökonomischen Hintergrund unerläßlich. Eine vorübergehende Chefarztvertretung im eigenen oder in einem peripheren Haus ist empfehlenswert (9).

Vor der Erarbeitung des Anforderungsprofils für einen leitenden Arzt aus meiner Sicht habe ich meine ärztlichen und nichtärztlichen Mitarbeiter gebeten, mir aufzulisten, was sie von einem Chef erwarten.

Übereinstimmend werden von beiden Gruppen fachliche Kompetenz und die Vorbildfunktion als wichtigste Eigenschaften gefordert.

Bei den ärztlichen Mitarbeitern folgen dann der definierte Tätigkeitsbereich der Abteilung, und es stehen karrierebezogene Gesichtspunkte deutlich im Vordergrund. So sollen alle Mitarbeiter gerecht behandelt, aber auch individuell aufgebaut werden; das Ganze in einem diskussionsbereiten Arbeitsfeld mit großzügiger Delegation (Tabelle 1).

Beim nichtärztlichen Personal überwiegen die Forderung nach Menschlichkeit, konstruktiver Kritik, Gerechtigkeit und Loyalität und nicht zuletzt einem harmonischen Arbeitsklima (Tabelle 2).

Tabelle 1. Anforderungsprofil aus der Sicht des ärztlichen Personals

– Fachliche Kompetenz
– Organisationstalent
– Menschlichkeit gegenüber Patienten und Personal
– Vorbildfunktion
– Kommunikation/konstruktive Kritik
– Gerechtigkeit und Loyalität

Tabelle 2. Anforderungsprofil aus der Sicht des nichtärztlichen Personals

– Fachliche Kompetenz
– Vorbildfunktion
– Tätigkeits-/Versorgungsbereich definieren
– Mitarbeiter individuell aufbauen
– Teambezogenes, diskussionsbereites Arbeiten
– Aufgabenverteilung und Delegation

In der Literatur sind nur wenige Publikationen zur Thematik zu finden. Die sog. Delphi-Studie hatte zur Aufgabe, in Militärspitälern der USA die wichtigsten Anforderungen für das nächste Jahrtausend zu definieren (6, 8). Als Ergebnis konnte festgestellt werden, daß in verstärktem Maß wirtschaftliche und technische Fertigkeiten erwartet werden, aber auch ein gesundes innermenschliches und kommunikationsbereites Vermögen.

Die in wenigen Publikationen für ein produktives wissenschaftliches Umfeld definierten Voraussetzungen sind modifziert auch auf eine Krankenhausabteilung übertragbar (1). Neben einem klar definierten Arbeitsbereich, der vorbildlich mit entsprechendem Führungsgeschick und einer guten Struktur versehen ist, wird der regelmäßigen Kommunikation wie auch ausreichenden finanziellen und personellen Ressourcen, ebenso einer angepaßten Vergütung eine wesentliche Bedeutung für ein produktives Arbeiten zugesprochen.

Anforderungsprofil an einen leitenden Arzt

Vor diesem Hintergrund sollte das Anforderungsprofil durch die folgenden Eigenschaften gekennzeichnet sein:

- fachliche Kompetenz
- Führungsqualität
- ausreichende Kooperationsbereitschaft
- kostenorientierte, wirtschaftliche Betriebsführung und
- Bereitschaft zur Öffentlichkeitsarbeit.

Die *fachliche Kompetenz* setzt natürlich in erster Linie voraus, daß das zu leitende Fachgebiet in seinem vollen Umfang und breit beherrscht wird. Es gilt hierbei aber insbesondere nicht nur der eigenen Kompetenz, sondern auch der Infrastruktur der Abteilung und des gesamten Krankenhauses Rechnung zu tragen, so müssen z.B. auch die anaesthesiologischen und intensivmedizinischen Möglichkeiten berücksichtigt werden. Es gilt der Spruch „den richtigen Patienten zur rechten Zeit am rechten Ort mit der richtigen Methode" zu behandeln (4).

Der Verantwortung für die Dokumentation und die Qualitätssicherung kommt besondere Bedeutung zu; sie muß integraler Bestandteil der Leitertätigkeit sein und ermöglicht es, sich selbst und die geleitete Abteilung jederzeit zu evaluieren und ggf. Änderungen herbeizuführen (sog. „outcome research").

Veränderungen müssen fachlich begründet sein, und es sollte vermieden werden, alles Gewesene, inklusive älterer, evtl. übernommener Mitarbeiter in ein neues, angeblich besseres Schema zu pressen.

Führungsqualität kann nur auf allen Krankenhausebenen, vertikal und horizontal Bestand haben. Der Motivation des ärztlichen und nichtärztlichen Personals kommt hierbei eine ebenso wichtige Bedeutung zu wie einem nicht autoritären, weil fachlich begründetem Durchsetzungsvermögen; der „Primus inter pares" ist gefordert. Andererseits darf die Fähigkeit, klare und nachvollziehbare Entscheidungen zu treffen und somit letztendlich doch Autorität zu zeigen, davon nicht gemindert werden (7). Daß der Chef jederzeit Vorbild in Fleiß, Präzision und Pünktlichkeit sein muß, versteht sich ebenso wie die Tatsache, daß die Ära des despotischen, mit allen seinen Macken geliebten oder verhaßten Chefs der Vergangenheit angehört und Patienten, Ärzte sowie Pflegepersonal tolerant und wie mündige Menschen zu behandeln sind.

Dies setzt ein ganz besonderes Maß an *Kooperationsbereitschaft* voraus. Es ist immer wieder verwunderlich, wie ein zuvor allseits beliebter Oberarzt dann zum durch Einzelkämpferallüren geprägten und plötzlich abgehobenen Chefarzt mutiert. Neben der kreativen und systematischen Einbindung aller, ärztlicher und nichtärztlicher Mitarbeiter in die Abteilungsstruktur bei Aufrechterhaltung eines gerechten und harmonischen Arbeitsklimas spielt für die Zukunft der Abteilung insbesondere auch die Kooperation mit anderen Abteilungsleitern und der Krankenhausverwaltung eine wesentliche und auch zukunftsorientierte Rolle.

In ganz besonderem Maß ist der leitende Arzt heute mit *ökonomischen Gesichtspunkten* konfrontiert und in einem Zeitalter des enormen Kostendrucks im Gesundheitswesen muß hierin eines seiner Hauptaufgabenfelder bestehen (2). So muß der Versorgungsauftrag der Abteilung klar definiert werden. Es empfiehlt sich, diesen mit den anderen Fachabteilungen des Hauses oder des Krankenhausverbundes zu koordinieren, um gemeinsame Ressourcen besser nutzen zu können und andererseits Doppelleistungen oder teure Einzelkosten zu vermeiden. Das hierfür ein allen diagnostischen und therapeutischen Belangen angepaßtes und wohl kalkuliertes Budget erforderlich ist, versteht sich von selbst.

Bewährt hat sich die sog. dezentrale Budgetierung, die zwar einerseits einen erheblichen zeitlichen Aufwand erfordert, andererseits versetzt sie den Leiter in die Lage, eigenständig seine Ausgaben und Einnahmen zu überwachen. Hierdurch sind vergleichsweise schnell kostenintensive Posten zu erkennen und mitarbeitermotivierend abzuschaffen, da ein daraus resultierendes eventuelles Plus dann für sinnvolle Reinvestitionen zur Verfügung stehen kann. Neben der weitblickenden Kalkulation des Budgets ist natürlich eine Online-Kontrolle unerläßlich und man sollte einem Controlling positiv gegenüberstehen.

Schließlich sollte der leitende Arzt um eine gute *Öffentlichkeitsarbeit* bemüht sein, stellt sie doch neben der fachlichen Qualität den wesentlichen Meilenstein für zukünftige Perspektiven der Abteilung dar. Es erscheint selbstverständlich, daß der persönliche Kontakt zu niedergelassenen bzw. zuweisenden Kollegen gepflegt wird, daß Termine schnell vergeben werden, daß persönliche Gespräche, rasch versandte Arztbriefe (evtl. mit fachlichen Zusatzinformationen) und nicht überhebliche Ratschläge zum guten Umgangston gehören. Auch Rettungs- und Wohlfahrtsverbände sollten hierbei berücksichtigt werden. Es ist andererseits legitim, durch Fort- und Weiterbildung nicht nur eine gedeihliche Zusammenarbeit zu fördern, sondern im Sinne einer moderaten Werbung auch in Homepages oder in der Presse auf die Schwerpunkte und besonderen Aspekte des Behandlungsspektrums einer Abteilung hinzuweisen. Dies könnte auch zur Aufbesserung des in den letzten Jahren medial etwas angekratzten Bildes der Ärzte beitragen (3).

Zusammenfassung

Zusammenfassend kann festgehalten werden, daß die Leitung einer Abteilung kein Leid darstellen muß und unter Berücksichtigung des Anforderungsprofils und der guten Vorbereitung auf diese Aufgabe ein durchaus attraktives und damit nicht zuletzt auch die Selbstzufriedenheit förderndes Unterfangen darstellt. Daß die Führung einer Abteilung auf der Grundlage der vorhandenen, heute zugegebenermaßen eingeschränkten personellen und sachlichen Mittel aufbaut und andererseits die Aufgaben und Ziele klar definiert sein müssen, erscheint selbstverständlich. Die Führung der Abteilung stellt Anforderungen an die Person des leitenden Arztes, gibt ihm aber auch Instrumente in die Hand, um diese Aufgaben zu erfüllen (Tabelle 3).

Tabelle 3. Führung

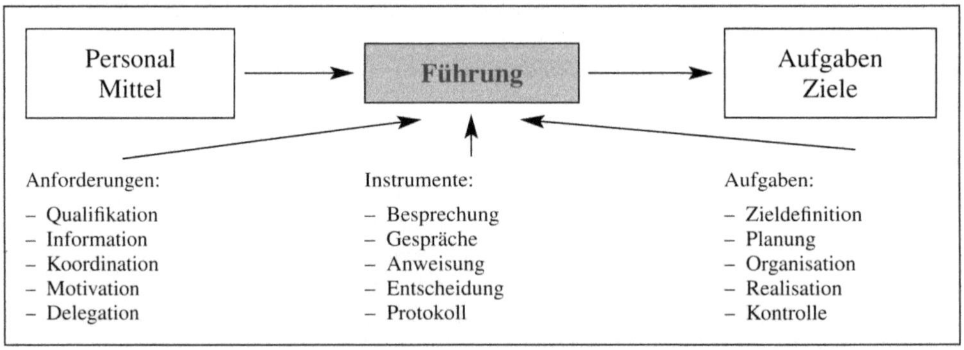

Literatur

1. Bland CJ, Ruffin MT (1992) Characteristics of a productive research environment: literature review. Acad Med 67: 385–387
2. Bauch J (1994) Anforderungsprofil in der Position des leitenden Krankenhauschirurgen aus der Sicht wirtschaftlicher und sozialrechtlicher Fragen – Ermächtigungen. Chirurg 65 (suppl): 41–43
3. Bauer H (1998) Das Bild der Chirurgie in der öffentlichen Meinung. Chirurg 69: 1292–1299
4. Bauer H (1994) Anforderungsprofil in der Position des leitenden Krankenhauschirurgen aus der Sicht des Krankenhauschirurgen. Chirurg 65 (suppl): 32–35
5. Hempel K (1994) Anforderungsprofil des leitenden Arztes im Krankenhaus der Grund- und Regelversorgung. Chirurg 65 (suppl): 29–30
6. Hudak RP, Brooke PP, Finstuen K (1994) FORECAST 2000: a prediction of skills, knowledge, and abilities required by senior medical treatment facility leaders into the 21st century. Milit Med 159: 494–500

7. Klauer-Triolo P, Pozehl PJ, Mahaffey TL (1997) Development of leadership within the university and beyond: challenges to faculty and their development. J Prof Nurs 13: 149–153
8. Sentell JW, Finstuen K (1998) Executive skills 21: a forecast of leadership skills and associated competencies required by naval hospital administrators into the 21st century. Milit Med 163: 3–8
9. Siewert JR (1994) Anforderungsprofil in der Position des leitenden Krankenhauschirurgen aus der Sicht des Universitätschirurgen. Chirurg 65 (suppl): 30–32

Anschrift des Verfassers:
Univ.-Prof. Dr. Gustav Fraedrich
Klinische Abteilung für Gefäßchirurgie
Universitätsklinik für Chirurgie
Anichstraße 35
A-6020 Innsbruck

Diskussion

Vorsitz: Gruß, Torsello

Torsello: Es ist Ihnen gelungen, innerhalb von kurzer Zeit das Wesentliche über ein komplexes Thema zumindest anzudeuten, und dafür sind wir Ihnen sehr dankbar. Wir haben nun Zeit für Kommentare und Fragen aus dem Auditorium.

Becker: Ich wurde einmal im Rahmen einer Abmahnung an einen chirurgischen Chefarzt gefragt, ob ein leitender Chirurg der beste Operateur sein muß, wenn er in den OP gerufen wird, wo ja nun das Allerheiligste für den Chirurgen abläuft. Muß der leitende Gefäßchirurg der beste Operateur seiner Abteilung sein, weil er immer wieder von den Assistenten bei Komplikationen und Problemen gerufen wird oder kann er diese Fähigkeit auch delegieren?

Fraedrich: Also, natürlich, wenn es um eine chirurgische Endstelle geht, sollte man schon erwarten, daß, derjenige sein Fach wirklich breit und umfassend beherrscht. Ich denke aber, daß es durchaus zur Größe eines leitenden chirurgischen Chefarztes beiträgt, wenn er anerkennt, daß er in bestimmten Punkten vielleicht nicht der Beste ist, sondern irgendeiner seiner Mitarbeiter in diesem Spezialgebiet mehr Erfahrung hat. Und er wird im Laufe seiner Tätigkeit überholt werden von irgendwelchen neuen Methoden, wo er vielleicht einen Mitarbeiter weggeschickt hat. Ich habe zum Beispiel überhaupt keine Probleme, gewisse Fertigkeiten meiner Oberärzte hinzunehmen und zu sagen, das macht der besser als ich. Zum Beispiel die endoskopische Perforanzligatur oder ähnliches.

Becker: Das mag vielleicht an einer Universitätsklinik Gültigkeit haben. Wir kennen alle zahllose Ordinarien, chirurgische Ordinarien, die zwei linke Hände haben und fünf oder zehn linke Daumen,

Einwurf: ... aber einen hohen Impactfaktor ...

Becker: Aber sie sind große Chirurgen geworden, die leitende Funktionen hatten und Richtlinien gegeben haben. Nun, das ist eine gewisse Unterscheidung zwischen Universität, Lehre, Forschung und kommunalem Krankenhaus, wo die Krankenversorgung natürlich im Vordergrund steht, das muß man schon unterscheiden.

Roth: Wenn ich Sie richtig verstanden habe, haben Sie gesagt, es gibt einmal den autoritären Führungsstil und das andere Mal einen kooperativen. Habe ich das falsch verstanden?

Fraedrich: Nein, ich habe gesagt, man sollte keinen autoritären Führungsstil haben, aber Autorität sein.

Roth: Aber es gibt ja grundsätzlich zwei Führungsstile, den autoritären und den kooperativen Führungsstil. In Amerika wurde bei einem Experiment eine Firma zweigeteilt: autoritär und kooperativ. Was kam raus? Die Leistung war bei autoritärem Führungsstil besser und bei kooperativem Führungsstil die Zufriedenheit der

Mitarbeiter. Und jetzt habe ich eine Frage an Sie: Was machen Sie beim kooperativen Führungsstil mit dem insuffizienten, aber höchst zufriedenen Mitarbeiter?

Fraedrich: Ich glaube, daß man im Rahmen eines kooperativen Führungsstils, also unter Einbeziehung aller Mitarbeiter – Herr Betzler hat das vorhin angesprochen, wenn man zum Beispiel bei Mitarbeitereinstellungen zwar letztendlich selbst entscheidet, aber seine Oberärzte am Gespräch beteiligt – auch die Verantwortung für den insuffizienten Mitarbeiter etwas auf die Allgemeinheit, auf die Kooperative sozusagen, verteilen kann. Dann tragen eigentlich die anderen Mitarbeiter die Entsorgung dieses insuffizienten Mitarbeiters durchaus mit.

Roth: Die Antwort, die ich einmal von einem Psychologen bekam, war, Sie müssen sich von ihm trennen. Der kooperative Führungsstil setzt letztendlich intelligente Mitarbeiter voraus, während der autoritäre Führungsstil nach dem Prinzip, „Herr Chefarzt“ oder „Herr Professor, ich habe gedacht ...“ funktioniert, und dann sagt der Chefarzt ganz schlicht und einfach: „Sie sollen nicht denken, Sie sollen machen was ich sage.“.

Fraedrich: Ich würde Ihre Bemerkung dahingehend ergänzen, daß vielleicht der kooperative Führungsstil dazu beiträgt, die vielleicht schlummernde Intelligenz in dem einen oder anderen Mitarbeiter aufzuwecken.

Roth: Also, ich bin Ihrer Auffassung, aber ich wollte es eigentlich noch mal auf den Punkt bringen. Ich führe auch kooperativen Führungsstil durch.

Gruß: Dieser hochzufriedene, insuffiziente Mitarbeiter könnte eingestellt werden, um zum Beispiel die in der ganzen Abteilung anfallenden Überstunden abzufeiern. Dann bräuchte er gar nicht in die Klinik zu kommen.

Roth: Ich glaube, das ist gar nicht so einfach, wenn man im öffentlichen Dienst arbeitet, ist das ein Problem. Denn da kann man sich nicht einfach von einem Mitarbeiter trennen. Oder wenn man zum Beispiel eine Abteilung mit Mitarbeitern übernimmt, die sind zehn Jahre älter und schon zwanzig Jahre im Betrieb sind, da bekommt man Probleme.

Torsello: Gibt es noch eine Frage? Okay, wenn das nicht der Fall ist, wollen wir diese Sitzung beenden.

Zukunftsträchtige Innovationen in der Gefäßchirurgie

Endovaskuläre Therapie des infrarenalen Aortenaneurysmas

T. Umscheid, W. J. Stelter, P. Ziegler

Chirurgische Klinik, Städtische Kliniken Frankfurt-Höchst

In den 70er und 80er Jahren gab es in der Gefäßchirurgie wenig Neues. Mit den ersten Implantationen von endovaskulären Aortenstentprothesen am Menschen durch Volodos et al. 1984/85 (11, 12) und Parodi et al. (5) um 1990 hat eine völlig neue Ära begonnen. Den Gefäßchirurgen muß mit dieser Indikation klar werden, daß die Gefäßtherapie nicht alleine der interventionellen Radiologie oder gar der Kardiologie vorbehalten sein darf. Inzwischen hat die Methodik sogar Eingang in gängige Operationslehren (1) gefunden.

Nach wie vor handelt es sich aber um eine Methode, die in ihrer Anwendung nicht uneingeschränkt akzeptiert wird. Protagonisten therapieren alle Patienten mit Stentprothesen, die von der Morphologie her geeignet sind (8), Kritiker lehnen das endovaskuläre Verfahren konsequent seit Jahren ab (6, 7). Eine dritte Gruppe wendet die interventionelle Therapie an, weil sie den Anschluß nicht verpassen möchte, ohne völlig von den Implantaten überzeugt zu sein.

Vielfach wird heute kritisch über endovaskuläre Aortenchirurgie berichtet, es lassen sich aber auch viele positive Aspekte ableiten. Im folgenden soll eine kurze Übersicht über den derzeitigen Stand und einen Ausblick auf die Zukunft gegeben.

Patientenselektion

Die genaue Zahl der weltweit behandelten Patienten ist nicht bekannt. Man spricht von bis zu 8000 implantierten Prothesen, eher wahrscheinlich sind 5000–6000. Es ist interessant zu bemerken, daß es der Industrie nicht gelungen ist, die Protheseimplantationen prospektiv zu erfassen und somit Aussagen über die Leistungsfähigkeit der Systeme zu machen. Einige Kliniken, so auch die Chirurgische Klinik in Frankfurt-Höchst, haben aber von Beginn an ihre Daten prospektiv erfaßt (bis heute 380 Patienten), so daß allmählich Aussagen aber das mittelfristige Verhalten der Prothesen möglich werden.

Je nach Klinik werden die Selektionskriterien Aneurysmahalsdurchmesser und Halslänge sowie die Weite der Iliakalgefäße verschieden gehandhabt. Auch hinsichtlich der Akzeptanz von Kinking und Verkalkungen bestehen erhebliche Differenzen in der Selektion. So kommen Zahlen von 10–70 % als Kandidaten für die Aneurysmabehandlung zustande (2, 9). Auch die verwendeten Prothesensysteme spielen eine Rolle.

Das ursprüngliche Ziel, Risikopatienten zu behandeln, wurde etwas aus den Augen verloren, denn nur die Hälfte aller Patienten gehört den Risikogruppen ASA III und IV an (3).

Echte Vergleichsstudien mit einem randomisierten Design des offenen zum interventionellen Verfahren existieren nicht, auch wenn Publikationen das glauben machen wollen.

Tabelle 1. Verfügbare Prothesen zur endoluminalen Therapie infrarenaler Aortenaneurysmen

Prothese	Systemart	Rohrprothese	Bifurkation
Ancure™	Unipiece	+	+
AneuRx™	Modular	Nur eine Länge	+
Excluder™	Modular	+	+
Lifepath™	Modular	+	+
Talent™	Modular	+	+
Vanguard™	Modular	Nur cuff	+
Zenith™	Modular	+	+
Stentor™	Modular	Nicht mehr verfügbar	Nicht mehr verfügbar

AneuRx™ (Medtronic, Cupertino, CA, USA), Ancure™ (Guidant EVT, Menlo Park CA, USA), Excluder™ (Gore, Putzbrunn, Germany), Stentor™ (MinTec, Freeport, Grand Bahamas), Lifepath™ (Baxter, Irvine, CA, USA), Talent™ (World Medical, Sunrise, Fl, USA) Vanguard™ (Boston Scientific, Natick, MA, USA), Zenith™ (Cook, Brisbane, Australia)

Prothesensysteme

In Deutschland sind derzeit 6–8 Prothesensysteme im Einsatz, wobei nicht jedes System in jeder Klinik verfügbar ist (Tabelle 1). Das älteste System (Stentor) ist nicht mehr im Gebrauch. Von diesem System kennt man aber die Menge an Implantationen sehr genau (825 Patienten, Boston Scientific Corporation).

Allen Systemen ist inzwischen ein ausgefeiltes Einführungsbesteck eigen, z.T. mit Hilfe der Implantierenden entwickelt, das in Einzelfällen aber noch der Verbesserung durch die Anwender bedarf. Es zeigt sich, daß die Hersteller der Systeme, die länger auf dem Markt sind, auch mehr gelernt haben.

Nur ein kommerzielles System ist ein „Unibody" System, alle anderen sind modular. Als Stentmaterial findet Nitinol und Stahl Verwendung. Gewebtes Dacron hat sich für das cover durchgesetzt, die Stärken des Materials sind unterschiedlich.

Die Prothesen stehen in der zweiten Generation. Gegenüber der ersten Generation sind vor allem Verbesserungen der Einführungsbestecke erfolgt. Auch die Prothesen selbst wurden modifiziert. Grundlegende Änderungen sind aber nicht erfolgt. Dafür ist es auch noch zu früh, denn die Probleme mit den Prothesen und ihrem Design zeigen sich erst nach längerer Zeit. Nach den gewonnenen Erfahrungen scheint es besser zu sein, im Gegensatz zur konventionellen Bifurkationsprothese, die Neobifurkation mehr kaudal zu legen, da damit die Kräfte auf die Prothese besser verteilt werden können.

Operative Prozedur

Die primären Erfolgsraten (= Ausschaltung des Aneurysmas) waren anfangs schlecht (ca. 83 %) (4) und lagen auch bei den Autoren nur bei 88 %. Inzwischen werden 92–95 % erreicht, bei entsprechender Selektion und in kleinen Serien auch 100 %. Zur Verbesserung der primären Resultate haben die größeren Halsdurchmesser der Prothesen und die weiteren iliakalen Schenkel beigetragen. Die Konversionsrate, bereits von Anfang an relativ

Tabelle 2. Perioperative Probleme im eigenen Krankengut (n = 375)

Komplikation	Konversion	Letalität	Prim. Leckage	Verschluß einer Nierenarterie
Stentor™	3	6	10	1
Vanguard™	1	5	4	1
Talent™	3	2	11	0
Lauterjung	0	1	1	0
AnreuRx™	0	0	5	0
Zenith™	0	0	0	0
Summe	7 (1,9 %)	14 (3,7 %)	31 (8,3 %)	2 (0,5 %)

gering (unter 10 % nach Eurostar, unter 2 % bei den Autoren), wurde durch die Verringerung der Durchmesser der Einführungsbestecke und die Indikationsanpassungen bei verkalkten Gefäßen weiter verringert. Auch sonstige Probleme, wie Perforationen des Aneurysmas, Zerreissungen der Zugangsgefäße und periphere Embolien sind zu vernachlässigen.

Die Lernphase für die Methodik ist abgeschlossen. Auch bei neuen Systemen sollte es nicht zu einer Verschlechterung der primären Ausschaltungsrate kommen, zumal ein gutes Betreuungssystem durch die Firmen vorhanden und auch ausdrücklich erforderlich ist (Tabelle 2).

Nur ein geringer Prozentsatz (< 20 %) der Patienten wurde bisher in Lokalanästhesie operiert (Eurostar), wobei vor allem Radiologen diese Form der Anästhesie bevorzugen. Geringer als bei der offenen Operation ist der Blutverlust und damit Konservenbedarf, der bei den Autoren 0,3 Konserven pro Patient beträgt. Konserven werden nur bei Komplikationen benötigt oder bei problematischen Ventilen bei großen Schleusen. Über 90 % der Operationen werden ohne Konserven durchgeführt.

Der Intensivaufenthalt ist kurz, dient meist nur der Überwachung und liegt unter 24 h im Durchschnitt. Die perioperative Letalität liegt um 3,5 %, wobei auch beim interventionellen Verfahren Risikopatienten mit einem höheren Risiko behaftet sind.

Der stationäre Aufenthalt ist abhängig vom System der Klinik, nicht zuletzt auch von der ungeklärten Kostensituation. 70 % der Patienten können die Klinik nach deutlich weniger als 5 Tagen verlassen.

Follow-up

Für jedes neue Verfahren ist ein sorgfältiges und möglichst vollständiges Follow-up wichtig. Leider wird in den Statistiken, die gezeigt werden, nicht angegeben, wie viele Patienten bezogen auf die durchgeführten Operationen wirklich nachuntersucht worden sind. Dennoch wird die Zahl der nachuntersuchten auf die Zahl der implantierten Patienten bezogen, was sowohl zu falsch positiven, wie auch falsch negativen Ergebnissen führt. In der Eurostar-Statistik sind bisher nur ca. 50 % der Patienten in die Ein-Jahres-Statistik gelangt.

Als Standard anerkannt ist die klinische Untersuchung, eine Spiralcomputertomographie mit Kontrastmittel iv und die konventionelle Röntgenaufnahme der Prothese in zwei Ebenen. Die farbkodierte Duplexsonographie ist, da sie nur schwer reproduzierbar ist, in Einzelfällen sehr hilfreich (Leckagen) aber kein Standard. Keinesfalls ausreichend ist die normale Sonographie zur Bestimmung des Durchmessers des AAA (abdominelles Aortenaneurysma).

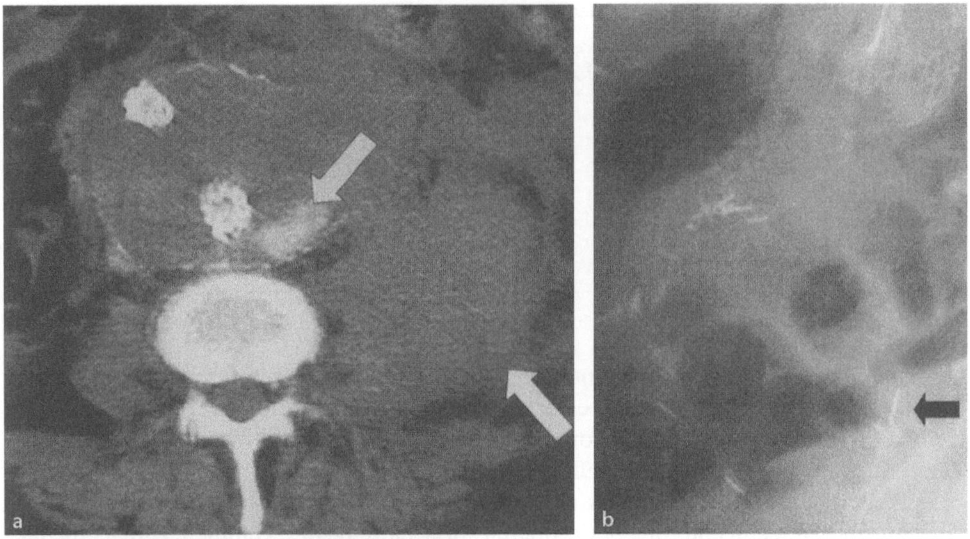

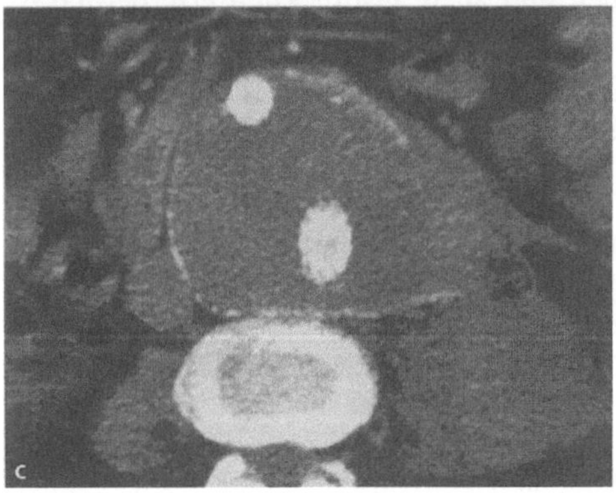

Abb. 1. a: Computertomographie eines infrarenalen Aortenaneurysmas 37 Monate nach Implantation. Der Patient war symptomatisch mit einer gedeckten Ruptur (grauer Pfeil: Kontrastmittel im Aneurysmasack außerhalb der Prothese, weißer Pfeil: Hämatom). Die Kontrolle einen Monat vorher war unauffällig. Das Aneurysma war im Vergleich zu präoperativ konstant geblieben; **b:** Die konventionelle Röntgenaufnahme der Prothese zeigte retrospektiv bei der 36 Monatskontrolle eine beginnende Diskonnektion des linken Prothesenschenkels (Pfeil. Beide Marker sollten zumindest auf gleicher Höhe stehen); **c:** Computertomographie 4 Wochen nach interventioneller Reparatur der Prothese in gleicher Schicht wie Abb. 1a. Das Hämatom befindet sich in Resorption. Der Patient ist inzwischen wieder wohlauf.

Einigkeit herrscht darüber, daß eine Implantation als erfolgreich betrachtet werden kann, wenn das Aneurysma im Verlaufe des Follow-up schrumpft. Erhebliche Differenzen bestehen allerdings darüber, ob auch eine gleichbleibende Größe einen Erfolg darstellt. Die bisherigen Daten lassen nach Meinung der Autoren keinen endgültigen Schluß zu. Jüngst wurde eine Ruptur eines AAA beobachtet, das in der Größe konstant geblieben ist, ohne sekundäre Leckage (Abb. 1).

Folgende Probleme prägen die Nachuntersuchungsergebnisse: sekundäre Leckagen und Okklusionen der Prothesen. Neuerdings wird auch vermehrt über Rupturen berichtet (10). Gemeinsame Ursache sind Konfigurationsänderungen der Prothese, die eine mangelnde Steifigkeit im Langzeitverhalten aufweisen. In wieweit auch eine sich ändernde Aneurysmamorphologie verantwortlich ist, ist umstritten.

Die Rate der sekundären Leckagen ist mit 25 % sehr hoch. Mehrere Faktoren beeinflussen dieses Problem (Tabelle 3). Ein wichtiger Faktor scheint die Zeit zu sein. Je länger eine Prothese implantiert ist, desto eher wahrscheinlich wird eine Leckage. Der Zeitfaktor ist sinngemäß auch für die Okklusionen gültig. Im weiteren spielen die verwendete Pro-

Tabelle 3. Ursachen von sekundären Leckagen (n = 78) im eigenen Krankengut (n = 375)

	Anzahl
Materialfehler	19
Diskonnektion	10
Dislokation distal	13
Reperfusion	31
Andere	5
	78 (20,8 %)

these und die Selektion der Patienten eine Rolle. Die Einteilung der sekundären Leckagen nach White et al. (13) wird heute mehr oder weniger akzeptiert, auch wenn sie für die Therapie des Einzelfalls wenig hilfreich ist.

Ein Viertel der bisher von den Autoren beobachteten Leckagen gehen auf das Konto von Materialfehlern, vor allem der Stentorprothese, ein Viertel wird durch Diskonnektionen von Prothesenteilen oder Herausrutschen aus den Iliakalgefäßen verursacht. Fast ein Drittel geht auf Reperfusionen durch Lumbalgefäße oder die arteria mesenterica inferior zurück. Während die ersten beiden Ursachen durch Änderungen an der Prothese selbst zu verbessern sind und auch bereits verbessert wurden, wird die Leckageursache durch Seitenäste immer bestehen bleiben. Aus dem eigenen Krankengut läßt sich die Frage, ob man solche offenen Seitenäste während oder vor der Intervention verschließen soll, nur negativ beantworten, denn 90 % der Patienten würden übertherapiert werden. Allerdings bleibt das Problem, daß die sekundäre Behandlung interventionell schwierig ist. Die konventionelle (Gefäß-)Chirurgie wird hier gefragt sein (transperitoneale Ligatur der arteria mesenterica inferior, retroperitoneale Ligatur von Lumbalarterien). Alternative interventionelle Entwicklungen sind im Gange.

Schenkelthrombosen stellen ein weiteres relativ häufiges Problem dar. Die Autoren beobachten es in über 10 % (Tabelle 4). Sie sind wie erwähnt zeitabhängig und betreffen eher die flexiblen Prothesen. Mit der Verwendung steiferer Prothesen sinkt die Zahl jetzt. In einer skandinavischen Arbeitsgruppe wird diese Problem ebenfalls beobachtet (J. Lundboom, Trondheim, persönliche Mitteilung), allerdings nicht als Versagen der Therapie gewertet und deshalb auch nicht publiziert. Andere Gruppen berichten darüber (merkwürdigerweise) überhaupt nicht. Die Klinik der Patienten mit diesem Problem ist gering und häufig wird der Verschluß erst im Rahmen der Nachuntersuchungen beobachtet. In der offenen Chirurgie scheint dieses Problem unbekannt zu sein. Die meisten der Okklusionen sind durch interventionelle Therapie zu behandeln und haben therapeutische Repertoire auch für die sonstige Gefäßchirurgie bereichert. In wenigen Fällen mußten femoro-femorale Bypässe als Therapie angelegt werden, vor allem am Beginn der Serie. Durch steifere Prothesen und eine bessere distale Verankerung sollte das Problem in Zukunft geringer

Tabelle 4. Ursachen von Prothesenschenkelverschlüssen (n = 44) im eigenen Krankengut (n = 375)

	Anzahl
Mechanisch	21
Run-off und Gerinnung	13
unbekannt	10
	44 (11,8 %)

Tabelle 5. Späte Konversionen zum offenen Verfahren (n = 8) nach endoluminären Aortenprothesen im eigenen Krankengut (n = 375)

Pat. Nummer	Zeit nach Implantation	Prothese	Ursache der Konversion	Konventionelle Prothese	Letalität
009	40 Monate	Stentor™ Bifurkation	Diskonnektion	Rohr	0
010	40 Monate	Stentor™ Bifurkation	Schenkelthrombose	Rohr	0
029	36 Monate	Stentor™ Bifurkation	Distale Migration	Rohr	0
031	40 Monate	Stentor™ Bifurkation	Schenkelthrombose bds	Rohr	0
068	36 Monate	Stentor™ Bifurkation	Proximale Migration	Rohr	0
084	36 Monate	Stentor™ Bifurkation	Proximale Migration	Bifurkation	0
113	4 Wochen	Vanguard™ Bifurkation	Verschluß der Nierenarterien	Rohr	0
117	24 Monate	Vanguard™ Bifurkation	Kinking und Thrombose	Rohr	0

werden. Ein distales Oversizing von mindestens 1–2 mm scheint als Konsequenz zur sicheren Verankerung der flexiblen Prothesen erforderlich. Allerdings sind die Nachuntersuchungszeiten noch zu kurz, um darüber definitive Aussagen machen zu können. Sicher keinen Einfluß auf die Verschlußrate hat die durchgeführte antithrombotische Therapie. Es ist heute vertretbar, bei Patienten mit unauffälligem Blutgerinnungssystem und unauffälliger Peripherie keine medikamentöse Therapie durchzuführen.

Konversionen sind bisher Einzelfallbeobachtungen. Wir verfügen bisher über Erfahrung mit 8 Patienten (Tabelle 5), wobei wiederholtes Versagen der Prothese die Hauptursache für die Konversion darstellte. Zweimal allerdings mußte eine Prothese wegen nachträglicher Dilatation des Halses explantiert werden, eine Ursache, die jedoch nicht als allgemeines Problem gewertet werden kann, sondern auf Problemindikationen (kurzer und gekinkter Hals) beschränkt war. Die Konversionen waren bisher nicht mit einer Letalität verknüpft, wobei auch hier gegenteilige Berichte vorliegen.

Schlußfolgerungen

Es gibt bisher keine ideale Prothese. Im unmittelbaren perioperativen Vergleich ist das interventionelle Verfahren dem offenen Verfahren zumindest ebenbürtig. Operationszeiten, perioperative Komplikationen und Letalität sind absolut vergleichbar. Intensivaufenthalt und Blutbedarf sind geringer. Der perioperative Erfolg ist weitgehend durch die Selektion der Patienten steuerbar. Dies macht das Verfahren mit einem entsprechenden Proktoring auch für Kliniken mit kleineren Patientenzahlen attraktiv. Eine Alternative zur Anwendung der Prothesen am Menschen gibt es nicht, wenn man Erfahrung mit den Systemen sammeln will.

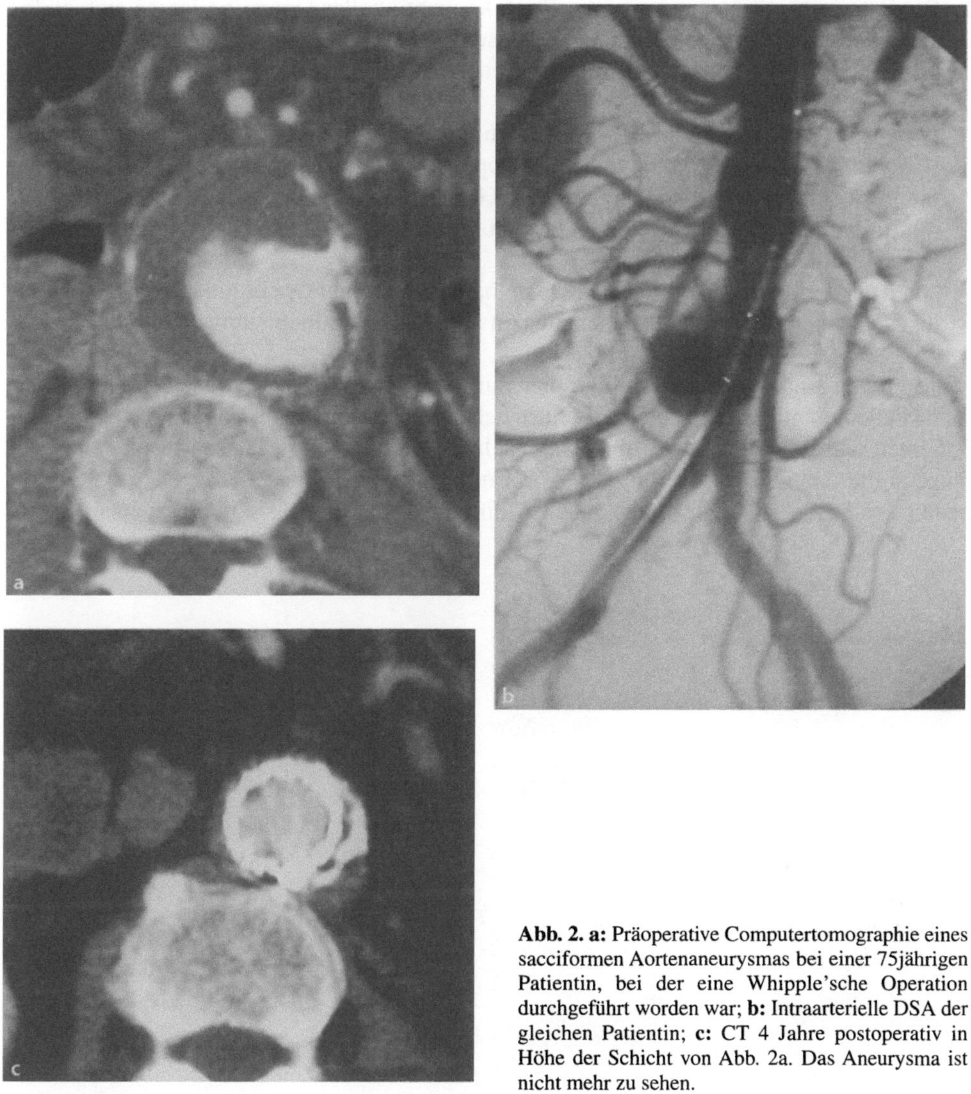

Abb. 2. a: Präoperative Computertomographie eines sacciformen Aortenaneurysmas bei einer 75jährigen Patientin, bei der eine Whipple'sche Operation durchgeführt worden war; **b:** Intraarterielle DSA der gleichen Patientin; **c:** CT 4 Jahre postoperativ in Höhe der Schicht von Abb. 2a. Das Aneurysma ist nicht mehr zu sehen.

Auf der anderen Seite müssen Patienten nicht zwingend interventionell behandelt werden. Das etablierte offene Verfahren stellt nach wie vor einen Standard dar. Es sollte aber möglich sein, einem Patienten, der das Verfahren wünscht, dieses auch anzubieten, wenn er entsprechend aufgeklärt wurde.

Die Autoren sehen heute bereits einige Indikationen, bei denen man vorsichtig behaupten kann (es fehlen längere Zeiträume der Nachbeobachtung), daß das interventionelle Verfahren dem konventionellen überlegen ist:

1. Die umschriebenen sacciformen Aneurysmen lassen sich mit Rohrprothesen ausgezeichnet und effektiv behandeln. Von den 20 Patienten mit Rohrprothesen, die länger als 2 Jahre in der Nachbeobachtung sind, ist nur bei einem Patienten das Aneurysma nicht geschrumpft und dieser hatte ein fusiformes AAA (Abb. 2).

2. Bei Patienten mit Nahtaneursymen nach konventioneller Operation lassen sich endovaskuläre Prothesen ebenfalls sehr gut einsetzen. Das präoperative Ausmessen erfordert sehr viel Präzision, verglichen mit der offenen Operation ist die eigentliche Intervention ein Kinderspiel.
3. Positiv ist das interventionelle Verfahren auch bei größeren Voroperationen an der Bauchhöhle zu sehen, da die höhere perioperative Komplikationsrate des offenen Verfahrens vermieden werden kann. In diese Gruppe von Patienten gehören auch Patienten mit intraabdomiellen Lymphomen bei Leukosen. Aus dieser Gruppe wurden 3 Patienten erfolgreich therapiert.
4. Auch bei den seltenen aortokavalen Fisteln, die bei offener Operation mit einer Letalität bis 50 % behaftet sind, lassen sich elegant alle Komplikationen umgehen (Abb. 3).

Viele Fragen sind noch offen, einige hier nur exemplarisch angesprochen: Ist es besser, junge Patienten mit kleinen Aneurysmen zu behandeln? Denn kleine Aneurysmen in jungen Patienten schrumpfen besser, wobei dann auch das Kinking der Prothesen geringer ist. Wie lange sollte der infrarenale Hals der Aorta mindestens sein? Das Langzeitverhalten der neuen Prothesen ist noch unklar, nach Meinung der Autoren sind Aussagen über das

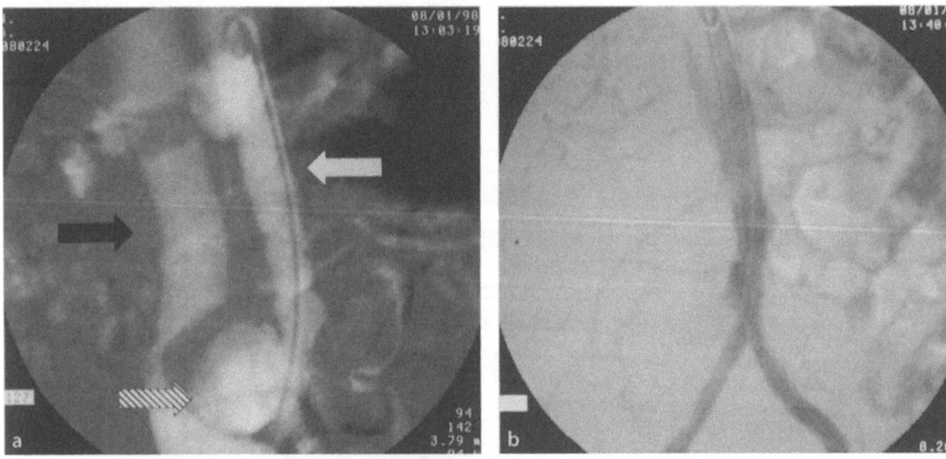

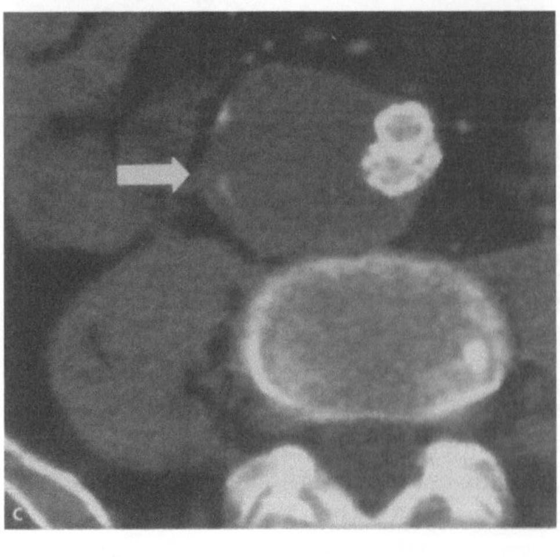

Abb. 3. a: Intraoperative intraarterielle DSA einer AV-Fistel durch Ruptur eines 4 cm großen infrarenalen Aortenaneurysmas (schwarzer Pfeil: vena cava, weißer Pfeil: Aorta, gestreifter Pfeil: Aneurysma); **b:** Postoperative Computertomographie nach Versorgung mit einer endoluminären Aortenbifurkationsprothese (Vanguard, Boston Scientific Corporation); **c:** Kontrollcomputertomographie nach 1 Jahr. Die AV-Fistel ist behandelt, das Aneurysma ausgeschaltet (weißer Pfeil: vena cava).

Material und sein Verhalten im Menschen frühestens nach 3–4 Jahren möglich. Die Entwicklung der Prothesen und der Einführungssysteme wird weitergehen; wichtig ist, daß diese Entwicklung mit beeinflußt wird.

Die Menge an Publikationen, die derzeit erscheint, spiegelt nicht das tatsächliche Wissen über die Prothesen und ihr Verhalten wider. Alle Publikationen verfügen nur über einen begrenzten Horizont, was Zeit, Patientenmenge und Komplikationen angeht. Auch bei einer großen Zahl von Patienten, wie bei den Autoren selbst, fällt es schwer, homogene Gruppen zu bilden und damit Erfolg oder Mißerfolg eindeutig zuzuordnen.

In der Chirurgie muß man für Neues offen sein, sonst wird man von anderen Disziplinen überrannt. Interventionelle Gefäßtherapie in allen Gefäßprovinzen muß zum Repertoire der Gefäßchirurgie gehören. Die Kompetenz für die Patienten liegt beim Chirurgen. Interventionelle Therapie ist erlernbar und für den Patienten vorteilhaft einsetzbar.

Literatur

1. Allenberg JR (1999) Endovaskuläre Eingriffe in der Gefäßchirurgie. In: Kremer K, Lierse W, Platzer W et al. (Hrsg) Chirurgische Operationslehre. Georg Thieme Verlag, Stuttgart New York, Ergänzungsband. S 149–164
2. Allenberg JR, Schumacher H (1995) Endovasculäre Rekonstruktion des infrarenalen abdominellen Aortenaneurysmas (AAA). Chirurg 66: 870–877
3. Laheij RJF (1999) Participants Report. EUROSTAR Data Registry Center, Eindhoven, The Netherlands
4. May J, White G, Yu W, Waugh R, Stephen M, Arulchelvam M, Harris J (1998) Concurrent comparison of endoluminal vs open repair abdominal aortic aneurysms: Analysis of 303 patients by life table method. J Vasc Surg 27: 213–221
5. Parodi JC, Palmaz JC, Barone HD (1991) Transfemoral Intraluminal Graft Implantation for AAA. Ann Vasc Surg 5,6: 491–499
6. Sandmann W (1995) Endovaskuläre und offene Gefäßchirurgie – Offene Indikationsstellungen für endovaskuläre Chirurgie. Chirurg 66: 81–85
7. Sandmann W (1997) Endovaskuläre Therapie des infrarenalen Aortenaneurysma. Gefäßchir 2: 1–3
8. Stelter WJ (1997) Endovaskuläre Therapie des infrarenalen Aortenaneurysma. Gefäßchir 2: 165
9. Stelter WJ, Umscheid Th, Ziegler P (1997) Three-year experience with modular stent graft devices for endovascular AAA treatment. J Endovasc Surg 4: 362–369
10. Torsello GB, Klenk E, Kasprzak B, Umscheid T (1998) Rupture of abdominal aortic aneurysm previously treated by endovascular stentgraft. J Vasc Surg 28: 184–187
11. Volodos NL, Shekanin VE, Karpovich IP, Troyan VI, Guriev YA (1986) Selffixing synthetic prothesis for endoprothetics of the vessels. Vestn Khir (Russia) 137: 123–125
12. Volodos NL, Karpovich IP, Troyan VI, Kalashnikova Yu V, Shekanin VE, Ternyuk NE, Neoneta AS, Ustinov NI, Yakovenko LF (1991) Clinical experience of the use of self-fixing synthetic prothesis for remote endoprothetics of the thoracic and abdominal aorta and iliac arteries through the femoral artery and as intraoperative endoprothesis for aorta reconstruction. VASA 33: 93–95
13. White GH, May J, Waugh R, Chaufour X, Yu W (1998) Type III and IV endoleak: Toward a complete definition of blood flow in the sac after endoluminal AAA repair. J Endovasc Surg 5: 305–309

Für die Verfasser:
Dr. Thomas Umscheid
Chirurgische Klinik
Städtische Kliniken Frankfurt-Höchst
Gotenstraße 6–8
65929 Frankfurt

Diskussion

Vorsitz: Horsch, Stelter

Stelter: Vielen Dank, Herr Umscheid. Das war ein ziemlicher Galopp durch diese Methode. Vielleicht noch ein Wort zur Intensivmedizin. Diese Leute sind natürlich nicht intensiv bedürftig, sondern sie kommen zur Überwachung dahin. Vor allen Dingen die Patienten, die wir punktiert haben. Neuerdings kommen sie alle auf Station. Die Liegedauer ist kein objektiver Parameter. Ich lasse die Patienten jetzt am zweiten Tag nach Hause und für die poststationären Studien müssen sie noch einmal kommen. Die Krankenkassen haben uns tatsächlich vorgeworfen, es würde gar nichts ausmachen, die Liegezeiten wären kaum kürzer als bei den herkömmlichen Methoden. Also, das kriegen Sie jetzt gezeigt. Die Patienten gehen am zweiten Tag nach Hause. Gut, aber Sie haben vielleicht Fragen zu den verschiedenen Prothesentypen. Zur Cavafistel muß ich Ihnen sagen, daß der größte Blutverlust den wir hatten, fast eine halbe Konserve, der kleine Schnitt in der Leiste war. Der Patient hatte in jeder Vene einen Blutdruck. Wenn ich mir vorstelle, den hätten wir konventionell operieren müssen. Das hätte er gar nicht überstanden. Da hätten wir zehn Konserven gebraucht bis wir vor Ort gewesen wären. Die Cavafistel hat ein Internist drei Wochen konserviert, nebenbei bemerkt. Bitte, da ist eine Frage.

Winkler: Können Sie einige Worte zur Pathogenese der intravasalen Gerinnung sagen?

Umscheid: Unter diesen Patienten sind sehr viele Risikopatienten. Diese Patienten haben ein geringeres Potential, Koagulationsstörungen auszugleichen. Das läuft über den Mechanismus des Antithrombin III. Bei all diesen Patienten beobachtet man in mehr oder weniger großem Ausmaß eine Aktivierung der intravasalen Gerinnung. Ein relativ gesunder Patient kompensiert das sehr gut über sein natürliches Antithrombin III, das er freisetzt und nachbildet. Bei Risikopatienten ist es so, daß sie nicht in der Lage sind, schnell genug das Antithrombin III nachzubilden. Sie kriegen kleine Komplexe von Gerinnseln, also eine richtige dissiminierte intravasale Gerinnung, die sich dann ab einem bestimmtem Punkt selbst unterhält. Wenn Sie das durchbrechen können, indem Sie vorher eine Substanz geben, eben das Antithrombin III, dann kommen die Patienten gar nicht auf den Level einer so stark aktivierten Gerinnung, daß sie die nicht mehr kompensieren können. Also, der Mechanismus ist eine Aktivierung des Gerinnungssystems, trotz der Gabe von Heparin.

Stelter: Diese Komplikation wurde uns nie geglaubt und wird uns heute noch nicht geglaubt. Der Unterschied ist der, daß wir darüber berichtet haben. Wir wissen von fünf Fällen in unserer Umgebung, wo Patienten mit denselben Symptomen gestorben sind, und niemand hat darüber gesprochen. Ich empfehle Ihnen, messen Sie bei Ihren Patienten die Thrombozyten und das Antithrombin III und zwar unmittelbar nach der Operation, nach sechs Stunden sowie am nächsten Tag. Sie werden sich wundern, was Sie da sehen. Wir haben das inzwischen übrigens bei den herkömmlichen Operationen auch gemacht, probeweise. Und Herr Florek in Dresden hat festgestellt, daß auch bei den herkömmlichen Operationen dasselbe passiert. Offenbar spielt sich auch ein Gerinnungsvorgang an der Prothese ab. Nun ist sie da bei der herkömmlichen Operation während der ganzen Zeit abgeklemmt. Außerdem sind während der ganzen Zeit Fremdkörper in der Blutbahn und zwar mit einem hohen Flow. Das ist nicht wie in der Peripherie, am Oberschenkel. Das ist ein hoher Flow, und da werden natürlich diese Substanzen aktiviert. Ich glaube, daß Sie alle dieses Phänomen unterschätzen. Und wenn Sie diese Prothesen nur lange genug einbauen, werden Sie irgendwann auch einen Patienten verlieren. Swante, Du wirst das auch noch erleben, deswegen rate ich Dir ... das Antithrombin III ist gar nicht so teuer. Bei Risikopatienten. Nur bei ASAIII und IV geben wir das.

Horsch: Wir haben ja vorhin darüber gesprochen. Wir haben das bis jetzt nie festgestellt, wir messen das auch immer. Und da hatten wir bisher noch nie diese Komplikationen. Herr Abel, bei Ihnen doch auch?

Abel: Deutliche Werteabfälle beim Antithrombin III. Und zwar haben wir relativ systematisch präoperativ, intraoperativ und 6–12 Stunden postoperativ gemessen. Eine darauf zurückzuführende direkte primäre Mortalität haben wir in der Tat nicht beobachtet.

Stelter: Letzte Frage.

N.N.: Es wurde als Resultat der bisherigen Erfahrung berichtet, daß man eine differenzierte Indikationsstellung bezüglich des Prothesentyps wählen könnte. Wie sind denn die Kriterien dieser Indikationsstellung?

Umscheid: Ich denke, am wichtigsten ist die Möglichkeit, distal zu oversizen. Das heißt, distal das Aneurysma in den Iliakalgefäßen richtig zu versorgen. Und da ist eben die Möglichkeit jetzt mit verschiedenen Produkten gegeben, distal so weit zu wählen, wie man es braucht und wie man es gerne haben möchte. Das ist sicher ein Punkt, an dem man differenziert arbeiten muß. Das zweite ist, ich muß mir die Zugangsgefäße der Patienten anschauen und danach mein System auswählen. Das heißt, es kommen bei stark gewundenen Gefäßen nicht alle Systeme in Frage. Man muß sich dann überlegen, welche der vorhandenen Prothesen ist a) im Einführungsbesteck dünn genug, daß man reinkommt, und welche ist b) flexibel genug, daß man reinkommt. Durch die Anbindung verschiedener Prothesen kann man als dritten Punkt die Halsmorphologie berücksichtigen. Es werden Patienten mit kurzen Hälsen behandelt werden müssen. Es gibt bestimmte Prothesen, mit denen können Sie sehr wohl durch die Struktur der Prothese über die Nierenarterien gehen, während es andere gibt, mit denen Sie das nicht können. Und mit diesen ist ein kurzer Hals nicht zu behandeln. Sie müssen dann über die Nierenarterien gehen. Das würde ich sagen, sind die wichtigsten Kriterien die man beachten muß.

Niedermeier: Ich wollte Sie fragen, wie Sie das Kostenproblem im Moment gelöst haben.

Umscheid: Das soll mein Chef beantworten.

Niedermeier: Herr Stelter, wie haben Sie temporär das Kostenproblem gelöst?

Stelter: Ich habe von Anfang an mit der Kasse gesprochen. Wie ich das gestern hier gelernt habe. Die Kasse hat das abgelehnt. Daraufhin habe ich die Patienten bezahlen lassen. Sie müssen halt natürlich auch irgendwann mal den Mut haben, Ärger auf sich zu nehmen. Ich habe die Patienten bezahlen lassen; das gab einen Mordsaufstand. Die Kasse kam, hat gezahlt und hat uns ein Budget gegeben. Das Budget war aber dann letztes Jahr im Juli überschritten. Immerhin haben uns die Kassen ein Budget nur für die Prothesen gegeben. Ich finde das ist ein großer Fortschritt. Sie haben damit irgendwie anerkannt, daß man etwas machen muß. Aber es geht nicht mit Budgets, weil dann nachher mehr Patienten kommen als geplant sind. Das geht nicht. Dann haben wir das Budget überschritten und ich habe das auf dieses Jahr genommen. Mein Budget für dieses Jahr ist verbraucht. Die Verwaltung kauft keine Prothese mehr. Also muß ich es machen. Wie mache ich das? Der Patient muß es bezahlen. Der Haken an der Sache ist, daß zwei Patienten mir nichts gezahlt haben. Jetzt hänge ich da drin. Ich kann das natürlich nicht so oft machen. Aber Sie müssen sowas halt auf sich nehmen. Ich werde auch irgendwann, ich hoffe, Sie haben da ein bißchen Mitleid mit mir, wahrscheinlich in der Bildzeitung als der große Böse stehen, der die Zweiklassenmedizin betreibt. Ich werde es machen. Ich nehme das auf mich.

Einwurf: Das nennt sich Öffentlichkeitsarbeit.

Stelter: Sonst kommen Sie nicht weiter. Und ich hoffe, wir kriegen die Kassen klein. Eine Kasse, das kann man laut sagen, die Barmer Ersatzkasse, hat mir zugesagt, sie zahlt die Prothesen. Weil sie diese Diskussion nicht haben will. Damit haben wir schon den Fuß in der Tür. Und ich sage das jedem Patienten, „Was Sie sind in der AOK? Besser wäre es, Sie wären in der Barmer. Dann hätten Sie jetzt kein Problem".

N.N.: In Frankfurt zahlt die Barmer jetzt und in Köln hat sie bis zum Februar gezahlt und seit Februar zahlt sie nicht mehr.

Stelter: So ist das, Chaos. Herr Eckstein, noch eine letzte Frage.

Eckstein: Zwei kurze Fragen und eine Bemerkung. Erstens, Sie sagten, Sie haben bei fünf Patienten, die Sie an der Nierenarterie überstentet haben, doch ein Problem gehabt. Frage: Wieviele sind überstentet worden und was für Probleme waren das? Zweitens, Letalität 3,5 %. Woran sind denn die Patienten gestorben, wenn alles so gut ist? Und drittens die Bemerkung, Herr Stelter, und dahin zielt auch die letzte Frage. Sie sagten, es handelt sich um eine Art Standard. Ich glaube nicht, daß man das so stehen lassen kann. Eine Standardtherapie muß sich beweisen im Vergleich zum jetzt gültigen Standard und das ist immer noch die offene Therapie. Das ist bis jetzt nicht in einer randomisierten Studie erfolgt. Zweitens, ein Standard muß breit anwendbar sein, und nicht nur in den Händen einiger Spezialisten. Und drittens, und das ist entscheidend, ein Standard muß nachgewiesen haben, daß auf Dauer die Aneurysmaruptur verhindert wird. Und auch dieser Nachweis ist bis jetzt leider noch nicht erfolgt. Wir haben nur nachgewiesen, daß es machbar ist, mit zunehmender Sicherheit, gar keine Frage. Aber wir haben Komplikationen und die entscheidende Frage ist, wird die Aneurysmaruptur auf Dauer verhindert?

Umscheid: Ich möchte zunächst mal die beiden Fragen beantworten. Was die Nierenarterie angeht, das waren fünf Patienten, die Probleme hatten. Das sind alles Patienten gewesen mit kurzen Hälsen, bei denen in zwei Fällen primär eine Nierenarterie am Ende der Operation verschlossen war und die auch nicht mehr aufzubekommen war. Das ist, könnte man sagen, ein Indikationsproblem. Zwei andere Fälle sind sekundär zugegangen. Bei konischen Hälsen, wo die Stentgitter soweit aufeinander geraten sind, daß die Nierenarterien oder die Nierenarterie zuthrombosiert ist. Bei keinem der Patienten ist es gelungen, die Nierenarterien wieder zu eröffnen.

Eckstein: Wieviele sind überstentet worden?

Umscheid: Wieviele überstentet? Ein Drittel. Ein Drittel aller Patienten sind überstentet.

Eckstein: Also über hundert Patienten.

Umscheid: 132 sind es genau, die überstentet worden sind.

Eckstein: Dann die Letalität, Herr Umscheid, 3,5 %?

Umscheid: Also, diese Letalität bezieht sich auf die ersten 25 Patienten. Es sind fünf gewesen, die an dieser DIC gestorben sind. Die übrigen Ursachen waren chirurgische Blutungen im Bereich der Zugangsgefäße bei Risikopatienten, die diesen rapiden Blutverlust nicht kompensieren konnten. Und ein Apoplex war dabei, bei einem thorakalen Aneurysma, wo die Prothese hochgerutscht ist oder eine Embolie geschossen worden ist, das ist nicht so ganz klar. Und der letzte Patient ist wahrscheinlich an einer Colonischämie durch Verschluß der Mesenterica inferior gestorben. Er ist auswärts verstorben. Er wollte unbedingt – oder die Angehörigen wollten –, daß er zurückverlegt wird. Es gibt keine Sektionen ...

N.N.: Es gibt eine Sektion von diesem Patienten, aber die ist nicht ...

Stelter: Er ist nach drei Monaten verstorben. Drei Monate postoperativ. Aber wir haben das zur Operationsletalität gerechnet.

Umscheid: Also, jeder Patient, der die Klinik nicht verlassen hat, geht bei uns in die Operationsletalität ein. Wobei das in den USA zum Beispiel ganz anders ist. Da gibt es eine 30-Tage-Mortalität. Und das ist nicht ganz gerecht, ich finde es auch nicht ganz richtig.

Stelter: Dann noch etwas zum Standard. Herr Eckstein, natürlich haben Sie recht. Ich habe Sie provoziert. Also, eine Randomisierung kommt für mich nicht in Frage. Das kann jemand anders machen. In England werden sie das sicher irgendwann machen. Sie haben recht, eine Methode, die Standard ist, muß breit angewendet werden, dafür arbeiten wir. Wir fahren auch im Land umher und machen es überall. Die Krankenkassen wollen das aber nicht. Die Krankenkassen hätten das am liebsten auf Zentren beschränkt und wahrscheinlich werden wir vorübergehend diesen Weg gehen müssen. Wir versuchen, so eine Studie in Gang zu setzen, die in Anführungszeichen die beiden Methoden vergleicht. Eigentlich sind sie nicht vergleichbar, weil die Patientengruppen nicht vergleichbar sind. Die Patientengruppen können Sie heute nicht mehr vergleichen. Das Ziel ist, die Ruptur zu verhindern. Ich kann nur eines sagen, in unserer Gruppe von 350 Patienten ist keiner an einer Ruptur gestorben. Das setzt allerdings voraus, daß Sie die Patienten eng nachuntersuchen. Und Sie mussen erkennen, wenn eine Leckage auftritt. Eine von den Konvertierten war eine Patientin, die, schon während sie in der Klinik war, ziemlich akut Schmerzen entwickelte. Wir haben aber die Leckage rechtzeitig erkannt. Wir hätten auch Pech haben können und sie wäre vielleicht rupturiert. Sie müssen die Leute nachuntersuchen. Die rupturiert sind, sind mir zum Teil bekannt. Es gibt einen Fall, Herr Torsello kennt ihn ja, Sie haben einen Rupturierten operiert der gestentet worden ist. Als man sich die Bilder beschafft hatte, mußte man dem Radiologen, der den Stent eingesetzt hat, allerdings bescheinigen, daß er von Anfang an eine Leckage übersehen hat. So sieht das aus. Sie müssen das auch richtig machen. Wir haben die Rupturen bis jetzt verhindert. Das kann morgen anders sein. Also, Sie werden schon sehen, Herr Eckstein, das wird ein Standard werden. Wenn es die Kassen nicht verhindern.

Eckstein: Ganz kurze Bemerkung dazu. Wir haben neulich eine 95jährige mit einem rupturierten Aneurysma operiert, die ist auch auf zwei Beinen aus der Klinik gegangen.

Stelter: Ja, wir können sie ja nicht auf die Warteliste setzen.

Eckstein: In Eurostar sind immerhin 1 % sekundäre Rupturen bei etwa 1200 Patienten und in Australien haben Sie acht von etwa 250 Patienten gehabt und die Letalität ist dann immerhin 50 %. So sind die Zahlen in den großen Statistiken.

Stelter: Sie haben recht. Ich sage dagegen, diese Patienten, die nach einem Stent rupturieren, sind alle schlecht oder gar nicht nachuntersucht. Das dürfen Sie halt nicht machen. Es ist ein Nachteil der Methode, daß Sie die Patienten nachuntersuchen müssen. Und das ist natürlich viel Arbeit.

Allenberg: Zur Nachuntersuchung. Wir haben die Erfahrung gemacht und das haben andere inzwischen auch, daß diese retrospektiven Analysen der Spätleckagen häufig auch schon beim ersten CT nachvollziehbar sind. Aber das ist retrospektiv betrachtet. Das heißt, es sind fast alles Primärleckagen, die nur später dann auffallen, wenn es im CT deutlicher wird.

Horsch: Deshalb müssen die bei der Entlassung ein CT bekommen.

Allenberg: Ja, aber man muß das CT selber beurteilen, weil der Radiologe vielleicht einfach auch zu gutwillig ist und sagt, das ist in Ordnung. Und wenn man ganz genau hinguckt, sind es doch solche …

Stelter: Ich glaube, wir müssen weiter. Der nächste Vortrag behandelt auch eine neue Technologie. Herr Mumme aus Bochum spricht über die laparoskopische Aortenchirurgie. Herr Mumme, wir sind Ihnen sehr dankbar, daß Sie kurzfristig eingesprungen sind.

Laparoskopische Gefäßchirurgie

A. Mumme, M. Kemen, L. Barbera

Abteilung für Gefäßchirurgie, Chirurgische Klinik der Ruhr-Universität Bochum im St. Josef-Hospital,

Einleitung

Störungen der Darmmotilität, pulmonale Probleme und Wundheilungsstörungen des Bauchdeckenverschlusses sind die häufigsten Komplikationen nach Gefäßrekonstruktionen im aorto-iliakalen Gefäßabschnitt (13). Ausschlaggebend für die Morbidität ist der Zugangsweg zu den Gefäßen und die damit verbundene Traumatisierung von Bauchdecken und Intestinum.

Durch die Einführung videoassistierter Techniken konnte bei viszeralchirurgischen Operationen eine Verringerung des Operationstraumas erzielt werden. Folgerichtig wurden videoassistierte Verfahren auch in der Gefäßchirurgie angewendet.

Initial beschränkte sich der Einsatz videoassistierter Verfahren auf die Gefäßfreilegung. Zur Anastomose erfolgte eine Minilaparotomie, Ausklemmung und Naht wurden mit konventionellen Instrumenten durchgeführt (4–6, 8–10).

Die erste vollständig videoassistierte y-Bypassoperation wurde 1996 von Dion vorgenommen. Er verwendete einen retroperitonealen Zugang, wobei ein Pneumo-Retroperitoneum angelegt wurde. Im selben Jahr führten die Autoren die erstmalige laparoskopische Anlage eines y-Bypasses durch (1). Dabei galt der Vorsatz, daß der eigentliche Gefäßeingriff nach denselben Prinzipien zu erfolgen hatte, wie sie bei den konventionellen Eingriffen gelten. Die Verwendung identischer Materialien und Techniken sollte die bekannt guten Langzeitresultate der konventionellen Operation für die neue Technik reproduzierbar machen.

Patientenselektion und Operationstechnik

In dem Krankengut wurden die laparoskopischen Operationstechniken in einem streng selektionierten Kollektiv eingesetzt. Nur etwa 15 % aller operationsbedürftigen Patienten mit aorto-iliakalen Gefäßverschlüssen kamen für das neue Verfahren in Frage. Patienten mit größeren abdominellen Voroperationen oder mit einer ausgeprägten Adipositas wurden grundsätzlich konventionell operiert. Weiterhin wurden Patienten mit einer im infrarenalen Abschnitt zirkulären Aortenverkalkung ausgeschlossen. Die Beurteilung von Lage und Ausdehnung der Kalkspangen erfolgte mit einer Computertomographie des Abdomens (Abb. 1).

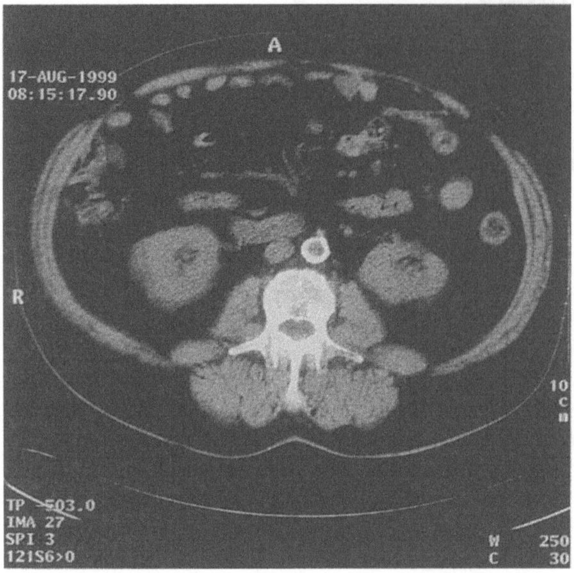

Abb. 1. CT zur Beurteilung der Möglichkeit zum laparoskopischen Vorgehen: Zirkuläre Verkalkung der Aorta, eine laparoskopische Bypassanlage ist hier nicht möglich.

Zur Anlage einer Aortenbifurkationsprothese wurden die Patienten in Rückenlage und mit abduzierten Armen auf einem schwenkbaren Operationstisch gelagert, der eine Kopftieflage von bis zu 30° ermöglicht. Die Eingriffe begannen mit der Anlage des Pneumoperitoneums und dem Einbringen eines 12-mm-Sicherheitstrokars am Unterrand des Bauchnabels. Nach dem Einbringen einer 30°-Optik wurden 5 weitere Zugänge geschaffen, von denen 3 mit 10–12-mm und 2 mit 5-mm-Trokaren besetzt wurden. Zur Dissektion des Retroperitonealraumes wurden die Patienten in eine Trendelenburg-Lagerung mit 30°-Kopftieflage gebracht, wodurch die Verlagerung des Dünndarms in den Oberbauch erleichtert wurde. Der Retroperitonealraum wurde zwischen dem Duodenum und der Vena mesenterica inferior eröffnet. In den meisten Fällen diente hierzu ein Ultraschallmesser (Ultracision®). Die Dissektion des retroperitonealen Fettgewebes erfolgte stets bis zur kreuzenden linken Nierenvene. Distal wurde die Aorta bis ca. 2 cm distal des Mesenterica-Abganges freigelegt. Dabei erfolgte gleichzeitig die Darstellung der Lumbalgefäße, die mit Titanclips okkludiert wurden. Je nach Aortenkaliber wurden 16/8/8 oder 14/7/7 mm durchmessende Hemashield-Prothesen® vorbereitet und über einen der Zugänge in die Bauchhöhle eingebracht. Nach Gabe von 5.000 i.E. Heparin erfolgte die Abklemmung der Aorta direkt infrarenal. Die distale Abklemmung wurde meist kurz unterhalb des Mesenterica-Abganges vorgenommen. Die Mesenterica selbst wurde dann mit einer Bulldog-Klemme versorgt. Entsprechend dem Vorgehen der Autoren bei der konventionellen Operation folgten die Längseröffnung der Aorta und die End/Seit-Anastomose der Prothese mit einer 3x0-Prolene-Naht®, deren Fadenlänge zuvor auf 30 cm gekürzt worden war (Abb. 2). Nach Freigabe des Blutstromes wurden die Prothesenschenkel ggf. unter videoskopischer Führung zu den inzwischen konventionell freigelegten Leisten durchgezogen. Dort folgte die Anastomose entsprechend der Verschlußsituation profundal oder femoral.

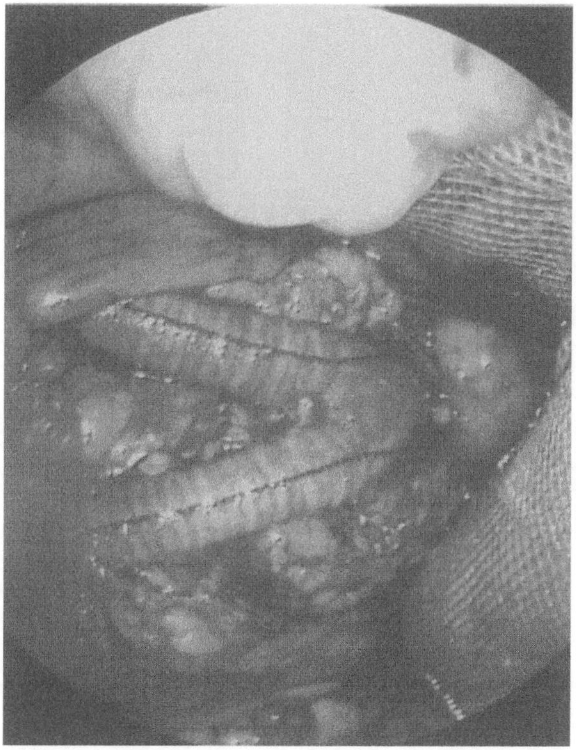

Abb. 2. Laparoskopische Anlage eines aorto-bifemoralen Bypass: Operationssitus nach Fertigstellung der Anastomosen. Das proximal vom Bypass aufgespannte Netz dient zur Retraktion des Dünndarms.

Bisherige Erfahrungen

Zwischen Oktober 1995 und August 1999 wurden 39 Eingriffe videoassistiert vorgenommen. Bei 22 Patienten wurde eine Aortenbifurkationsprothese implantiert, 14 Patienten erhielten einen unilateralen Bypass, der fünfmal aortal und neunmal iliakal angeschlossen wurde. Zwei Patienten erhielten eine TEA der Aorta. Bei einem Patient wurde ein Cross-over-Obturator-Bypass wegen eines Leisteninfektes angelegt.

Bei 6 Patienten (15 %) war eine Konversion zur konventionellen Operation notwendig. Davon begründete in 2 Fällen eine laparoskopisch nicht stillbare Blutung den Umstieg. Weitere Ursachen waren ein Klemmschaden, ein Nahtfehler an der Anastomose, eine ausgeprägte Verfettung im Retroperitoneum und eine zu starke Verkalkung der Aorta.

Ernsthafte Komplikationen wurden in 5 Fällen beobachtet. Ein Patient erlitt eine Verletzung der Aortenwand beim Setzen der proximalen Aortenklemme. Ein weiterer Patient erlitt eine Verletzung der Vena iliaca beim Prothesendurchzug zur Leiste. Beide Komplikationen konnten durch den Umstieg behoben werden. Ein multimorbider Patient mußte wegen respiratorischer Insuffizienz passager nachbeatmet werden. Der weitere Verlauf war dann unkompliziert. Bei einem Patienten entwickelte sich ein Rektusscheidenhämatom im Bereich des Trocar-Zuganges, das ausgeräumt werden mußte. Ein Patient erlitt einen passageren Schaden am Plexus brachialis. Kein Patient verstarb.

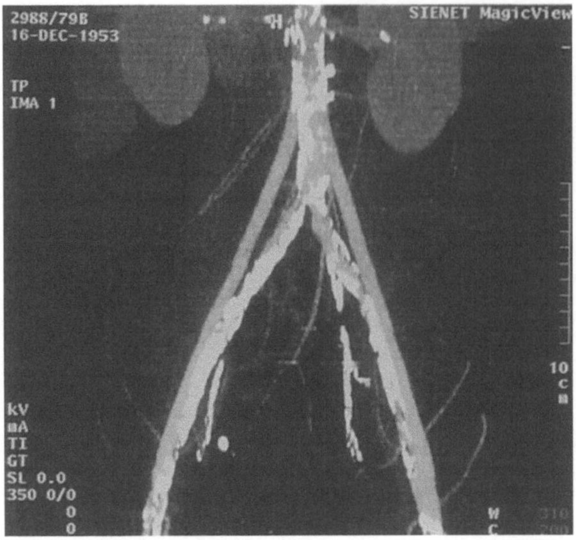

Abb. 3. Postoperatives Angio-CT nach laparoskopischem Anschluß einer Bifurkationsprothese: Regelrechter Verlauf des direkt unterhalb der kreuzenden Nierenvene anastomosierten Bypasses.

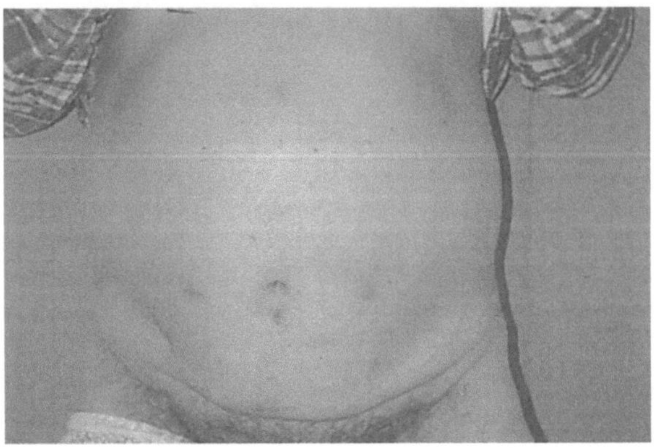

Abb. 4. Operationsnarben 3 Monate nach laparoskopischer Anlage eines aortobifemoralen Bypass: Die Narbe im Unterbauch rechts resultierte aus einer vorhergehenden Appendektomie.

Die postoperativen Kontrolluntersuchungen (Angiographie ober CT-Angiographie) zeigten in allen Fällen einen regelrechten Bypassverlauf ohne Anzeichen für technische Fehler (Abb. 3). Sämtliche Rekonstruktionen sind bislang frei durchgängig. Mit Ausnahme des nachbeatmeten Patienten konnte bei allen Operierten am ersten postoperativen Tag mit der Mobilisation und dem Kostaufbau begonnen werden. Die postoperative Rekonvaleszenz verlief schneller als nach konventioneller Operation. Das kosmetische Ergebnis war durchweg zufriedenstellend (Abb. 4).

Diskussion

Seit der rasanten Entwicklung laparoskopischer Operationstechniken zu Beginn der 90er Jahre wurde eine Vielzahl viszeralchirurgischer Operationsverfahren mit Hilfe der neuen Techniken durchgeführt (7, 11, 14, 15). Der auffälligste Vorteil des laparoskopischen Vorgehens ist die im Vergleich zu den offenen Operationsverfahren geringe Traumatisierung der Bauchdecken. Dementsprechend erhöhen laparoskopische Techniken den Komfort des Patienten durch geringere postoperative Schmerzen und eine schnellere Erholung vom Eingriff.

Für die Nutzung laparoskopischer Techniken zur rekonstruktiven Behandlung aortoiliakaler Gefäßverschlüsse stand spezielles Instrumentarium lange Zeit nicht zur Verfügung. Ansätze zur minimalinvasiven Gefäßchirurgie der Bauch- und Beckenetage basierten daher auf videoassistierten, gaslosen Techniken, bei denen über kurzstreckige Inzisionen konventionelle Gefäßklemmen, Nadelhalter und Pinzetten eingesetzt werden konnten. Dion et al. (6) berichteten 1993 erstmalig über eine videoassistierte Dissektion des Retroperitoneums und die Implantation einer Aortenbifurkationsprothese via Minilaparotomie. Berens und Herde (4) führten in ähnlicher Technik bei einem Patienten mit Stenose der Aortenbifurkation eine Thrombendarteriektomie durch. Kolvenbach et al. (10) berichteten über ein größeres Kollektiv mit videoassistierter Minilaparotomie zur Behandlung aortoiliakaler Verschlußprozesse.

Tierexperimentelle Vorarbeiten von Said (12) ermöglichten die Entwicklung eines laparoskopischen Instrumentariums für gefäßchirurgische Operationen, das inzwischen kommerziell erhältlich ist (Fa. Aesculap, Tuttlingen). Damit eröffnete sich für Gefäßchirurgen die Möglichkeit, auf laparoskopische Operationstechniken zurückgreifen zu können.

Die von den Autoren gewählte transperitoneale Vorgehensweise beinhaltet die teilweise schwierige Retraktion des Dünndarmes. Hierzu entwickelte Barbera (3) ein intraabdominell aufspannbares Netz, das die Exposition der Aorta spürbar erleichtert. Dennoch stellt die Darmretraktion noch immer das größte Problem der laparoskopischen Bypass-Anlage dar.

Alternativ zur transabdominellen Vorgehensweise bevorzugen verschiedene Autoren (5, 12) die retroperitoneale Exposition der Aorta, bei der das Intestinum mit dem Peritonealsack zur rechten Seite abgedrängt wird. Dabei kann allerdings die Aufrechterhaltung des Pneumo-Retroperitoneums schwierig sein. Verletzungen des Peritoneums können zu einer Leckage mit konkurrierendem Druckaufbau im Bauchraum führen. Die daraus resultierende Verkleinerung des Retroperitonealraumes vermindert dann die Übersichtlichkeit (9). Weitere Probleme ergeben sich aus dem schwierigen Durchzug des rechten Prothesenschenkels zur Leiste und der fehlenden Beurteilbarkeit hinsichtlich einer intestinalen Ischämie.

Im Gegensatz zu Said (12), der basierend auf theoretischen Überlegungen und Experimenten an menschlichen Leichen den transperitonealen Zugangsweg ablehnt, sind die Autoren der Meinung, daß die gegenwärtig noch bestehenden Probleme mit der Darmretraktion zu überwinden sind. Die von Said angeführten Bedenken hinsichtlich einer zu hohen kardiopulmonalen Belastung entsprechen ebenfalls nicht den klinischen Erfahrungen der Autoren. Wegen des vergleichsweise größeren Arbeitsraumes und der Vorteile beim Durchzug der Prothesenschenkel bevorzugen die Verfasser weiterhin den transperitonealen Zugangsweg.

Perspektiven

Die laparoskopische Gefäßchirurgie steckt noch in den Kinderschuhen. In vielen Bereichen sind Verbesserungen möglich, vor allem bei der Darmretraktion und der Gefäßnaht. Mit zunehmender Erfahrung und der Weiterentwicklung des Instrumentariums dürfte die mit 5–7 h zeitaufwendige Operation schneller zu bewältigen sein. Die Einführung des in Entwicklung befindlichen Klammernahtapparates könnte hier eine spürbare Verbesserung bringen.

Ein weiteres Anwendungsfeld könnte sich in Kombination mit den endovaskulären Verfahren ergeben. Mit Hilfe laparoskopischer Techniken können Leckagen beseitigt und von Migration bedrohte Prothesenstents extern fixiert werden.

Literatur

1. Barbera L, Mumme A, Senkal M, Zumtobel V, Kemen M (1998) Operative results and outcome of twenty-four totally laparoscopic vascular procedures for aortoiliac occlusive disease. J Vasc Surg 28: 136–142
2. Barbera L, Kemen M, Mumme A (1999) Vollständige aortoiliacale Rekonstruktion unter Zuhilfenahme des Pneumoperitoneums. In: Kolvenbach R (Hrsg) Minimal invasive Techniken in der Gefäß- und Herzchirurgie. Steinkopff Verlag, Darmstadt, 67–78
3. Barbera L, Geier B, Kemen M, Mumme A (1999) Laparoscopic aortofemoral grafting for aortoiliac occlusive disease. EndoCardioVascular Multimedia Magazine 3: 41–44
4. Berens E, Herde J (1995) Laparoscopic vascular surgery: Four case reports. J Vasc Surg 22: 73–79
5. Dion YM, Garcia CR, Demalsy JC (1996) Laparoscopic aortic surgery. J Vasc Surg 23: 539
6. Dion YM, Karkhouda N, Rouleau C, Audoin A (1993) Laparoscopy-assisted aortobifemoral bypass. Surg Laparoscop Endoscop 3: 425
7. Götz F, Pier A, Bacher C (1991) Die laparoskopische Appendektomie. Chirurg 62: 253
8. Kolvenbach R (1997) Early outcome after conventional versus laparoscopy-assisted aorto-iliac surgery: A retrospective clinical study. J Endovasc Surg 4 (Suppl I): I-1–I-19 (Abstract)
9. Kolvenbach R, Deling O (1999) Minimalinvasive Techniken zur Rekonstruktion aortoiliakaler Gefäße. In: Kolvenbach R (Hrsg) Minimalinvasive Techniken in der Gefäß- und Herzchirurgie. Steinkopff Verlag, Darmstadt, S 44–82
10. Kolvenbach R, Deling O, Wellmann K (1997) Laparoskopisch assistierte aortoiliacale Rekonstruktionen. Langenbecks Arch Chir 382: 119–122
11. Said S, Zieren J, Pichlmaier H (1993) Die laparoskopische Hernienchirurgie. Zentralbl Chir 118: 759
12. Said S, Mall J, Peter F, Müller J M (1999) Laparoscopic aortofemoral bypass grafting: human cadaveric and initial clinical experiences. J Vasc Surg 29: 639–648
13. Schweiger H, Storz W (1993) Bypass oder Thrombendarteriektomie? – Rekonstruktive Verfahren der arteriellen Verschlußkrankheit in der Beckenetage. Chirurg 64: 259
14. Troidl H, Spangenberger W, Dietrich A, Neugebauer E (1991) Laparoskopische Cholezystektomie. Chirurg 62: 257
15. Zornig C, Emmermann A, Peiper M, Brölsch CE (1993) Laparoskopische Splenektomie. Chirurg 64: 314

Für die Verfasser:
Priv.-Doz. Dr. med. Achim Mumme
Chirurgische Klinik der Ruhr-Universität Bochum
im St. Josef-Hospital, Abteilung für Gefäßchirurgie
Gudrunstraße 56
44791 Bochum

Diskussion

Vorsitz: Horsch, Stelter

Stelter: Vielen Dank, Herr Mumme. Das ist eigentlich wirklich einen Beifall wert, was er so schnell dahingezaubert hat. Sehr interessante Technik. Die Frage ist, ist das eine Konkurrenz zum endovaskulären Operieren? Ich denke, das weiß man nicht, eine Ergänzung ist es sicher. Wir haben übrigens festgestellt, daß Ihr Chef mal mein Oberarzt war, und ich habe von ihm die Darmchirurgie gelernt. Also, es ist ganz gut, Jens, wenn zwischendurch mal die Gefäßchirurgie unter dem Dach der Chirurgie guckt, was die so machen. Dann kommen solche Außenseiter und bringen vielleicht was Neues. Und man ist dann ganz erstaunt, was dabei rauskommt.

Allenberg: Man kann auch bei den Neurochirurgen gucken, da gibt es auch interessante Sachen. Die grundsätzliche Frage ist, ob das endovaskuläre Operieren am Ende der zukünftigen Entwicklung steht oder diese etwas erzwungenen Methoden. Weil Sie ja etwas nachmachen, was wir schon immer gemacht haben mit anderer Methodik, weil das dem Patienten, sagen wir mal, die postoperative Phase erleichtert. Dafür nehmen Sie aber auch einiges in Kauf. Und ich denke immer, der Teufel ist im Detail. Die Schwierigkeiten, die man in der konventionellen Gefäßchirurgie hat, sind Schwierigkeiten, die man mit der Hand am besten lösen kann. Wie die Prothese liegt, ist das geknickt oder nicht geknickt. Da kann ich mir vorstellen, daß man bei Ihrer Technik doch häufiger mal Kompromisse machen muß. Wie hoch ist denn die Verschlußrate, so in zwei Jahren, beim BIF-Bypass?

Mumme: Wir haben bislang keinen einzigen Verschluß. Unsere Patienten werden natürlich regelmäßig nachkontrolliert und vor allen Dingen auch postoperativ nachangiographiert, das heißt also, unsere Angiographien sind schon vorzeigbar. Die sind eigentlich, wenn man mal von der Clips absieht, kaum von dem zu unterscheiden, was wir beim offenen Operieren produzieren. Ich denke, daß wir schon einen Riesenvorteil gegenüber den endovaskulären Techniken haben, weil wir ja nichts Neues machen. Wir machen nur einen neuen Zugang. Und die Langzeitergebnisse des Y-Bypass sind ja unbestritten sehr gut. Herr Brewster hat das vor einem Jahr noch in „Endovascular Surgery“ beschrieben, ähnlich wie Herr Hupp, der das auch gestern vertreten hat. Er hat ganz klar gesagt, und das ist auch unsere Meinung, daß bei der diffusen Arteriosklerose in der Beckenetage der Y-Bypass nach wie vor der Goldstandard ist und das sollten wir Gefäßchirurgen auch nicht vergessen. Und gerade jetzt, wenn es um AVK geht, da ist in den ganzen Jahren viel versprochen und nichts gehalten worden. Wir warten doch schon seit vielen Jahren auf den Bypass, den man einfach durch einen Verschlußprozeß zieht und einmal aufdehnt. Wird der denn je kommen? Also, es ist so, daß dies das Operationstrauma minimiert, und ich glaube, wir Gefäßchirurgen müssen einfach anerkennen, daß in der Viszeralchirurgie und in anderen Bereichen dieses laparoskopische Operieren doch ein sehr effektives Hilfsmittel geworden ist. Und ich finde, daß wir für die Gefäßchirurgie dieses Hilfsmittel, dieses Werkzeug, auch benutzen sollten.

Stelter: Es wird auch weiter entwickelt, es wird sich auch ändern. Das ist übrigens derselbe Fehler, den die Stentgrafts an sich haben. Wir haben auch in dem Design der Bifurkationsprothesen letztendlich die alten Prothesen nachgemacht. Das kurze, gemeinsame Stück usw. Und das ist wahrscheinlich ein Fehler. Sie müssen mit der Zeit natürlich umdenken. Das werden Sie auch tun. Sie werden doch den Mut haben. Sie werden möglicherweise eine ganz andere Technik, also der Anastomosen usw., machen und dann erst die Methode optimieren. Das ist ein typischer Anfang. Dasselbe Prinzip wie offen und dann wird das ein bißchen erzwungen. Das wird sich ändern. Aber man muß das beachten. Und ich könnte mir denken, daß es, wenn das weiter entwickelt wird, eine sehr interessante Ergänzung oder in manchen Fällen auch eine Alternative ist zum endovaskulären Operieren. Und wir müssen darauf achten, wir müssen dabei bleiben. Sie müssen das weiter machen. Noch Fragen? Keine weiteren Fragen. Herr Mumme, noch mal vielen Dank. Einen schönen Gruß an Ihren Chef.

Horsch: So, wir wechseln das Thema und gehen zur Carotis über. Ich darf jetzt Herrn Gießler aus der Arbeitsgruppe von Mathias in Dortmund bitten, über die endovaskuläre Therapie der Carotisstenose zu reden.

Die endovaskuläre Therapie der Carotisstenose

H. M. Gißler, K. Mathias

Radiologische Klinik, Städtische Kliniken Dortmund

Die endovaskuläre Therapie der Carotisstenose ist im Vergleich zur Carotischirurgie ein relativ junges Verfahren. Die erste Ballondilatation der A. carotis beim Menschen datiert von 1979, die erste Stentimplantation in die A. carotis wurde 1989 durchgeführt (4). Stents waren in der Lage, das Primärergebnis der endovaskulären Behandlung zu verbessern und die Komplikationsrate zu senken (1, 4, 5, 6, 8).

Die ersten Studien zum Nutzen der Carotischirurgie (ECST, NASCET) zeigten, daß symptomatische Patienten mit einer Stenose der ACI von 70 % und darüber von dem Eingriff profitieren. Bei einem Stenosegrad von über 80 % profitieren auch asymptomatische Patienten von der Stenosebeseitigung (3). Die American Heart Association stellte die Forderung auf, daß operative Morbidität und Letalität bei asymptomatischen Patienten 3 %, bei symptomatischen Patienten 5 %, nach Hirninfarkt 7 % und bei Rezidivstenosen 10 % nicht übersteigen sollten.

In einem eigenen Kollektiv wurden bei 633 Patienten 799 ACI-Stenosen behandelt, 70 % davon symptomatisch. Bei 99 % der Patienten konnten die Stenosen beseitigt werden, wobei der mittlere Stenosegrad von 82 % auf 12 % vermindert wurde. Der Stenosegrad wurde nach den NASCET-Kriterien bestimmt, da die ECST-Methode den Stenosegrad überschätzt. Es traten bei 5 % vorübergehende und bei 2,7 % permanente neurologische Defizite auf. Ein Patient verstarb am Herzinfarkt, ein weiterer an einem tödlich verlaufenden Hirninfarkt. Einmal trat eine cerebrale Blutung auf. Die 5-Jahres-Offenheitsrate lag bei 91,6 %.

Einzelne Arbeitsgruppen berichten Mortalitätsraten von unter 1 %; die Mortalität ist vor allem auf Herzinfarkte und Schlaganfälle zurückzuführen (4, 8, 9). Bei ungünstigerer Patientenauswahl werden endovaskulär heute Ergebnisse erzielt, die sich weitgehend mit denen der Operation decken. Ein direkter Vergleich beider Methoden wird durch den Umstand erschwert, daß zahlreiche Patienten, die endovaskulär therapiert werden, inoperabel sind, ein erhebliches OP-Risiko aufweisen oder unter die Ausschlußkriterien von ECST und NASCET fallen (2, 7).

Bei Patienten mit langstreckigen filiformen Stenosen, mit im Blutstrom flottierenden Thromben und fortgeschrittenen zirkulären Plaqueverkalkungen ist die Operation zu favorisieren. Eine endovaskuläre Behandlung vorzuziehen ist bei Patienten mit erhöhtem OP-Risiko, postoperativer Rezidivstenose, radiogener Nekrose („hostile neck"), Takayasu Arteriitis, fibromuskulärer Dysplasie, bilateraler Carotisstenose, kontralateralem Carotisverschluß, schlechtem Cross-flow und erschöpfter Reservekapazität, Multiple-vessel-disease und Tandemstenose. Im klinischen Stadium II mit TIA und über 70%iger Stenose ist für uns die Indikation zur Stent-PTA gegeben. Im Stadium I ist eine 80%ige Stenose zu fordern, ein Verschluß der kontralateralen ACI oder eine größere OP. Im Stadium IV wird 6 Wochen nach dem Hirninfarkt bei kleinem Infarktareal zur Vermeidung von Reinfarkten bei über 70%iger Stenose behandelt.

Behandlungsziel ist in erster Linie die Verhütung thromboembolischer Ereignisse durch die Sicherung atherosklerotischen Plaquematerials der Carotisbifurkation und in zweiter

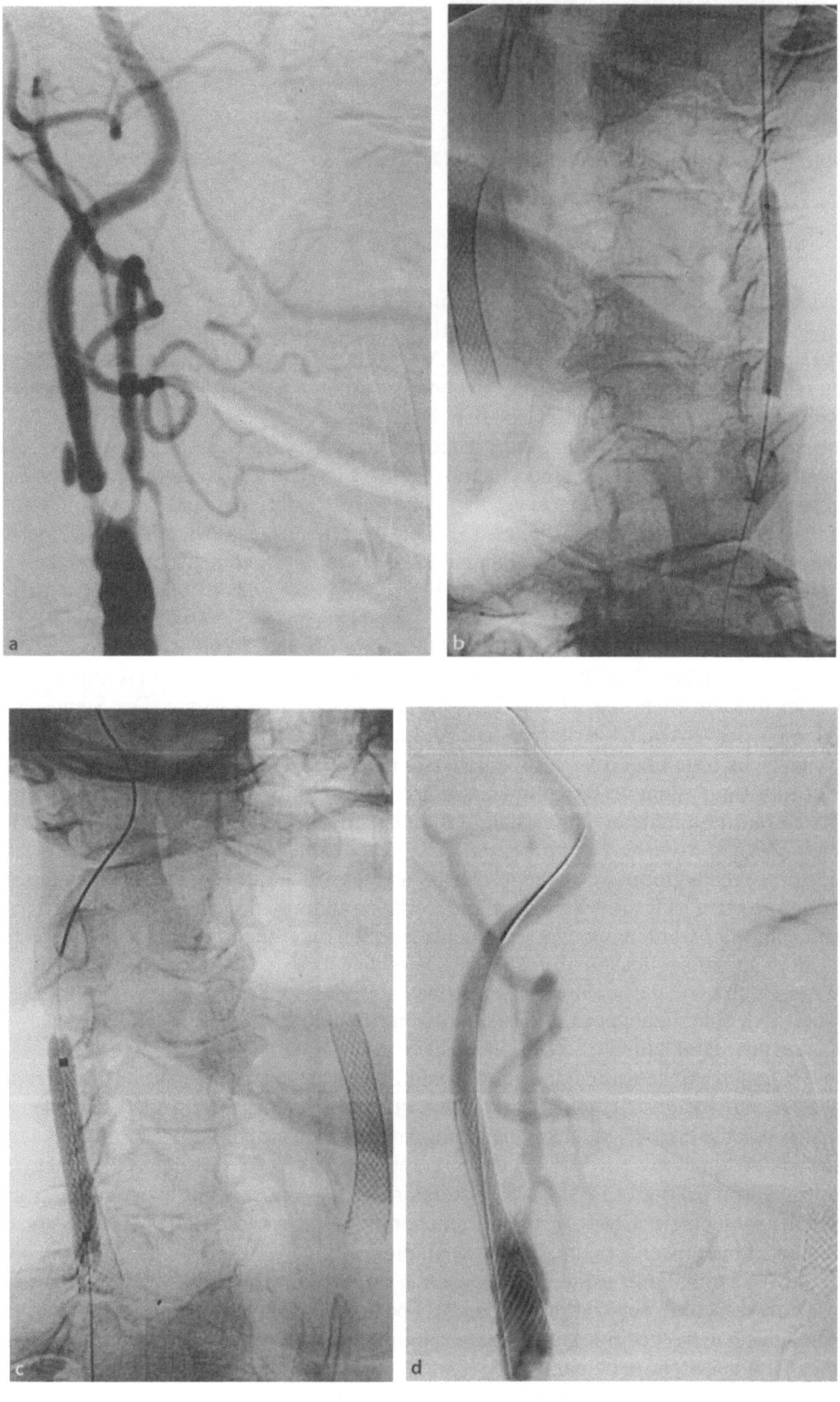
a
b
c
d

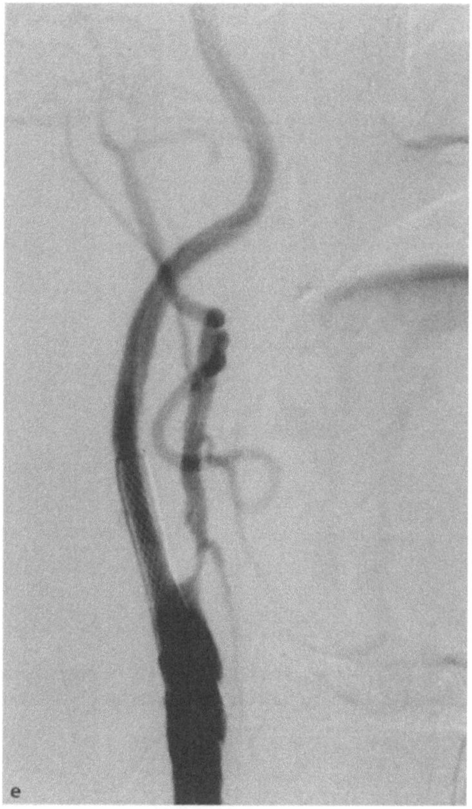

Abb. 1. 70jähriger Mann mit generalisierter AVK, Herzinfarkt und hochgradigen Carotisstenosen beidseits, links bereits durch Stentangioplastie behandelt. Ablauf der Stent-PTA; **a:** 78%ige kurzstreckige ACI-Stenose rechts mit ulzerierter Plaquebildung und zusätzlicher ACE-Stenose; **b:** Vordilatation auf 4 mm; **c:** Nachdilatation auf 6 mm im 10 × 30 mm Wallstent; **d:** Kontrolle bei liegendem Draht über Tuohy-Borst-Adapter; **e:** Abschlußkontrolle

Linie die Verbesserung der hämodynamischen Situation der zerebrovaskulären Zirkulation durch die Behandlung der Stenose.

Behandlungen der A. carotis sind vom Abgang aus dem Aortenbogen bis zum Siphon möglich. Kritische Tandemstenosen können in der gleichen Sitzung behandelt werden. Die Mehrzahl der Stenosen liegt im Bereich der Carotisbifurkation. Bei ACI-Stenosen >1 cm distal der Bifurkation wird der Stent nur in der ACI eingebracht. Bei einer Erkrankung der Bifurkation wird der Stent in ACI und ACC plaziert.

Die Stentangioplastie erfolgt in Lokalanästhesie. Der Behandlung geht eine 4-Gefäßangiographie mit Evaluierung des Stenosegrades nach NASCET voraus. Hierbei läßt sich u.a. der Cross-flow darstellen und die Ischämietoleranz abschätzen. Bei der Monokathetertechnik wird die ACC sondiert, die Stenose mittels Road-Map-Technik mit einem steuerbaren 0.020″-Führungsdraht mit weicher Spitze passiert. Anschließend erfolgt nach Katheterwechsel eine Vordehnung der Stenose auf 4 mm mit einem Koronarballonkatheter. Daraufhin wird der Stent implantiert, der bei Plazierung in ACI und ACC meist 10 × 30 mm mißt. Nun wird nach erneutem Katheterwechsel eine Nachdehnung auf 5 oder 6 mm vorgenommen. Bei liegendem Führungsdraht erfolgt über ein Tuohy-Borst-Adapter die erste Kontrollangiographie. Nach neurologischer Untersuchung auf dem Angiographietisch wird abschließend angiographiert.

Der Eingriff wird begleitet durch kontinuierliche Überwachung mit EKG und Blutdruckmessung. Die optimale Einstellung der partiellen Thromboplastinzeit während des

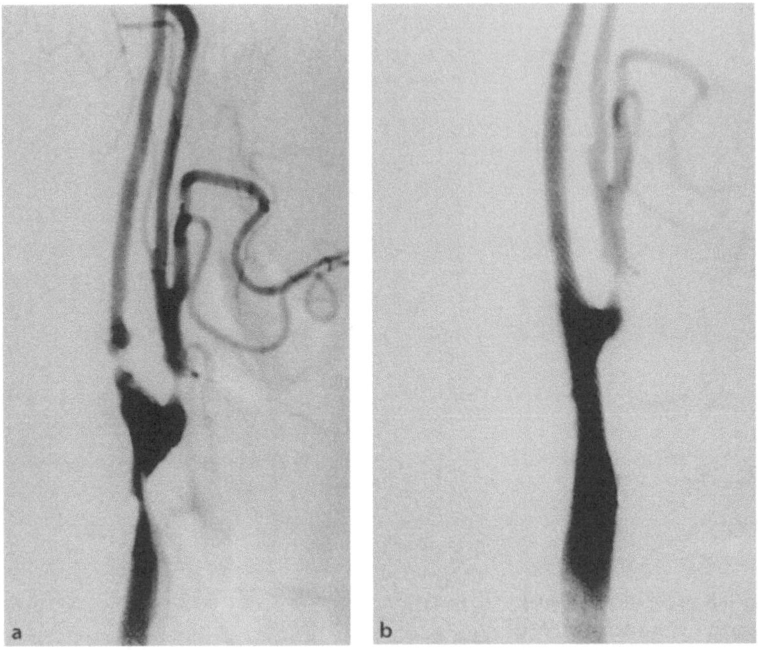

Abb. 2. 59jähriger Mann mit TEA vor 5 Jahren, jetzt PRIND; **a:** Filiforme ACI-Stenose, 80%ige ACC-Stenose sowie ACE-Abgangstenose; **b:** Stentangioplastie von ACI und ACC; Belassung der ACE-Stenose

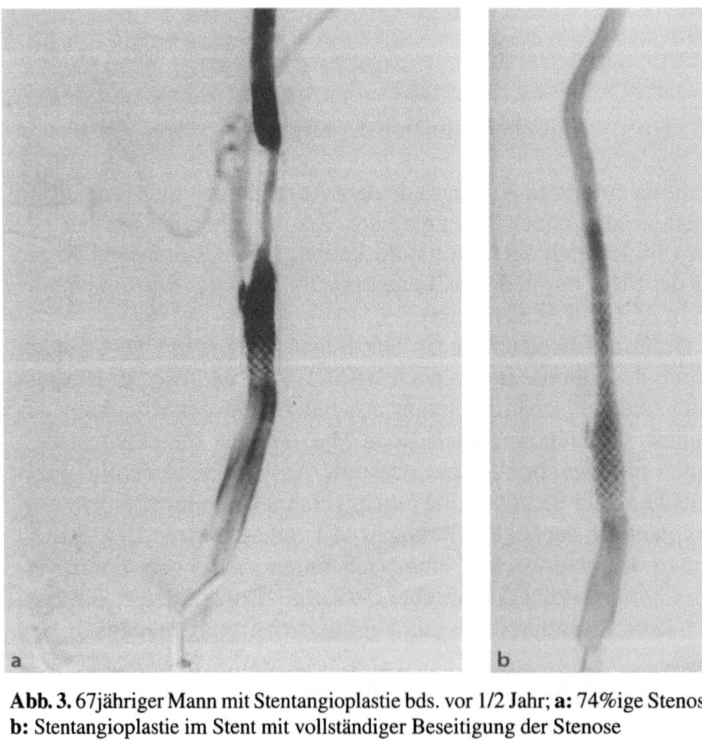

Abb. 3. 67jähriger Mann mit Stentangioplastie bds. vor 1/2 Jahr; **a:** 74%ige Stenose im Stent der linken A. carotis; **b:** Stentangioplastie im Stent mit vollständiger Beseitigung der Stenose

Eingriffs mit Heparin wird durch die Bestimmung der „activated clotting time" (ACT) gewährleistet. Die Patienten erhalten 2 Tage vor dem Eingriff und dann fortlaufend 300 mg Acetylsalicylsäure (ASS) und 75 mg Clopidogrel. Clopidogrel wird 6 Wochen nach dem Eingriff abgesetzt, ASS verbleibt als Dauermedikation. Nach dem Eingriff erfolgt die Heparinisierung mit einem PTT-Zielwert von 60–70 s. Zur Prophylaxe einer vagalen Bradykardie werden 0,5–1,0 mg Atropin i.v. verabreicht. Eine Anhebung des Blutdrucks mit Dopamin für 1–2 Tage ist nur sehr selten erforderlich. Vor dem Eingriff und einen Tag darauf erfolgt eine zerebrale MRT (u.a. mit diffusionsgewichteter Sequenz). Als Kontrolluntersuchung wird nach 6 Monaten eine zerebrale Angiographie durchgeführt, zusätzlich erfolgt fortlaufend in 6monatigem Abstand eine farbkodierte Duplexsonographie der Carotiden.

Der von uns verwendete selbstexpandierbare Wallstent erlaubt eine Plazierung ohne Unterbrechung des Blutflusses. Eng gemascht, mit hoher Radialkraft und flexibel ermöglicht er eine gute Adaptation an die unterschiedlichen Durchmesser von ACI und ACC. Die durch den Stent induzierte Intimahyperplasie dürfte als Neointima funktionieren und damit einen wünschenswerten Effekt nach Stentimplantation darstellen. Permanenter Blutfluß in Systole und Diastole sowie die Autoregulation der zerebralen Zirkulation mit konstantem Blutfluß in der A. carotis bei einer weiten Spanne des Blutdrucks machen die A. carotis zu einem Gefäß, das besonders zur Stentangioplastie geeignet ist.

Literatur

1. Diethrich EB, Ndiaye M, Reid DB (1996) Stenting in the carotid artery: Initial experience in 110 patients. J Endovasc Surg 3: 42–62
2. European Carotid Surgery Trialists Collaborative Group (1991) MRC European Carotid Surgery Trial: Interim results for symptomatic patients with severe (70–99 %) or mild (0–29 %) carotid stenosis. Lancet 337: 1235–1243
3. European Carotid Surgery Trialists Collaborative Group (1991) Randomised trial of endoarterectomy for recently symptomatic carotid stenosis: final results of the MRC European Carotis Surgery Trial (ECST). Lancet 351: 1379–1387
4. Mathias K (1981) Perkutane Katheterdilatation von Karotisstenosen. Angio 3: 47–50
5. Mathias K, Jäger H, Gissler HM (1998) Carotid angioplasty and stent placement: A 20-year experience. In: Henry M, Amor M, Theron J, Roubin GS (eds) Carotid angioplasty and stenting. ISCAT, Essey-les-Nancy. pp 243–251
6. Mathias K, Jäger H, Sahl H, Hennigs S, Gißler HM (1999) Die interventionelle Behandlung der arteriosklerotischen Karotisstenose. Radiologe 39: 125–134
7. North American Symptomatic Carotid Endarterectomy Trial Collaborators (1991) Beneficial effect of carotid endarterectomy in symptomatic patients with highgrade carotid stenosis. N Engl J Med 325: 445–453
8. Roubin GS, Yadav J, Iyer S, King P, Vitek J (1996) Concern about safety of carotid angioplasty. Stroke 27: 1130–1131
9. Theron JG, Payelle GG, Coskun O, Huet HF, Guimaraens L (1996) Carotid artery stenosis: Treatment with protected balloon angioplasty and stent placement. Radiology 201: 627–636

Für die Verfasser:
Dr. med. H. M. Gißler
Radiologische Klinik
Städtische Kliniken Dortmund
Beurhausstraße 40
44137 Dortmund

Diskussion

Vorsitz: Horsch, Stelter

Horsch: Herr Gißler, vielen Dank für Ihre klare Darstellung. Es ist wichtig, daß dies ein Verfahren ist, welches nicht an jeden Kiosk gehört. Ich denke, hier wird noch viel diskutiert. Wer hat sich hierzu zu melden? Jens.

Allenberg: Sie wissen ja, daß diese Studie jetzt auf den Weg gebracht werden soll. Ich habe ein Problem mit einer Äußerung von Ihnen. Sie sagten, eine Studie muß man natürlich machen, aber man muß auch die Rekrutierungsphase kurz halten, sonst läppert sich das so hin, dann kommt eine technische Neuentwicklung und dann zum Schluß kommt dabei nichts heraus. Im Prinzip haben Sie vollkommen recht, das ist auch immer so gewesen. Ich habe aber eine prinzipielle Frage. Wenn wir eine Studie machen, wollen wir natürlich auch sichergehen, daß diese Studie die Fragestellung „kathetertechnische Verfahren an der Stenose in der Carotis interna" grundsätzlich bearbeitet. Darf man das oder darf man das nicht? Es hat ja keinen Sinn, eine Studie für ein paar Millionen Mark zu machen, und nach drei Jahren sagt ein Herr Mathias, es ist mir völlig egal, was die da gemacht haben, ich habe hier einen ganz neuen Ballon, der ist so wahnsinnig gleitfähig und hydrophil und was weiß ich und so, mit dem passiert das alles nicht, was die da in der Studie herausgefunden haben. Also fange ich jetzt von neuem an mit einem neuen Ballon. Da sehe ich natürlich ein großes Risiko. Wir brauchen überhaupt keine Studie zu machen, wir warten einfach ab und wurschteln vor uns hin. Was halten Sie davon?

Gißler: Also, hinwursteln ist natürlich sehr bequem und den Kopf in den Sand stecken auch. Aber Sie haben natürlich vollkommen recht. Ich meine, das schreit eigentlich nach einer wissenschaftlichen Studie, nach einem Vergleich der Verfahren Carotischirurgie versus endovaskuläre Behandlung. Die Carotischirurgie hat einfach dreißig Jahre Vorsprung.

Allenberg: ... über vierzig ...

Gißler: Das ist ein Vorsprung.

Allenberg: Wenn das so schreit, warum hören Sie das in Dortmund nicht?

Gißler: Ich denke, wir hören es. Aber es ist ja nicht so, daß Dortmund hier das Carotiszentrum von Europa ist. Und man arbeitet daran. Ich meine, es gibt verschiedene Arbeitsgruppen, wie z.B. um Herrn Theron in Paris, und das habe ich versucht aufzuzeigen. Es gibt einen grundsätzlichen Dissens der Verfahren Protektion – keine Protektion. Und der derzeitige Stand der Diskussion ist, daß der Zug Richtung Protektion geht, und es geht jetzt wirklich um die definitive Festlegung des Verfahrens, z.B. des Materials, und dann wird das auch gemacht. Wir sehen das im Grunde genauso wie Sie es angesprochen haben. Das muß jetzt auf den Weg gebracht werden. Und, eine Anmerkung möchte ich noch machen, man muß bei der Studie auf jeden Fall gewährleisten können, daß man bestimmte Patienten nicht Stent pätiiert. Wie zum Beispiel die ausgeprägten, massiven Verkalkungen, die angesprochen wurden. Das sollte man den Patienten auf keinen Fall zumuten.

Allenberg: Man hört aber auch oft: Jede Stenose ist stentbar in der Carotischirurgie.

Gißler: Das sagte auch Herr Theron schon 1996.

Allenberg: Das hat Herr Mathias auch schon gesagt. Herrn Theron hatten wir vor fünf oder sechs Jahren zu diesem Thema nach Heidelberg eingeladen. Dort hat er berichtet, wie gut das alles ist. Er hatte noch keinen distalen Ballon, keinen Auffangmechanismus, keine Spülgeschichte, und es war alles ganz hervorragend und Komplikationen gab es keine. Zwei Jahre später haben wir ihn wieder eingeladen, da hatte er inzwischen die Protektion eingeführt. Es gab also doch einen Bedarf für eine andere Konstruktion. Er hat die Ergebnisse von früher mit den Ergebnissen von heute, mit der Embolie-Protektion verglichen und jetzt hatte er in der ersten Gruppe doch Komplikationen. Die waren vorher nicht existent. Das ist für mich ein großes Problem und das gleiche Problem habe ich auch mit Dortmund. Das haben wir alles schon mal besprochen. Herr Mathias hat die ersten 107 Fälle in Berlin vorgestellt, mit einer Komplikationsrate von 6,8 %, hat das verglichen mit den Nascet-Ergebnissen mit 6,5 % und hat gesagt, das ist identisch, das ist gerechtfertigt. Ein Jahr später hatte er 225 Fälle und hat 2,8 %. Man kann aus 6,5 % nicht 2,8 % machen, indem man die Zahl verdoppelt. Das geht rechnerisch einfach nicht. Mit diesen Dingen habe ich Probleme. Deswegen kann ich ihre schönen Ergebnisse nicht genießen. Wenn es denn so wäre, wie Sie es darstellen, würde ich mit der Carotischirurgie aufhören und alles zu Mathias schicken. Es ist aber nicht so. Und sie haben das Stop Trial aus England auch einfach weggelassen. Von 17 prospektiv randomisierten Fällen waren in der gestenteten Gruppe bei sieben Leuten fünf Apoplexe. Das sage ich jetzt nur als Beispiel und ich will auch keinen Vortrag halten. Eins möchte ich aber trotzdem noch sagen. Es wird immer das Problem sein, daß sich einer hinstellt und sagt, die können das nicht, das muß man so machen wie wir.

Gißler: Ja, aber es geht natürlich grundsätzlich darum, eine Methode sicher zu machen. So sicher, daß sie beherrschbar ist, und daß nicht ein Zentrum, das die ersten zehn macht, von zehn sieben Komplikationen hat. Ich denke, da kommt auch der Trainingseffekt mit zum Tragen. Und man kann vielleicht manchmal Zahlen beschönigen, indem man manche Abschnitte der Lernphase unterschlägt und sagt, damals habe ich halt gelernt, das waren meine Anfangssünden. Dann nimmt man sich ein späteres Kollektiv und hat dann wunderschöne Zahlen. Das ist natürlich auch ein Kritikpunkt, den man für das Verfahren akzeptieren muß. Das Problem gibt es in der Radiologie und in der Chirurgie. Das gibt es natürlich überall. Das will ich gar nicht negieren. Ich habe ja darauf hingewiesen, das ist ein potentiell gefährliches Verfahren, das nicht bedingungslos nach dem Motto, wir wollen alles behandeln, durchgeführt werden sollte. Aber wir sehen eben Patienten, bei denen die Durchführung der Methode gerechtfertigt ist. Das ist das eine. Und das andere ist, daß wir daran arbeiten, auch eine randomisierte Studie auf die Beine zu bringen, damit man auch zentrenübergreifend, mit einem Gefäßchirurgen und einem Neurologen im Boot, validierte Zahlen hat, damit man dann nicht sagen kann, ein Zentrum beschönigt, das andere beschönigt, jeder beschönigt für sich und wer am besten beschönigt, ist der Beste. Darum geht es ja nicht. Es soll ja eine vernünftige Studie daraus erwachsen, und ich bin nicht an der Miterstellung der Studie beteiligt. Aber das ist auf dem Weg. Die Gespräche sind soweit, daß es wirklich darum geht, machen wir jetzt auch mit Protektion? Das ist der kleinste gemeinsame Nenner ist und wir wollen das jetzt auch unter Studienbedingungen vorantreiben.

Eckstein: Kleine Korrektur. Diese randomisierte Studie, die Sie angesprochen haben, ist keine randomisierte Studie, sondern ein Vergleich in einem gleichen Zeitraum von Jordan. Jordan ist übrigens ein sehr starker Kritiker, insbesondere der Dilatation und des Stentings bei der asymptomatischen Stenose, weil das „cost-benefit ratio" bei den Asymptomatischen so gering ist, daß man die sicherste Methode wählen muß. Man muß sich klarmachen, die Carotischirurgie ist in der gesamten Chirurgie und vielleicht in der gesamten Medizin, eines der wenigen bockelhart gesicherten Verfahren bei bestimmten Indikationen. Das ist „evidence-based medicine" in der reinsten und der pursten Form. Und vor diesem Hintergrund sind Sie oder Ihre Arbeitsgruppe auch geradezu ethisch verpflichtet, so eine Studie nicht nur mitzumachen, sondern sie voranzutreiben.

Schunn: Zwei Fragen. Sie haben eigentlich wenig gesagt zur Evaluation der Plaque-Morphologie. Sie würden nur gelegentlich mal ein CT machen. Wie versuchen Sie denn, die Patienten herauszufischen, die zum Beispiel ein hochgradig instabiles Plaque haben oder thrombotische Auflagerungen? Und die andere Frage: Bei den 700 Patienten waren ja auch sicher eine ganz erhebliche Anzahl von Communisstenosen und insbesondere Abgangsstenosen mit dabei. Haben Sie die mal stratifiziert? Wie verhalten sie sich im Vergleich zum den Bifurkationsstenosen?

Gißler: Also, zur zweiten Frage. Darüber habe ich jetzt keine Daten vorliegen, die ich jetzt hier referieren könnte. Und zur Plaque-Morphologie. Es ist so, daß wir unabhängig davon, ob die Patienten mit entsprechenden Voruntersuchungen oder Ultraschalluntersuchungen zu uns kommen, am Tag der Aufnahme oder am Folgetag, auf jeden Fall in einem entsprechenden zeitlichen Rahmen vor Durchführung einer Angiographie, die Patienten noch mal im Ultraschall haben und auch sonomorphologisch die Stenose und die Plaque-Morphologie beurteilen.

Mumme: Ich möchte hier mal die Frage aufwerfen, ob man überhaupt eine vergleichende Studie zwischen Carotischirurgie und den Stents nach der gegenwärtigen Datenlage machen darf. Denn die Stent-Applikationen haben noch gar nicht bewiesen, daß sie überhaupt in der Lage sind, das Risiko eines Schlaganfalls bei dieser prophylaktischen Maßnahme zu senken. Nach der gegenwärtigen Datenlage muß man davon ausgehen, es gibt Durchschnittszahlen von 10 % kombinierter Mortalität und Morbidität, daß mit der Stent-Applikation das Schlaganfallsrisiko nicht gesenkt sondern erhöht wird. Wie Herr Eckstein schon sagte, es gibt keine prospektive, randomisierte Anwendung Ihres Verfahrens, sondern Sie haben sich vorher bestimmte Patienten ausgesucht. Und ich behaupte, wenn wir uns bei der Carotischirurgie die Patienten auch so aussuchen würden, das ist ja nicht geschehen in den Studien, die Sie zitieren, Nascet und Aca und was Sie immer nehmen. Wenn wir sie auch so aussuchen würden, hätten wir eine 0%-Komplikationsrate oder eine annähernd 0%-Komplikationsrate. Das heißt also, ich hätte größte ethische Bedenken, diese Studie randomisiert durchführen. Diese Bedenken hat übrigens auch Herr Jordan geäußert, der in seinem Artikel im Journal of Vascular Surgery die Summe gezogen und gesagt hat, es ist gegenwärtig gar nicht gerechtfertigt, eine solche Studie ins Leben zu rufen.

Eckstein: Ich möchte ganz kurz die Spacestudie kommentieren, die wir in Deutschland vorhaben. Das ist identisch mit der Argumentation von Jordan, die ich eben angesprochen hatte. Es werden keine asymptomatischen Stenosen dort randomisiert werden, sondern nur symptomatische Stenosen. Und dann sind wir, glaube ich, in einem sichereren Indikationsbereich, der auch, zumindest nach den Empfehlungen der American Heart Association und der ganzen Metaanalysen, ein etwas breiteres Komplikationsspektrum zuläßt. Dennoch ist die Frage diskussionwürdig, die Sie aufwerfen, das ist gar kein Thema.

Ktenidis: Ich glaube, Bochum hat schon den fünften Schritt vor dem ersten, zweiten und dritten gemacht. Ich denke, daß man jetzt in Dortmund den ersten Schritt machen will, den man schon verpaßt hat. Ich meine, in Anbetracht der Ergebnisse der großen Studien sollte man eine Randomisierung bei einer ganz speziellen Gruppe machen, und zwar der Gruppe der symptomatischen Rezidivstenosen. Eine Randomisierung, denn ich befürchte, daß die endovaskuläre Behandlung da möglicherweise hohe Komplikation der Frühphase und höhere Rezidivstenoseraten im Stent haben wird. Das heißt, diese Patienten, die für die Operation eine Risikogruppe darstellen, sollten als erste in einer radomisierten Studie aufgenommen werden, um erst einmal da einen Benefit zu suchen, bevor man anfängt, die Primärstenose zu stenten.

Allenberg: Zwei Dinge. Einmal die Frage der Ethik. Ist unter den jetzigen Umständen eine Studie machbar, wenn die Ergebnisse des Stents nicht so gut sind? Dazu muß man natürlich sagen, Herr Mathias und auch alle anderen, dürften keinen einzigen Stent machen, wenn sie nicht davon überzeugt wären, daß das gut ist. Das ist der Punkt eins. Sonst ist der eine völlig unethisch und der andere kritisiert ihn. Das wollen wir gar nicht. Wir haben geguckt, ist es vertretbar oder nicht, und haben uns mit den Neurologen, die ja dem Schlaganfallspatienten am nächsten stehen, geeinigt, daß wir eine Äquivalenzstudie machen mit plus/minus 2,5 % neurologisches Defizit. Das heißt, wir haben uns geeinigt, daß es ethisch vertretbar wäre, wenn wir ein Ergebnis erzielen, das in dieser Größenordnung liegt. Und die Patientenanzahl ist danach berechnet, daß wir am Schluß sagen können, die Methoden sind nicht vergleichbar gut oder sie sind vergleichbar gut. Wenn jetzt rauskommt, daß wir chirurgisch mit 2,6 % MM-Rate dastehen und die Stent-Implantation steht da mit 5,1 % oder 5,0 % MM-Rate, dann würden wir feststellen, daß die Methoden vergleichbar sind. Dann müßte man immer noch entscheiden, ob man seine Mutter stenten oder operieren läßt, weil ja doch deutlich ein Trend da ist. Aber das soweit zum Ethischen. Ich finde das auch sehr problematisch. Aber auf der anderen Seite haben uns gerade Sie und die Kardiologen gezwungen, diese Studie zu machen. Sie zwingen uns dazu, anstatt eine neue Methode mit dem Beleg und dem Beweis vorzustellen, wir haben eine gute Methode und hier ist der Beweis, diese Methode kann den Standard ablösen. Das haben Sie nie gemacht. Deswegen hat Herr Ktenidis schon recht, Sie haben den dritten Schritt vor dem ersten gemacht. Wir sind gezwungen, wie auch bei allen anderen Verfahren, die sich durchgesetzt haben, das zu machen, damit sie nicht wildern und einfach aus einer Emotionslage heraus etwas machen, was sich dann verselbständigt. Der Patient denkt ja heute schon, daß der Stent das bessere Verfahren ist, weil Sie einen besseren Draht zur Presse haben. Aber es hat sich noch nie einer hingestellt und gesagt, derjenige, der unter heutigen Umständen stentet, macht ein Experiment. Man kann nicht 700 Patienten behandeln und hinterher sagen, die Methode ist gut. Wenn die Methode ganz katastrophal gewesen wäre, was hätten Sie dann gemacht? Dann hätten sie hier keinen Vortrag gehalten, dann hätten Sie gesagt, wir hören lieber auf. Das ist doch problematisch oder nicht?

Gißler: ... daß das natürlich im kleinen dort passiert, wo man ohne entsprechende Expertise versucht ... ja, Expertise heißt im Grunde, entsprechende Erfahrungen in der zerebralen Angiographie zum Beispiel, Umgang mit den Materialien und ...

Allenberg: Sie müssen das Grundproblem doch verstehen. Die Expertise geben Sie selber. Wenn ich behaupte, ich bin gut, dann darf ich das trotzdem nicht machen, wenn nicht bewiesen ist, daß die Methode gut ist. Das heißt, Herr Ktenidis hat vollkommen recht, die Studie sind Sie seit 10 Jahren schuldig und die Ergebnisse sind eine Provokation.

Ktenidis: Ja, ich wollte noch mal kurz zum Technischen etwas sagen. Wenn man sich entscheidet, randomisierte Studien zu machen, müssen wir uns einigen, welche Technik wir anwenden. Und da gibt es so eine Differenz zwischen den einzelnen Gruppen, die das machen. Einer nimmt Wallstent, einer nimmt Protektion, einer ...

Gißler: ... Protektion wird mit dem Wallstent durchgeführt ...

Ktenidis: ... einer nimmt Palmerstent, einer ...

Gißler: Palmerstent wird dort verwendet, wo der Wallstent von der FDA nicht zugelassen ist .

Ktenidis: Erst einmal müssen die Leute sich zusammensetzen und festlegen, welcher Stent eigentlich der bessere ist. Müssen wir den Stent nachdilatieren, wieviel nachdilatieren? Es gibt keine Einheitlichkeit und bei der Chirurgie wissen wir, es gibt ein oder zwei Methoden, die haben sich bewährt und können als Randomisierreferenz genommen werden. Was sollen wir jetzt bei endoluminal nehmen?

Gißler: Gut, vergessen Sie nicht, die Carotischirurgie ist vor vierzig Jahren sozusagen aus der Taufe gehoben worden. Die Stentangioplastie, ist tröpfchenweise mit geringen Fallzahlen angelaufen. Das kann man so überhaupt nicht vergleichen. Man kann auch nicht erwarten, daß wir vortreten und sagen, wir haben jetzt das gesamte Datenmaterial, die Carotischirurgie hat ja auch dreißig Jahre gebraucht bis sozusagen breite Studien auf den Markt kamen, um letztlich zu belegen, ob man dem Patienten was Gutes tut oder nicht. Dreißig Jahre. Wir könnten uns also auch noch Zeit lassen für die Studie.

Stelter: Ich glaube, wir schließen das mal ab. Ich darf vielleicht noch mal eine Sache sagen und dann will ich Ihnen noch eine Fangfrage stellen, Herr Gißler. Die Gefäßchirurgen können sich auf den Kopf stellen, diese Methode wird bleiben und sie wird ständig verbessert. Wir werden sie auch wieder machen, wenn wir den Protektionskatheter haben. Wir haben am Anfang viele Komplikationen, aber wir werden das auch wieder machen und zwar in ausgesuchten Patienten. Die Antwort der Gefäßchirugen auf den Stent kann aber nicht sein, daß man aus der schönen Carotisoperation eine hochkomplizierte Angelegenheit macht, lieber Swante, mit „evoke potentials" und all dem ganzen Quatsch, den ich in letzter Zeit gehört habe. Am besten noch Hypothermie und Herz-Lungen-Maschine. Das kann es auch nicht sein. Und jetzt kommt eine Fangfrage, Herr Gißler. Immer im Winter, wenn es hier stürmt und schneit, dann gehe ich im Februar zum Ted Dietrich und setze mich da manchmal in die Sonne, aber vorher gehe ich in seinen OP. Da ist mir aufgefallen, daß er unheimlich viele Carotiden operiert hat, die hätten Sie gestentet. Was glauben Sie, warum er die operiert? Ich habe keinen einzigen Stent da gesehen. Fangfrage. Also, ich sage Ihnen die Antwort. Nein, es ist nicht wegen seiner Komplikationen, das habe ich nämlich erst gedacht. Ich bin also mit ihm ins Zimmer gegangen und sage, Ted, was ist denn, warum machst Du das nicht mehr? Weil in Amerika das Stenting nicht mehr bezahlt wird. Das ist das Aus für das Stenten in USA. Es wird nicht gezahlt und es wird nicht als Methode anerkannt. So geht das natürlich auch nicht.

Horsch: Meine Damen und Herren, wir haben zwar überzogen, aber wir haben etwas Luft, denn der letzte Vortrag fällt aus und für die nächste Sitzung haben sie das Thema Gesundheitspolitik in der Bundesrepublik Deutschland schon als N.N. bezeichnet und vor der Kaffeepause möchte ich dazu noch einen Kommentar geben. Es ist uns nicht gelungen, hierzu einen Redner zu finden, und das muß man schon sagen, wir haben Frau Fischer, die Gesundheitsministerin, hierzu eingeladen, aber drei Tage nach der Einladung erfolgte prompt die Absage wegen Überlastung. Da haben wir nachgefragt und gebeten, einen adäquaten Ersatz zu bekommen. Daraufhin erfolgte keine Antwort. Und um die Weihnachtszeit herum, haben wir nachgefragt und an unseren Brief erinnert, aber auch darauf erfolgte keine Antwort. Und dann sind wir an die Presse gegangen und haben in der Presse eine Nachricht lanciert und diesen ganzen Sachverhalt erläutert. Das wurde dann in der Bildzeitung wiedergegeben. Wir wollten das Dia zeigen, aber wir haben es vergessen ... es wurde also in der Bildzeitung wiedergegeben unter dem Tenor „Deutsche Ärzte im Clinch mit Gesundheitsministerin" und da erfolgte dann prompt zwei Tage später die Antwort und wieder eine Absage. Also, sie ist nicht bereit, im Augenblick zu diesem Thema Stellung zu nehmen.

Forum aktuell

Medizinisch-rechtliche Aspekte: Arzthaftung, Behandlungsabbruch am sterbenden Patienten

A. Zurstraßen

Rechtsanwalt, Köln

Aufgrund der jüngsten Entwicklungen in der Rechtsprechung herrscht große Aufregung: Das Oberlandesgericht Frankfurt a. M.[1] hat in einer Entscheidung im Juli 1998 passive Sterbehilfen gebilligt. Seither ist man vielerorts bemüht, die Diskussion über die ärztliche Sterbehilfe wieder sachlich und ohne Vorurteile zu führen. Vorauszuschicken ist, daß es in den meisten praktischen Fällen ohnehin um unverdächtige Hilfe im oder zum Sterben geht. Der auch in dieser Situation hilfsbereite Arzt verlangt allerdings völlig zu Recht, auch in darüber hinausgehenden Grenzsituationen Rechtssicherheit für sein ärztliches Handeln. Diese kann nur durch verbindliche Maßstäbe erreicht werden. Hierzu sind die ärztlichen Standesvertretungen[2] und letztlich die Rechtsprechung[3] berufen. Dabei wird insbesondere die Rechtsprechung des Bundesgerichtshofes zu berücksichtigen sein. Man kann allerdings bisweilen den Eindruck gewinnen, daß die Rechtsprechung sowohl dem Arzt als auch dem Patienten einen größeren Handlungsspielraum einräumt, als ihnen unter Umständen bewußt ist[4].

Zur Kasuistik

Mit der eingangs zitierten Entscheidung des Oberlandesgerichts Frankfurt wurde die Diskussion um die Sterbehilfe neu entfacht. Der Entscheidung lag folgender Fall zur Grunde: Seit Ende 1997 lag eine 85jährige Patientin nach einem Hirninfarkt im Koma. Eine Besserung war nicht zu erwarten. Ob die Patientin an Schmerzen litt, war nicht zu ermitteln. Es stand allerdings fest, daß die Patientin nicht im Sterben lag. Die Tochter der Patientin war als deren Betreuerin bestellt worden. Sie stellte beim Vormundschaftsgericht den Antrag auf Genehmigung des Behandlungsabbruches durch Einstellen der Ernährung über die Magensonde.

Das zuständige Amtsgericht und das Landgericht hatten in den vorausgehenden Entscheidungen diesen Antrag abgelehnt. Sie stützten sich dabei auf § 1904 BGB, der auf eine

1 Beschluß vom 15. 7. 1998 – Az: 20 W 224/98 NJW 1998, 2747

2 Vgl. etwa Weißbuch der Bundesärztekammer, Anfang und Ende menschlichen Lebens, 1988; Bundesärztekammer, Richtlinie für die Sterbebegleitung, 1993; Schweizer Akademie der Wissenschaften, Richtlinien für den Behandlungsabbruch, RheinÄBl 1977, 805; Resolution der Deutschen Gesellschaft für Chirurgie zur Behandlung Todkranker und Sterbender, Beilage zu den Mitteilungen der Deutschen Gesellschaft für Chirurgie, Heft 3/1979

3 Vgl. BGHSt 40, 257ff.

4 Laufs, Selbstverantwortetes Sterben? NJW 1996, 763ff.

gezielte Herbeiführung des Todes nicht anwendbar sei. Das Oberlandesgericht verwies die Sache an das Landgericht zurück zur Ermittlung des erklärten oder mutmaßlichen Willens der Patientin. Das Oberlandesgericht begründete dies damit, daß Hilfe zum Sterben grundsätzlich anzuerkennen sei aufgrund des umfangreichen Selbstbestimmungsrechtes des Patienten. Für den Fall fehlender Todesnähe habe der Bundesgerichtshof bereits im Jahre 1994 die entsprechende Gesetzeslücke durch richterliche Rechtsfortbildung geschlossen. Die Entscheidung wurde zumindest als Billigung passiver Sterbehilfe gewertet, darüber hinaus als „Dammbruch zur Euthanasie".

Begrifflichkeit

Einen einheitlichen Rechtsbegriff der Sterbehilfe gibt es nicht. Es ist vielmehr zu unterscheiden zwischen direkter und indirekter aktiver Sterbehilfe, passiver Sterbehilfe, strafloser Beihilfe zur Selbsttötung und unterlassener Hilfeleistung[5].

Direkte aktive Sterbehilfe

Unter direkter aktiver Sterbehilfe versteht man gezielte Handlungen, die unmittelbar – zumeist zur Leidensbeendigung – zum Tode führen. In diesen Fällen wird aktiv in den Krankheits- und/oder Sterbeprozeß eingegriffen, um das Leben zu verkürzen oder zu beenden[6]. Derartige Handlungen sind grundsätzlich unzulässig und strafbar.

Indirekte aktive Sterbehilfe

Unter indirekter aktiver Sterbehilfe oder „Hilfe im Sterben" versteht man Handlungen, die – etwa zur effektiven Schmerzbekämpfung – nicht unmittelbar den Tod des Patienten herbeiführen[7]. Dieser wird allerdings billigend, wenn auch unbeabsichtigt, in Kauf genommen. Derartige Handlungen entsprechen im Hinblick auf die Schmerzbekämpfung sicherlich dem erklärten oder mitunter mutmaßlichen Willen des Patienten. Es ist allerdings nicht zu verkennen, daß diese Handlungen, als wenn auch unbeabsichtigte Nebenfolge, den Tod beschleunigen.

Bislang hat die Rechtsprechung – allen voran der Bundesgerichtshof – offengelassen, ob die indirekte aktive Sterbehilfe den Tatbestand der Tötungsdelikte nach §§ 211 ff. StGB erfüllt. Dabei wird man auf jeden Fall Rechtfertigungsgründe – etwa nach § 34 StGB – berücksichtigen müssen, daß Handlungen, die einen Tod in Würde und Schmerzfreiheit gemäß dem erklärten oder mutmaßlichen Willen des Patienten ermöglichen, als höher zu bewertendes Rechtsgut zu berücksichtigen sind, als die Aussicht des Patienten, unter schweren Schmerzen und Leiden noch etwas länger leben zu müssen.

5 Laufs/Uhlenbruck, Handbuch des Arztrechts, 132, 1ff.
6 Laufs/Uhlenbruck, a.a.O.
7 Laufs/Uhlenbruck, a.a.O.

Passive Sterbehilfe

Unter passiver Sterbehilfe versteht man den Verzicht auf lebensverlängernde Maßnahmen[8]. Man spricht hier auch von „Hilfe im Sterben“, wenn der Sterbeprozeß bereits begonnen hat oder „Hilfe zum Sterben“, wenn der Patient irreversibel bewußtlos ist. Derartige Handlungen sind rechtlich zulässig, auch wenn keine akute Schmerz- oder Leidenssituation vorliegt. Darüber hinaus ist es dem Arzt sogar verboten, die Behandlung fortzusetzen, wenn der erklärte oder mutmaßliche Wille des Patienten entgegensteht. Der Verzicht auf lebensverlängernde Maßnahmen ist eine Unterlassung, deren Unwert in der Nichtvornahme der weiteren Behandlung liegt. Nur die pflichtwidrige Unterlassung – etwa gegen den Willen des Patienten – ist strafrechtlich bedeutsam. Maßgeblich ist somit letztlich die Einwilligung des Patienten, die den Pflichtenkreis des Arztes hinsichtlich des Behandlungsabbruches begrenzt[9]. Problematisch ist in diesen Fällen, daß sich der tatsächliche Wille des Patienten zumeist aufgrund dessen Bewußtlosigkeit nicht ermitteln läßt. Dann ist der Behandlungsabbruch unter Umständen bei Aussichtslosigkeit des Genesungsprozesses geboten.

Bei einem unheilbar erkrankten, nicht mehr entscheidungsfähigen Patienten kann der Abbruch einer ärztlichen Behandlung oder Maßnahme ausnahmsweise auch dann zulässig sein, wenn die Voraussetzungen der von der Bundesärztekammer verabschiedeten Richtlinien für die Sterbehilfe nicht vorliegen, weil der Sterbevorgang noch nicht eingesetzt hat. Entscheidend ist der mutmaßliche Wille des Kranken[10]. An die Voraussetzungen für die Annahme eines mutmaßlichen Einverständnisses sind strenge Anforderungen zu stellen. Hierbei kommt es vor allem auf

- frühere mündliche oder schriftliche Äußerungen des Patienten
- seine religiöse Überzeugung
- seine sonstigen persönlichen Wertvorstellungen
- seine altersbedingte Lebenserwartung oder
- das Erleiden von Schmerzen an[11].

Lassen sich auch bei der gebotenen sorgfältigen Prüfung konkrete Umstände für die Feststellung des individuellen mutmaßlichen Willens des Kranken nicht finden, so kann und muß auf Kriterien zurückgegriffen werden, die allgemeinen Wertvorstellungen entsprechen. Dabei ist jedoch Zurückhaltung geboten; im Zweifel hat der Schutz menschlichen Lebens Vorrang vor persönlichen Überlegungen des Arztes, eines Angehörigen oder einer anderen beteiligten Person[12].

Problemfall Wachkoma-Patienten

Bei den Wachkoma-Patienten ist für das Handeln und damit die strafrechtliche Relevanz, das ausreichend gesicherte klinische Bild entscheidend[13]. Die Prognose des weiteren Genesungsverlaufes muß wesentlich hierauf begründet sein. Eine entsprechende Gewißheit, daß

8 Laufs/Uhlenbruck, a.a.O.
9 Uhlenbruck, Recht auf den eigenen Tod? ZRP 1986, 209ff.
10 BGHSt 40, 257
11 BGHSt, a.a.O.
12 BGHSt, a.a.O.
13 BGHSt, NJW 1995, 204ff.; Lilie, in: Festschrift für Erich Steffen, 1995, 273ff.

eine Verbesserung des Zustandes nicht mehr eintreten wird, kann unter Umständen schon nach wenigen Monaten bestehen. Dann können statistisch sehr geringe Werte hinsichtlich des Wiedererwachens vernachlässigt werden. Es ist lediglich die Basisversorgung aufrechtzuerhalten durch entsprechende Körperpflege und Linderung von Schmerz, Atemnot, Übelkeit und Durst, ohne künstliche Ernährung[14].

Der Wille des Patienten ist maßgeblich

Die Rechtsprechung des Bundesgerichtshofes in Strafsachen hat nunmehr eindeutig festgelegt, daß der Patientenwille entscheidet, ob und wie lange bzw. in welcher Art und Weise ärztliche Behandlungsmaßnahmen erfolgen[15]. Voraussetzung ist eine umfassende ärztliche Aufklärung. Man spricht insoweit auch vom „informed consent". Die Aufklärung gibt die Gewähr dafür, daß der Patient seinen Willen freiverantwortlich bildet und erklärt. Problematisch ist auch in diesen Fällen wieder, wenn der Patient seinen Willen nicht mehr äußern kann. Dann steht dem erklärten Willen der mutmaßliche Wille gleich[16].

Grundsätzlich hat der Arzt für den Patienten eine Garantenstellung. Soweit der Patient den Arzt aufgrund einer freien Willensentscheidung aus dieser Garantenpflicht entläßt, ist der Arzt nur noch ein Begleiter im Sterben. Seine Pflicht reduziert sich dann auf die Basisversorgung des Patienten[17]. Völlig außer Betracht bleibt hierbei, ob der Arzt die Entscheidung des Patienten als vernünftig oder unvernünftig beurteilt. Er muß den Patienten lediglich durch umfangreiche Aufklärung in die Situation versetzen, eine Entscheidung treffen zu können[18]. Hier ist etwa eine Lebensverlängerung unter Ausschöpfung aller verfügbaren Technologien und Ressourcen rechtswidrig, wenn dabei der Wille des Patienten, in Würde zu sterben, mißachtet wird[19]. Der Arzt muß sich deshalb rechtzeitig Gedanken über den mutmaßlichen Willen des Patienten machen, sofern er dessen tatsächlichen Willen nicht mehr ermitteln und ggf. dokumentieren kann. In diesem Zusammenhang wird er sich auch Fragen zur Sterbehilfe durch Schmerzmedikation stellen müssen, da er andernfalls Gefahr läuft, eine strafbare Körperverletzung zu begehen.

Straflose Beihilfe zur Selbsttötung

Die Selbsttötung des Patienten ist straflos[20]. Sofern der Patient einsichtig und frei verantwortlich Selbsttötungshandlungen vornimmt, ist der Arzt selbst dann nicht strafbar, wenn er bei Eintritt der Bewußtlosigkeit anwesend ist. Der Arzt sollte allerdings im Hinblick auf eine möglicherweise später erforderliche Beweissituation dafür sorgen, daß seine Entlassung aus der Garantenstellung durch den Patienten entsprechend dokumentiert ist.

14 BGHSt, 32, 367ff.
15 BGHSt, NJW 1995, 204ff.
16 BGHSt, a.a.O.
17 BGHSt 42, 301ff.
18 BGHSt 11, 111ff.
19 BGHSt, a.a.O.
20 BGHSt 6, 147ff.

Tötung auf Verlangen

Nach § 216 StGB ist die Tötung auf Verlangen verboten und strafbar. Demnach besteht eine Einwilligungssperre für den Patienten im Hinblick auf derartige zielgerichtete Tötungshandlungen. Es handelt sich hierbei um eine Wertentscheidung des Gesetzgebers, um der Mißbrauchsgefahr zu begegnen. Die Gerichte gehen allerdings mehr und mehr dazu über, den Willen des Patienten auch in diesen Fällen in den Vordergrund zu stellen. Dies wird mit dem Hinweis auf Artikel 2 Abs. 2 GG begründet[21]. Artikel 2 GG ist als höherrangige Norm sodann der Regelung des § 216 StGB vorrangig.

Unterlassene Hilfeleistung

Die unterlassene Hilfeleistung ist im § 323 c StGB normiert. Diese Norm wird oft bei gerichtlichen Entscheidungen als Auffangtatbestand umfunktioniert. Im Zweifel ist der Arzt sonach unter dem Gesichtspunkt der unterlassenen Hilfeleistung strafbar. Dabei kommt es im wesentlichen darauf an, inwieweit Art und Umfang der Hilfspflicht des Arztes durch das Tatbestandsmerkmal der Zumutbarkeit in § 323 c StGB begrenzt ist.

Anschrift des Verfassers:
A. Zurstraßen
Rechtsanwalt, Fachanwalt für Sozialrecht
Clarenbachstr. 4
50931 Köln-Lindenthal
E-mail: contact@arztundrecht.de
Internet: www.arztundrecht.de

21 BGHSt 40, 257ff.

Medizinisch-ethische Aspekte an der Schwelle des 21. Jahrhunderts

M. Abel

Abteilung für Anästhesiologie und Schmerztherapie, Krankenhaus Porz am Rhein, Köln

Die Politik, vertreten durch den Gesetzgeber, ist trotz steigender Ansprüche an das Gesundheitssystem nicht mehr bereit, Mehraufwendungen zu akzeptieren. In der Medizin, z.B. der Gefäßchirurgie, ist jedoch durch das anhaltend hohe Innovationspotential und aus demographisch-epidemiologischen Gründen mit wachsenden Aufwendungen zu rechnen. Aus dem Umgang mit diesem Spannungsfeld und den anderen, noch zu erwartenden, neuen Wirklichkeiten werden die medizinisch-ethischen Herausforderungen der kommenden Jahre resultieren. „Wenn der Wind notwendiger Veränderungen weht, bauen die einen Mauern, die anderen Windmühlen". Entsprechend dem Optimismus dieses chinesischen Sprichwortes soll die genannte Thematik deskriptiv, nicht kritisch-analytisch, referiert werden.

Die Ethik ist eine philosophische Disziplin, die von Aristoteles (384–322 v. Chr.) durch Untersuchungen über das menschliche Handeln und die Kriterien seiner moralischen Beurteilung begründet wurde. Ethische Normen werden heute von zahlreichen Disziplinen als sog. Spezialethiken formuliert und immer lauter als Verbindlichkeiten eingefordert (4). Was sind die Ursachen für diesen Ethikboom? Der heutige Mensch erhofft sich nach dramatischen Verlusten in Religiosität, Naturressourcen, Lebensübersichtlichkeit und bei wachsenden sozialen Spannungen von der Ethik Hilfe bei der Lösung seiner Lebenskonflikte (2, 4). Ethik verspricht Orientierung – gerade in bewegter Zeit!

Die Medizinethik beschäftigt sich mit dem ärztlichen Ethos im Zusammenhang mit den Problemen von Krankheit und Gesundheit, Leben und Tod, insbesondere wenn sie die Rechte und die Würde von Patienten betreffen. Sie ist jedoch kein ahistorisches, statisches Wertebündel! Vielmehr unterliegt sie dem gleichen Dynamisierungsprozess wie die Gesellschaft. Über Jahrhunderte hinweg haben Phasen mit vergleichsweise geringer gesellschaftlicher Dynamik zu einer stabilen Medizinethik geführt. Bis zum Beginn unseres Jahrhunderts war sie daher inhaltlich nahezu identisch mit dem hippokratischen Ethos, dem zufolge das medizinische Wissen und die ärztliche Kunst ausschließlich dem Heil des Patienten dienen sollen.

Die Beschleunigung des gesellschaftlichen Wandels, die in den letzten Jahrzehnten nochmals an Tempo gewonnen hat, schlägt sich nun jedoch in einem permanenten Wandel – bisweilen auch in einer Instabilität – der medizinisch-ethischen Prinzipien nieder (1). Daraus folgt: Medizinische Ethik wohnt nicht im Elfenbeinturm, sie spiegelt vielmehr den moralisch-normativen Zustand der Gesellschaft wider. Medizinethik kann also nur so gut oder so schlecht, so moralisch edel oder so verdorben sein, wie der aktuell vorherrschende gesellschaftliche Zustand. Anders formuliert: Medizinisch-ethische Prinzipien sind nicht letztinstanzlich definierbar, sie sind vielmehr auf einer mittleren Ebene weltlicher Normen angesiedelt. Nicht nur die aktuellen, sondern auch zukünftige medizinisch-ethische Prinzipien werden somit obligat die moralischen Standards der jeweils herrschenden Gesellschaftsordnung reflektieren. Im übrigen wird damit auch das ärztliche Tun mit dem jeweils gültigen sozialen Wertesystem verknüpft (1, 4).

Worum geht es also in der Medizinethik an der Schwelle zum nächsten Jahrtausend? Aus dem bereits Gesagten wird deutlich: Es kann nicht um den Entwurf einer gänzlich neuen Medizinethik gehen, vielmehr muß der Ärzteschaft daran gelegen sein, den Grundbestand des Arzt- und Pflegeethos in die neuen Szenarien der Gesundheits- und Krankenversorgung zu integrieren (2, 3, 5). Aus folgenden Gründen sind dabei Konflikte und ethische Kunstfehler zu erwarten:

1. In die primäre Arzt-Patienten-Dualität werden sich weiterhin vermehrt Institutionen und Sachverständige komplizierend einschalten. Weitere Vergesetzung und höhere Organisationsdichte sind Stichworte hierzu.
2. Mit der wachsenden Kritik an den traditionellen Orientierungs- und Handlungsmodellen wird es zur Redefinition und Neugestaltung ethischer Normen kommen. Beispiele hierfür sind
   - die Substitution der klassischen Konzepte von Gesundheit und Krankheit durch eine Risikofaktorenmedizin mit vermehrter prädiktiver und präventiver Beratung und Begleitung
   - die Neuformulierung der individuellen Verantwortung für bestimmte Gesundheitsriskien
   - die Definition des sog. marginalen Nutzens von sehr teuren Interventionen und der Einsatz der Intensivmedizin am Lebensende.
3. Die ökonomischen Rahmenbedingungen der ärztlichen Berufsausübung werden durch eine anhaltend hohe Innovationsdynamik bei gleichzeitiger politischer Ressourcenbegrenzungen durch eine wachsende ärztliche Behandlungskonkurrenz bestimmt sein.

Zur Prophylaxe von zukünftig drohenden ethischen Kunstfehlern erscheinen heute folgende Maßnahmen von Bedeutung:
- Optimierung der Kommunikations- und Legitimationsstrategien sowohl in der Öffentlichkeits- als auch in der Standesarbeit
- eine Renaissance der Arzt-Patienten-Beziehung durch individuelle Selbstbestimmung von Arzt und Patient in einer wertepluralen Kultur, Gesellschaft und Welt und
- die vermehrte Vermittlung von ethischen Normen in der interkollegialen Zusammenarbeit, am Krankenbett und in der Nachwuchsarbeit unter Berücksichtigung der Maxime über Ethik kann man räsionieren, referieren und diskutieren – Ethos wird gelebt!

Literatur

1. Beckers E, Hägele PC, Hahn H-J, Ortner R (1999) Pluralismus und Ethos der Wissenschaft. Verlag des Professorenforums, Gießen
2. Bergdolt K (1998) Ethik und Klinik. Kölner Vorträge zur medizinischen Ethik. Biermann Verlag, Zülpich
3. Pichlmayr K (1995) Zukunftsfragen der Chirurgie – ethische und rechtliche Verantwortung, Wirtschaftlichkeitsgebot. Langenbecks Arch Chir (Suppl II) 241: 880
4. Pieper A, Thurnherr U (1998) Angewandte Ethik. BsR 1261, Beck'sche Verlagsbuchhandlung, München
5. Ulsenheimer K (1995) Zukunftsfragen der Chirurgie – ethische und rechtliche Verantwortung, Wirtschaftlichkeitsgebot. Langenbecks Arch Chir (Suppl II) 241: 885

Anschrift des Verfassers:
Prof. Dr. M. Abel
Abteilung für Anästhesiologie und Schmerztherapie
Krankenhaus Porz am Rhein
Urbacher Weg 19
51149 Köln

Diskussion

Vorsitz: Allenberg, Zehle

Allenberg: Vielen Dank, Herr Abel. Vielleicht kommen Sie auch nach vorne, Herr Zurstraßen. Wir wollen die Diskussion nicht so eng fassen, sondern das verschiebt sich, geht ineinander über und ich darf Sie bitten, Fragen an unsere Referenten zu stellen.

Stelter: Ich habe eine Frage zu dem Patiententestament. Sie haben das so dargestellt, als sei das ziemlich unverrückbar, der Wille des Patienten, an den wir uns unbedingt zu halten haben. Man könnte, ich sage das jetzt mal so verstärkt, man könnte natürlich argumentieren, das Testament ist vor drei Jahren in einer völlig anderen Lebenssituation gemacht worden. Inwieweit bindet mich das also wirklich in einer Notfallsituation, die ganz anders sein kann? Der Patient ist krank, das hat er vor drei Jahren alles nicht gewußt. Also, kann ich auf Grund dieses Testaments, sagen wir mal, verurteilt werden? Eigentlich nicht.

Zurstraßen: In der juristischen Literatur ist anerkannt, daß das Patiententestament nicht verbindlich ist. Sie müßten im Einzelfall einfach noch auf zusätzliche Indikatoren achten. Also, zum einen sind Sie sicherlich auf der sichereren Seite, wenn das Patiententestament notariell beurkundet ist. Damit haben Sie den Hinweis, daß zumindest der Notar zum Zeitpunkt der Abfassung sich darüber ein Bild gemacht hat und das durch sein Testat belegt, daß der Patient im Vollbesitz seiner geistigen Kräfte war. Nun sagen Sie völlig zu Recht, und deswegen wird es auch in der juristischen Literatur trotz notariellem Beglaubigungsstempel nicht als verbindlich anerkannt, der kann ja zwischendurch seine Meinung geändert haben. Der kann, was weiß ich, konvertiert haben oder sonstige Sachen, so daß Sie letztlich in der Entscheidung stehen, daß so ein Patiententestament ein gewisser Hinweis auf den Patientenwillen ist. Wenn er den auch noch mal zum Ausdruck bringt, wenn er bei Bewußtsein ist, haben Sie einen zweiten Indikator und Sie sind auf der sichereren Seite. Wenn Sie daran Zweifel haben, weil er möglicherweise bei der Abfassung des Testamentes schon geistig umnachtet war oder das Testament schon 10 Jahre zurückliegt und er eine völlig neue Geisteshaltung hat, bringt Sie das auch nicht weiter.

Roth: Ich habe da mal eine Frage. Der bewußtlose Selbstmörder. Sie behandeln ihn, er überlebt mit Schaden. Was ist die Situation?

Zurstraßen: Die Rechtsprechung sagt, der Selbstmörder ist ein Unglücksfall. Unglücksfall im gesetzestechnischen Sinne. Das heißt, wenn Sie mit einem Selbstmörder konfrontiert werden, müssen Sie einschreiten, müssen Sie handeln. Sie müssen handeln, sonst ist das unterlassene Hilfeleistung. Jetzt kommt die neuere Diskussion seit ungefähr 1995 ins Spiel, daß die Gerichte und auch der Bundesgerichtshof akzeptieren, der Patientenwille ist zu berücksichtigen. Infolgedessen ist eine Entscheidung durch die Medien gegangen, die auch in Juristenkreisen sehr diskutiert wurde, ein Arzt – der sogenannte Wittig-Fall aus Krefeld – ein Arzt, Hausarzt, ist zu seiner Patientin gekommen, einer älteren Dame so um die 80 Jahre herum, sehr schwer krank. Sie wollte ihrem Leben ein Ende setzen, er findet sie vor mit Medikamenten, die sie offenbar eingenommen hat und sie ist im Sterbensprozeß. Er setzt sich daneben und hält die Totenwache bis zum nächsten Morgen, greift nicht ein. Das ist der Fall. Und dieser Arzt ist freigesprochen worden. Auch letztlich in der Instanz beim Bundesgerichtshof, weil man gesagt hat, der Arzt war einmal darüber informiert, daß die Frau unheilbar sterbenskrank war und sie hat eindeutig zum Ausdruck gebracht, daß sie zu Tode kommen will. Dadurch hat sie eben diesen Suizidversuch unternommen, und er hatte keinerlei eigennützige Interessen, was er dadurch unter Beweis gestellt hat, daß er bis zum nächsten Morgen bei der Frau ausgeharrt hat bis sie dann letztlich gestorben ist. Das ist ein Fall, der sicherlich herausragt. Der Fall, wenn Sie jemanden irgendwo am Baum hängen sehen, zu dem Sie vorher nie eine Beziehung gehabt haben, und Sie als Arzt zu dieser Unglücksstelle – Unfallstelle im technischen Sinne – kommen, ist sicherlich anders zu sehen. Dann müssen Sie einschreiten, um haftungsrechtlich auf der sicheren Seite zu sein. Auch wenn der Patient dann später an Sie herantritt und sagt, was hast Du da angerichtet.

Stelter: Das ist die entscheidende Frage. Es gibt ja zum Beispiel ein Urteil, daß Kinder geboren werden, obwohl eine Sterilisationsoperation vorausgegangen ist, und daß die Eltern den Arzt dann haftbar machen für die Schwangerschaft und für das Kind. Kann – und das ist ganz wichtig jetzt – dieser überlebende Patient, der Selbstmörder, mich haftbar machen, wenn ich ihn am Leben erhalte?

Zurstraßen: Nein, das wäre ein Widerspruch in sich. Sie können nicht strafrechtlich verantwortlich sein für eine Sache, die Sie dann zivilrechtlich ausbaden müssen. Diese Sache mit dem Schwangerschaftsschaden wird auch noch auf einer ganz anderen Ebene zivilrechtlich diskutiert. Painful life und diese Diskussionen. Das berührt uns bei Behandlungsabbruch oder bei diesem Selbstmörder nicht so unmittelbar. Aber wenn Sie strafrechtlich verurteilt werden zur Hilfeleistung, dann können sie zivilrechtlich nicht zum Schadensersatz herangezogen werden.

Zehle: Eine Frage, die häufig diskutiert wird oder häufig ein Problem darstellt, ist die Behandlung von Zeugen Jehovas. Die bestimmen ja, kein Fremdblut zu bekommen. Wenn jetzt ein Zeuge Jehovas bewußtlos wird und letztlich dann verstirbt und der Arzt praktisch nichts tut, ist das dann eine sinnvolle Respektierung der vom Bundesgerichtshof behaupteten oder beschlossenen Feststellung, daß der Wille des Patienten zu respektieren ist, oder ist das eine unterlassene Hilfeleistung? Und da gibt es auch konkrete Fälle.

Zurstraßen: Da muß man auch unterscheiden, ist der Zeuge Jehovas minderjährig oder nicht minderjährig. Bei Minderjährigen geht sicherlich Ihre ärztliche Hilfeleistung vor. Da gab es ja auch die Entscheidungen, wo die Eltern versucht haben, das Kind nach Österreich zu bringen, um es einfach dem ärztlichen Zugriff zu entziehen, wo dann über dubiose Kanäle die Kinder zurückgekommen sind, behandelt wurden und das war auch in Ordnung. Das ist auch von der Rechtsprechung abgesegnet worden. Bei dem volljährigen Zeugen Jehovas ist da natürlich ein Wertungswiderspruch. Und nach der neueren Rechtsprechung des Bundesgerichtshofes würde ich sagen, ist diese Auffassung zu respektieren. Wenn Sie aus ärztlicher Sicht, so steht es in den Entscheidungen ganz explizit drin, der Auffassung sind, die Entscheidung des Patienten ist falsch, das Leben zu beenden, weil der eine Chance hat zum Beispiel durch eine Bluttransfusion oder durch irgendein Medikament, das zwar mit Risiken behaftet ist aber was durchaus eine Erfolgschance hat, und der Patient sagt, nein, ich will das nicht, dann ist der Patientenwille zu respektieren.

Gruß: Also, der Patient liegt auf dem OP-Tisch und es gibt eine Blutung. Er hat das zwar vorher gesagt. Diese Blutung ist unvorhergesehen. Darf ich dem jetzt notfallmäßig eine Konserve anhängen oder nicht? Konkrete Frage.

Zustraßen: Konkrete Frage, konkrete Antwort: Im Zweifel, ja. Aus haftungsrechtlicher Sicht ist es meines Erachtens für den Arzt geboten, Hilfe zu leisten bei unvorhergesehenen Komplikationen.

Allenberg: Es ist ja so, die Funktionäre von den Zeugen Jehovas laufen ja durch die Häuser und suchen sich Ärzte, die ihnen unterschreiben, daß sie zusichern, in einem solchen Falle auch tatsächlich auf die Konserve zu verzichten und den Patienten sterben zu lassen. Ich hatte auch mal vor, das zu unterschreiben, bis ich dann irgend so einen Werbefilm von den Zeugen Jehovas gesehen habe und da habe ich gesagt, mit denen will ich nichts zu tun haben. Aber noch mal auf den Punkt gebracht. Wenn ich eine Operation habe, wo ich, sagen wir mal, ein Risiko von 20 % habe, eine Blutkonserve zu benötigen, Herz-Lungenmaschinen-Operation oder so etwas. Ich steige in die Operation ein und habe dem Patienten gesagt, ich nehme kein Fremdblut, jetzt brauche ich es aber doch. Das ist ja konkret das, was Herr Gruß meint.

Stelter: Nicht ganz. Darf ich mal was sagen. Herr Gruß muß vorher mit dem Patienten über diese Situation sprechen.

Allenberg: Ja, das hat er.

Stelter: Nein, nein, das hat er aber nicht so dargestellt. Er hat gesagt, der Patient liegt auf dem Operationstisch und plötzlich blutet er unvorhergesehen. Er muß bei einem Zeugen Jehovas vor jeder Operation, und wenn es nur eine Warze ist, über das Thema sprechen. Was ist denn, wenn Sie jetzt unvorhergesehen Blut verlieren. Wenn der Zeuge Jehovas sagt, dann will ich lieber sterben, muß man das respektieren. Meiner Meinung nach.

Gruß: Muß man das?

Stelter: Jawohl.

Gruß: Ist das keine unterlassene Hilfeleistung?

Zustraßen: Nein, Sie sollten es sich dokumentieren lassen, unterschreiben lassen, dann ist es in Ordnung. Bei einer unverhofften Blutung ohne vorherige Aufklärungen würde ich im Zweifel dazu neigen, eine Blutkonserve zu geben.

Stelter: Das darf nicht passieren, dann hat er ihn schlecht aufgeklärt.

Hupp: Ich komme noch mal zurück zum Patiententestament; bei uns heißt das Patientenverfügung und liegt in der Eingangshalle im Krankenhaus aus. Und es kommt zunehmend häufiger vor, daß die Patienten tatsächlich beim Aufklärungsgespräch diesen Zettel unterschrieben rausholen. Sollte man da zur Absicherung im Prinzip noch einen Vermerk in den Aufklärungszettel machen? Das heißt, zum Beispiel „über Patientenverfügung gesprochen", dann ist es ja nochmals mit Unterschrift belegt und vom Arzt gegengezeichnet.

Zurstraßen: Ja, diese Patientenverfügungen sind sehr heikel, zumal es seit dem 1. 1. 1999 auch noch mal eine Gesetzesänderung gab. Der Punkt ist der, und das ist dieser spektakuläre Fall aus Frankfurt im letzten Jahr, daß Patienten zwar eine Vollmacht erteilen können für den Fall ihrer Bewußtlosigkeit, daß sie jemanden bevollmächtigen, der an ihrer Stelle dann die Entscheidung treffen soll. Das ist zivilrechtlich durchaus möglich im Rahmen der Stellvertretung und ist auch anerkannt. Der Punkt ist nur, daß wir den Paragraphen 1904 Abs.2 im BGB haben und da steht drin, wenn solche Vollmachten erteilt werden, gelten sie nicht für den Fall der Heilbehandlung. Jetzt ist die Frage. Der Begriff Heilbehandlung steht im Gesetz drin, aber was ist zum Beispiel ein Behandlungsabbruch, ist das überhaupt eine Heilbehandlung, fällt das darunter? Die Gerichte sagen, im Zweifel, und das muß ich jetzt noch erweitern, muß eine Entscheidung des Vormundschaftsgerichts eingeholt werden. Das heißt, wenn Sie nicht sicher sind, ob Ihre Verfügung ausreicht und Sie die Zeit haben, oft ist ja die Zeit nicht da, dann sollten Sie die Entscheidung des Vormundschaftsgerichtes einholen. Die dann in diesen Fällen entscheiden müssen, das steht so im Gesetz drin. Aber Sie sollten auf jeden Fall in die Akte aufnehmen, daß Sie darüber gesprochen haben.

Lange: Ich wollte nur mal sagen, wenn ein Zeuge Jehovas, der sehr strenggläubig ist, nach einem Eingriff mitbekommt, er hat Fremdblut bekommen, fühlt er sich so verunreinigt, daß er selbst Hand an sein Leben legt und dann zum Suizid greift. Das sind die ganz Strenggläubigen. Mir hat einer von diesen Gruppenbetreuern gesagt, man darf das Blut zurückgeben, wenn es über einen „cell-saver“ läuft. Und da habe ich gesagt, diese Aufklärung machst Du, aber nicht ich. Du bist der Gläubige, ich bin nicht der Gläubige. Mach das mit Deinen Leuten klar, setz' das in Dein Formular rein, in Dein Einwilligungserklärungsblatt, und dann ist die Sache für mich klar. Ist nie passiert, er ist damit also steckengeblieben. Und deswegen ist auch zu mir in der Gefäßchirurgie keiner gekommen, der solch ein Ansinnen hatte, und zum Beispiel im Rahmen eines Aortenaneurysmas operiert worden. Weil ich gesagt habe, da brauche ich irgendwie eine Sicherheit für den Patienten und diese Sicherheit habt Ihr mir gegeben, daß ich so handeln darf, aber ich mache nicht Eure Aufklärung.

Abel: Dazu kann ich aus einer eigenen Erfahrung in den USA noch eine ganz interessante Anmerkung machen. Und zwar ist ja in den USA die Medizinjuristik durchaus ebenbürtig unserer ausgestaltet. Und dort gibt es in New York eine Klinik für Herz- und Gefäßchirurgie, die sich ausschließlich darauf spezialisiert hat, bei Zeugen Jehovas zum Beispiel Herzoperationen unter EKZ-Logistik zu machen, unter Einbeziehung des gesamten Repertoires, Hypothermie, forcierte Diurese usw. Denn es ist tatsachlich so, das Blut darf die Kontinuität des Organismus nicht verlassen haben. Also, so ein bißchen rausnehmen, und in der Leitung stehen lassen und dann retransfundieren wird tatsächlich von den Strenggläubigen auch nicht akzeptiert. Und das kommt sozusagen einem Selbstvergewaltigungserlebnis bei diesen ganz strenggläubigen Zeugen Jehovas gleich. Und interessant ist noch, in dieser Klinik ist das ärztliche und nicht-ärztliche Personal in bestimmte Tagesroutinen rein freiwillig eingeteilt. Die operieren also beispielsweise Mittwochs nur Zeugen Jehovas nur mit Personal, das es mit seinem ärztlichen Ethos – sind wir wieder dort – vereinbaren kann, die Bluttransfusionen, eben wenn es ernst wird, zu unterlassen. Und ist damit eigentlich, Herr Stelter, auf der ganz sicheren und sauberen Seite. Erstens, alle Beteiligten wissen, wovon sie ausgehen, kleine Aufklärungsproblematik, kein Einwilligungsdefizit. Und die Truppe, die dabei ist, hat sozusagen, wie ich es auf dem dritten Dia hatte, in Weiterführung des hippokratischen Ethos, angeglichen an die Dynamik einer pluralistischen Gesellschaft, sich ein neues Ethos gezimmert und das funktioniert dort vorzüglich, pro Jahr etwa 400 EKZ-Eingriffe.

Allenberg: Aus juristischer Sicht dürfen wir aber trotzdem den Eingriff ablehnen, wenn wir uns damit nicht identifizieren.

Zurstraßen: Es sei denn, es ist eine Notoperation.

Allenberg: Aber unter den Notumständen taucht die Frage nicht auf, weil man das nicht hat klären können. Und da würde ich dann auch Blut geben. Also, wir haben auch die Erfahrung gemacht, daß manchmal, wenn ein Kind von Zeugen Jehovas operiert werden soll, der eine Elternteil nicht so streng ist wie der andere. Die Mutter ist vielleicht ganz dankbar dafür, daß man den Staatsanwalt anruft, und sagt, wie soll ich mich jetzt verhalten, weil sie anderer Ansicht ist als der Vater. Und diese Schwierigkeit muß man auch ausloten. Ich glaube, grundsätzlich sollte man schon sagen, daß man sich vorher bei der Staatsanwaltschaft juristisch absichert.

Zustraßen: Kleine Anmerkung: nicht der Staatsanwalt, sondern es ist auch hier das Vormundschaftsgericht. Wenn die Elternteile sich untereinander nicht einig sind, muß im Zweifel auch das Vormundschaftsgericht entscheiden, was im Sinn des Kindeswohls vorzunehmen ist. Da können Sie sich auch absichern.

Allenberg: Ich meine nicht den Fall, wo die Eltern sich nicht einig sind. Sie äußern das nicht. Aber Sie spüren das, daß die Mutter was ganz anderes will als der Mann. Also, die sagen das nicht, weil der Terror zu Hause dann zu groß ist.

N.N.: Notfall. Muß ich auf jeden Fall operieren. Ich kriege einen Erwachsenen. Perforiertes Aneurysma, bißchen Schnappatmung, Druck ist mal gerade auf 60. Begleitende Ehefrau sagt, wir sind Zeugen Jehovas, kein Blut. Und Sie sagen, ich muß operieren. Da brauche ich gar nicht anzufangen.

Zurstraßen: Also, diese Wertungswidersprüche werden Sie nicht auflösen können. Im Notfall müssen Sie.

Stelter: Herr Abel, dazu müssen Sie Stellung nehmen. Darf ich es unterlassen, zu operieren, wenn ich sage, ich sehe keine Chance.

Abel: Also, da sehe ich tatsächlich die Situation anders. Da kann mich keiner dazu zwingen, erstens, der Jurist möge mich korrigieren, wo kein Kläger, dort kein Richter, woher soll der Kläger kommen. Er kann höchstens von der eigenen Standesorganisation kommen, und dann müßte man ihm wiederum sagen, Wertepluralismus unserer heutigen Gesellschaft. Und dann wird es, was Sie auch in Ihrem Referat ganz deutlich gesagt haben, eine reine Interpretationssache sein. Aber ich kann mir nicht vorstellen, daß mich jemand, wenn ich mich auf ein modernes ärztliches Ethos stelle, wenn ich den Patientenwillen im Rücken habe, dokumentiert durch die Aussage der Ehefrau oder eines nahen Angehörigen, daß ich dann justitiabel werde. Kann ich mir nicht vorstellen. Und ich habe auch viele Jahre in Kinderkliniken gearbeitet, wo solche Situationen auch vorgekommen sind, und da haben wir uns tatsächlich so ähnlich, wie Sie es geschildert haben, verhalten. Wir haben ganz strikt unterschieden, sind das geschäftsfähige Patienten oder sind das Patienten im Kindesalter. Denn bei Kindern da kommt natürlich noch ein zusätzlicher Aspekt rein.

Stelter: Herr Abel, ich habe noch eine Frage an Sie. Wenn ich das richtig verstanden habe, haben Sie gesagt, die Ethik reflektiert die Maßstäbe und das Verhalten der gegenwärtigen Gesellschaft. Das haben Sie doch jetzt ein paar Mal gesagt. Habe ich das richtig verstanden?

Abel: Zur Klarstellung: Die aktuelle Ethik setzt sich aus zwei Komponenten zusammen. Das hatte ich auf dem einen Dia. Da ist sozusagen unser hippokratisches Erbe, das sind die Grundfundamente. Und dazu kommt, und das ist ja unsere Chance, daß wir uns in die Gesellschaft einbringen können, daß wir nicht dauernd, sozusagen, die Hackbuben sind. Dann kommt noch etwas dazu, was aus der aktuellen Gesellschaftsdynamik, aus der Soziologie, aus dem Wertepluralismus der Gesellschaft resultiert. Und beides zusammen, und das ist meinen Augen eine Kernaussage meines Referates und war für mich auch neu, beides zusammen gibt das, was man als aktuelle ärztliche Berufsauffassung haben kann und auch nur das kann justitiabel sein.

Stelter: Das heißt, es sind zwei Komponenten. Es gibt natürlich eine Grauzone. Ich will jetzt mal einen Extremfall nennen. Reflektiert die Maßstäbe der Gesellschaft. Da gibt es eine Gesellschaft, die sagt, die Juden bringen wir jetzt alle um, und dann machen Sie das mit. Und das kann ja nicht sein. Also, ich meine, was ist das Unverrückbare. Ist das der hippokratische Eid oder gibt es da noch etwas anderes. Oder ist das zum Beispiel das Christentum oder was.

Abel: Das hat der Einzelne zu entscheiden. Der jüdische Militärarzt, im Sechstage-Krieg, der den Araber oder den Nichtaraber zu versorgen hat, muß das alleine mit sich ausmachen. Eine Ethik ist so gut, ist so moralisch, so unmoralisch wie die Gesellschaft, in der sie praktiziert wird. Und da neigen wir Ärzte tatsächlich dazu, und ich bis zum Stadium vor der Vorbereitung dieses Vortrags auch, daß wir uns Rucksäcke, ethische Rucksäcke, hinten ins Kreuz binden lassen, die da eigentlich gar nicht hingehören. Und das sind Dinge, die wir ganz, ganz dringend brauchen, wie ich einleitend gesagt habe. Im Spannungsfeld wird immer das traditionelle Ethos zitiert werden. Der Verwaltungsdirektor wird das moderne Ethos zitieren; der wird nämlich von der Ressourcenlimitierung sprechen. Und wir stehen als der kleine Schulbub mit der Feuerwehrspritze dazwischen und dürfen rennen und Feuerchen löschen. Und das kann es ja nicht sein.

Gruß: Ich möchte nur mal kurz einen Fall schildern, den ich im letzten Jahr erlebt habe, und der mir eigentlich Gewissensbisse verursacht hat. Ein katholischer Geistlicher – das tut im Grunde genommen nichts zur Sache – kommt mit einem retroperitonal perforierten Aneurysma bewußtseinsklar zur Aufnahme. Ich habe selbst mit ihm gesprochen. Ich habe gesagt, das muß man operieren, das Aneurysma war bekannt, die Diagnose war auch bekannt. Das muß man operieren, das muß man sofort operieren, damit können Sie Ihr Leben erhalten. Er hat gesagt, nein, ich möchte mich nicht operieren lassen. Ich habe auf ihn eingeredet wie auf ein krankes Pferd. Er blieb dabei. Nun wurde der Mann bewußtlos. Und jetzt fielen meine Oberärzte über mich her. So, jetzt müssen wir den Patientenwillen zu unserem Willen machen, und wir handeln im Sinne des Patienten, wenn wir ihn jetzt sozusagen bewußtlos operieren. Ich habe gesagt, das können wir nicht, wir haben ihn sterben lassen. Was sagt der Jurist dazu?

Zurstraßen: Im Lichte der neueren Rechtsprechung des Bundesgerichtshofes völlig in Ordnung. Der Patientenwille, sich nicht operieren zu lassen, war hier ganz eindeutig. In das Stadium der Bewußtlosigkeit kommen Sie möglicherweise unweigerlich bei vielen Krankheitsverläufen. Und dann würde ja der Arztwille, der völlig konträr zum Patientenwillen ist, an die Stelle des Patientenwillens treten und damit wäre diese Rechtsprechung, die es da jetzt gibt, völlig ad acta. Insofern, die Entscheidung war richtig.

Stelter: Muß man sowas dokumentieren?

Zustraßen: Ja, auf jeden Fall. Ganz wichtig.

N.N.: Alles muß man dokumentieren. Auch die Dilatation.

Ktenidis: Ich komme noch mal auf die Ethik zurück. In der Praxis komme ich zunehmend in eine Konfliktsituation. Wir stehen alle, das haben wir gestern und heute gehört, unter ökonomischen Zwängen. Wir sind in einer Zwangsjacke. Und gleichzeitig haben wir im Hinterkopf den hippokratischen Eid. Wie weit sollte ich mich unter diese Zwänge setzen bei meinen Entscheidungen? Ich habe es manchmal bereut, daß ich mich unter diese Zwänge gesetzt habe und den Patienten nicht so behandelt habe, wie ich es vorhatte.

Abel: Es ist so ähnlich wie die Antwort an Herrn Stelter. Wenn Sie nur den hippokratischen Eid in Ihrem Marschgepäck ins 21. Jahrhundert haben, dann werden Sie vor Ihrem Patienten am Ende sein. Zerrüttet, hin- und hergerissen, übermüdet, gescholten und budgetmäßig defizitär. Ich glaube, wir brauchen, und das war für mich das eigentlich Wichtige, das ich Ihnen mitteilen wollte, wir brauchen eine zeit- und gesellschaftsadaptierte Ethik. Und dem zweiten Dia, auf dem dieses ganze Bündel der Spezialethiken, die sich mittlerweile entwickelt haben, dargestellt war, können Sie entnehmen, daß das nicht medizinerspezifisch ist. Das gibt es in vielen anderen Berufsgruppen auch. Nur uns kriegt man, wenn man uns mit dem hippokratischen Verständnis allein konfrontiert, schneller in die Knie als die anderen. Und diese Erblast, in Anführungsstrichen, die hat viel Gutes, wie jedes Erbe, aber sie hat auch Last. Und sie wird um so mehr Last bekommen in der Zukunft, je mehr die Fachkompetenz des vor Ort Handelnden inflationär behandelt wird und je mehr die Controller, die Juristik, die betriebswirtschaftliche Seite aufgewertet wird. Und in einer Gesellschaft mit einem schnellen Paradigmenwechsel, die sagt, uns ist der Naturschutz heute genauso viel wert wie vielleicht der Menschenschutz, unter Umständen manchmal sogar mehr wert, da müssen wir Ärzte uns anpassen. Denn, auch das ist ethisch völlig korrekt, denn diese Anpassung bindet uns ja erst in unsere aktuelle Gesellschaft mit ein. Sonst wären wir ja sozusagen ethische Dinosaurier aus der Zeit von Hippokrates.

Allenberg: Vielen Dank, Herr Abel, ich glaube das war ein ganz gutes Schlußwort mit dem ethischen Dinosaurier. Wir haben sehr viele Anregungen von Ihnen beiden bekommen. Und wir haben auch gemerkt, daß wir wieder mehr lesen müssen statt operieren. Wir müssen uns mit diesen Themen mehr beschäftigen. Abhandeln kann man das ohnehin nicht. Das kriegen wir auch nicht in einer Woche hin. Aber wir sind Ihnen für die Anregungen, die wir heute bekommen haben, dankbar. Vielen Dank.

Ich habe jetzt die Freude, mich bei den beiden Ausrichtern, Herrn Torsello und Herrn Horsch, für diese Tagung zu bedanken. Wir danken auch der Firma Boston Scientific, daß sie es uns ermöglicht hat, in diesem Rahmen hier zu diskutieren.

MIX
Papier aus verantwortungsvollen Quellen
Paper from responsible sources
FSC® C105338

If you have any concerns about our products,
you can contact us on
ProductSafety@springernature.com

In case Publisher is established outside the EU,
the EU authorized representative is:
Springer Nature Customer Service Center GmbH
Europaplatz 3, 69115 Heidelberg, Germany

Printed by Libri Plureos GmbH
in Hamburg, Germany